抑郁症诊断与治疗

YIYUZHENG ZHENDUAN YU ZHILIAO

主　编　张理义　陈升东

河南科学技术出版社
·郑州·

内容提要

本书作者参考国内外众多医学文献，结合自己丰富的临床实践经验，分 11 章介绍了抑郁症的概念及分类、流行病学调查、病因与病理、诊断与鉴别诊断、量表评定、药物治疗、心理治疗、物理治疗、脑卒中后抑郁，以及抑郁症的康复和典型案例分析。本书在重视专业性、学术性的同时，也兼顾其科普性和实用性，力求做到雅俗共赏，既可供综合性医院临床医师和相关专业人员阅读参考，也可供抑郁症患者及其家人求医时参阅。

图书在版编目（CIP）数据

抑郁症诊断与治疗/张理义，陈升东主编. —郑州：河南科学技术出版社，2023.6

ISBN 978-7-5349-9434-0

Ⅰ.①抑… Ⅱ.①张… ②陈… Ⅲ.①抑郁症－诊疗 Ⅳ.①R749.4-49

中国国家版本馆 CIP 数据核字（2023）第 094265 号

出版发行：河南科学技术出版社
  北京名医世纪文化传媒有限公司
  地址：北京市丰台区万丰路 316 号万开基地 B 座 115 室　　邮编：100161
  电话：010-63863186　010-63863168
策划编辑：杨磊石
责任编辑：杨磊石　伦踪启
责任审读：周晓洲
责任校对：龚利霞
封面设计：吴朝洪
版式设计：崔刚工作室
责任印制：程晋荣
印　　刷：河南省环发印务有限公司
经　　销：全国新华书店、医学书店、网店
开　　本：720 mm×1020 mm　1/16　　**印张**：15・彩页 4 面　　　**字数**：278 千字
版　　次：2023 年 6 月第 1 版　　2023 年 6 月第 1 次印刷
定　　价：59.00 元

如发现印、装质量问题，影响阅读，请与出版社联系并调换

主编简介

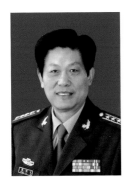

张理义 我国著名心理、精神病学专家,主任医师,博士生导师,享受国务院政府特殊津贴,担任国家和军队科技奖评审专家,国家卫健委(原国家卫生部)心理咨询专家。现任全军心理疾病防治中心主任,曾任解放军第102医院副院长,被《世界名人录》收录。

从事医学心理学、精神医学50年,擅长心理咨询、心理治疗,为国内心理疾病诊疗达30万余人次,为国外病人诊疗500余例次,其对精神分裂症、抑郁症、焦虑症及强迫症的治疗有独到之处。

承担国家、军队及省部级科研课题25项,担任《中华行为医学与脑科学杂志》《解放军医学杂志》等13个期刊的副主编或编委。兼任世界中联中医心理学专业委员会副会长、中国心理卫生协会理事、中国心理评估专业委员会副主任委员、江苏省心身与行为医学专业委员会主任委员。

原创性研发心理测量技术18项,并结合计算机技术、蓝牙信息接收技术,构建了《中国心理健康测评系统》,在军内外500多家单位推广使用,获得发明专利2项;先后获省及军队科技进步奖35项,其中省级医药卫生科技进步一等奖1项,军队科技进步二等奖6项;出版《临床心理学》《心理医生手册》等专著38部;多年来致力于心理测量学、精神疾病遗传学、心理障碍的干预与治疗等研究,发表专业论文850余篇,其中SCI收录50余篇,据中华医学会统计,近十年来张理义发表的论文数量居全球第五。

先后被国家表彰为"全国百名科技之星",获"比利时保罗、吴阶平医学研究二等奖"、中华行为医学会"杰出贡献奖"、江苏省心身与行为医学分会"终身成就奖",荣立三等功5次,被原南京军区表彰为"科技英才""医学专家"。

编者名单及参编单位

主　　编　张理义　陈升东

副 主 编　汪　莉　李光耀　孔令明　张　梁
　　　　　朱晓丽

编　　者　（以姓氏笔画为序）
　　　　　牛　威　孔令明　朱晓丽　李光耀
　　　　　杨书斌　严清章　汪　莉　张　梁
　　　　　张书友　张巧丽　张佳维　张理义
　　　　　陈升东　林　杰　周　蕾　赵　林
　　　　　赵莉婕　胡　静　恽丹玉　徐亚金
　　　　　徐定南　徐珺杰　魏红辉

参编单位　江苏省常州市红梅医院
　　　　　江苏省常州市鼎武医院
　　　　　全军心理疾病防治中心
　　　　　联勤保障部队第九○四医院（常州医疗区）

前　言

随着我国经济的发展,社会物质极大丰富,人们的物质生活有了根本改善。在此基础上,人们的精神文化生活需求显著增长,很多矛盾开始凸显,人们的需求越来越多元化,急剧的城市化进程、贫富差距、社会竞争压力等造成巨大的心理压力和心理失衡,于是心理疾病的发病率逐年增长,其中抑郁症是较为常见的一种心理疾病,受到社会各界的关注。据国家卫健委提供的数据,我国 2019 年抑郁症患病率平均为 2.1%,各地区的差异较大,分别为 1.6%～4.1% 不等。抑郁症与自杀、自伤高度相关,造成巨大的社会生产力损失、生命财产损失,增加社会医疗开支和照顾负担。

党和政府高度重视人民群众的心理健康和心理疾病的预防、治疗,习近平主席在十九大报告中提出,中国特色社会主义进入新时代,我国社会的主要矛盾转化为人民日益增长的美好生活需要和不平衡、不充分的发展之间的矛盾,并强调要"加强社会心理服务体系健康,培育自尊自信、理性平和、积极向上的社会心态"。2018年国家卫健委、中央政法委、中宣部等十部委联合下发《关于印发全国社会心理服务体系建设试点工作方案的通知》,要求试点地区建设社会心理服务模式和工作机制。国家卫健委等九部门发布《关于印发全国社会心理服务体系建设试点 2021 年重点工作任务的通知》,提出要提升医疗机构的心理健康服务能力,要求辖区100% 的精神专科医院设立心理门诊,40% 的二级以上综合性医院开设精神(心理)科门诊。2021 年 3 月,成立了直属国家卫健委的国家心理健康和精神卫生防治中心,专门负责全国精神心理疾病的防治、康复、流调、评估、公共卫生政策制定、成果转化、宣传科普等工作。

从临床实践看,抑郁症的诊疗还存在较多的问题,无法满足人民群众的心理健康迫切需求:精神卫生专业人员不足,截至 2017 年底,我国专业精神科医师有 3.34万人,心理治疗师约有 6000 人,远低于同等经济条件其他国家的平均水平;现有的精神专科医院多以收治严重精神障碍为主,开展常见精神障碍和心理问题的服务不足;抑郁症早期发现和治疗率偏低,不足 20%;抑郁症的检查、诊断、治疗手段单一,且存在较多的欠缺;由于病因、病理机制复杂,症状表现各异,同时存在与其他精神障碍、躯体疾病共病,易发生临床误诊;抑郁症污名化较为严重,抑郁症患者在就业、入学、社会交往等方面容易被歧视；重视治疗，忽视预防和康复，导致抑郁症预后不良，复发率较高。

本书的编写正是基于抑郁症临床诊疗实践中一些迫切需要解决的问题，对抑郁症的症状表现、分类、心理评估、诊断与鉴别诊断、治疗等领域展开专门论述，力求为综合性医院临床医师提供一部简明、实用的抑郁症诊疗工具书。同时，本书在重视专业性、学术性的同时，也兼顾其科普性、实用性，希望能为社会大众提供一部通俗易懂的心理健康科普读物。

本书在编写过程中得到联勤保障部队第九〇四医院（常州医疗区）、洛阳市第五人民医院、临沂市精神卫生中心的大力支持，各位编者尽心尽力、殚精竭虑、精益求精，在此向参编单位和各位编者表示感谢。同时，本书参考了国内外的大量专著、论文，向其作者表示衷心的感谢。本书的编写时间短、任务重，并受到新冠肺炎疫情的多次干扰，各位编者身兼数职，可能会出现一些疏漏，敬请各位读者批评指正。

张理义

2022 年 10 月

目 录

第1章

抑郁症的概念及分类

抑郁障碍是最常见的精神障碍之一,是指由各种原因引起的以显著而持久的心境低落为主要临床特征的一类心境障碍,伴有不同程度的认知和行为改变,部分患者存在自伤、自杀行为,甚至因此死亡。抑郁障碍所涵盖的范围很广。广义的"抑郁障碍"指的是一大类抑郁情绪障碍,从亚综合性抑郁、恶劣心境、轻度抑郁障碍至重性抑郁障碍。狭义的抑郁障碍通常指重性抑郁障碍(抑郁症),包括单次发作、反复发作、伴或不伴精神病性症状等。

第一节 抑郁症的基本概念

抑郁症(抑郁障碍,单相抑郁)是以显著而持久的心境低落为主要临床特征,临床可见心境低落与其现实处境不相称,可有自杀企图或行为,甚至发生木僵。部分病例有明显的焦虑和运动性激越;严重者可出现幻觉、妄想等精神病性症状。每次发作持续至少 2 周,病程长者可持续数月或数年,多数病例有反复发作的倾向。在整个临床相中,不应该出现符合躁狂、轻躁狂发作的临床表现,一旦出现,就应该诊断为双相情感障碍。

抑郁障碍多数为急性或亚急性起病,平均发病年龄为 20—30 岁,几乎每个年龄段都有罹患抑郁障碍的可能,女性多于男性(1.5:1～2:1)。单次抑郁发作的平均病程约为 16 周,发作后痊愈平均需要 20 周左右。若不治疗,病程一般会持续 6 个月或更久。经过抗抑郁治疗,大部分患者的抑郁症状会缓解。首次抑郁发作缓解后 15%～50% 的患者不再复发。有 3 次以上发作者,治疗缓解后未接受维持治疗的患者,复发风险几乎是 100%。抑郁症状缓解后,患者一般可恢复到病前功能水平,但有 20%～35% 的患者会有残留症状,社会功能受损。

一、抑郁症的表现形式

抑郁症的临床表现可分为核心症状群、心理症状群与躯体症状群三方面。

(一)核心症状

核心症状为情绪低落、兴趣减退、快感缺失;在核心症状的基础上常常还伴有其他认知、躯体及行为表现,如注意力不集中、反应迟钝、睡眠障碍、行为活动减少及疲乏感。

（二）心理症状群

抑郁发作还包含许多心理学症状，可分为心理学伴随症状（焦虑、自罪自责、精神病性症状、认知症状以及自杀观念和行为、自知力等）和精神运动性症状（精神运动性迟滞或激越等）。有时这些体验比抑郁心境更为突出，因而可能掩盖抑郁心境导致漏诊或误诊。

1. **焦虑** 焦虑与抑郁常常伴发，而且经常成为抑郁障碍的主要症状之一。患者表现为心烦、担心、紧张、胡思乱想，担心失控或发生意外等，有些患者可表现出易激惹、冲动，常常因过度担忧而使注意力不能集中。可伴发一些躯体症状，如胸闷、心慌、尿频、出汗等，躯体症状可以掩盖主观的焦虑体验而成为临床主诉。

2. **思维迟缓** 患者表现为思维联想速度减慢，反应迟钝，思路闭塞，思考问题困难，自觉"脑子像是生了锈的机器"或是"像涂了一层糨糊一样"。决断能力降低，变得优柔寡断、犹豫不决，甚至对一些日常小事也难以顺利作出决定。临床上可见主动言语减少，语速明显减慢，声音低沉，对答困难，严重者无法顺利与他人交流。

3. **认知症状** 情感低落常会影响患者的认知功能，主要表现为近事记忆力下降、注意力障碍、抽象思维能力差、学习困难，空间知觉、眼手协调及思维灵活性等能力减退。许多抑郁障碍患者会描述自己注意力不集中、容易分心、信息加工能力减退、对自我和周围

环境漠不关心。既往认为这种抑郁性认知损害有些是一过性的，尤其是注意范围、注意力集中程度、记忆储存和再现能力等。神经心理测验或全面的精神检查可以发现这些认知损害表现。当抑郁症状缓解后这些一过性认知功能损害可恢复到病前正常水平。也有学者提出认知功能损害可能是抑郁症的一种特征性症状，其与抑郁症的关系仍须进一步探究。

此外，认知扭曲或负性认知偏差也是认知障碍的主要特征之一，如对各种事物均作出悲观、消极的解释，将周围一切事物都看成灰色的。患者会产生"三无"症状，感到无用、无助与无望。

无用：自我评价降低，认为自己生活毫无价值，充满了失败，一无是处。认为自己给别人带来的只有麻烦，不会对任何人有用，认为别人也不会在乎自己。

无助：感到自己无能为力，孤立无援，无法/不会求助他人，他人也无法帮助自己。对自己的现状缺乏改变的信心和决心。常见的叙述是感到自己的现状如疾病状态无法好转，对治疗失去信心。

无望：认为自己没有出路，没有希望。想到将来，感到前途渺茫。预见自己的工作要失败、财政要崩溃、家庭要出现不幸。此症状常与自杀观念密切相关，在临床上应注意鉴别并提高警惕。

4. **自责自罪** 抑郁心境的一种加重症状。在悲观失望的基础上，会产生自责自罪。患者会过分地贬低自己，总

以批判的眼光、消极的否定态度看待自己。不再自信，对任何成功都持怀疑态度，认为只是凑巧而已，自己毫无功劳。对自己既往的一些轻微过失或错误痛加责备，认为自己的一些作为让别人感到失望。认为自己患病给家庭和社会带来巨大的负担，连累了家庭和社会。例如，患者会因过去微不足道的不诚实行为或者曾让别人失望而有负罪感。通常多年来患者对这些事情都未曾在意，但当他抑郁时，这些事情就像洪水一样涌入记忆中，并带有强烈的感情色彩。严重时患者会对自己的过失无限制的"上纲上线"，产生深深的内疚甚至罪恶感，认为自己罪孽深重，必须受到社会的惩罚，甚至达到了罪恶妄想的程度。

5. 精神病性症状　严重的抑郁障碍患者可出现幻觉或妄想等精神病性症状，可以与抑郁心境协调或不协调。与心境协调的精神病性症状内容多涉及无能力、患病、死亡、一无所有或应受到惩罚等，如罪恶妄想、无价值妄想、躯体疾病或灾难妄想、嘲弄性或谴责性的听幻觉等。而与心境不协调的精神病性症状则与上述主题无关，如被害妄想、没有情感背景的幻听等。精神病性症状的存在往往是抑郁复发和精神症状反复的危险因素。

（三）躯体症状群

躯体症状在抑郁障碍患者中并不少见，包括睡眠、饮食、体重和行为活动表现等方面。此外，部分患者还存在疼痛、心动过速、口干、便秘等症状。国外有学者将这些躯体症状亦称为生物学

症状，注意当患者的激越或迟滞症状十分突出时，患者可能不愿或不能描述其他的许多症状，另外存在认知功能障碍的患者可能也无法详细描述主观体验，这种情况下客观观察到的躯体症状对于诊断尤为重要。

需要指出的是，在具体的症状归类上，有些症状常常是相互重叠的，很难简单划一。既往曾将抑郁发作的表现概括地称为"三低"，即情绪低落、思维迟缓和意志消沉。这三种症状被认为是典型的重度抑郁的症状，但是并不一定出现在所有的抑郁障碍患者中，甚至并非出现于多数抑郁发作中。

二、情绪改变：悲伤或抑郁

抑郁症患者在精神检查中经常会出现某些特点，常见的有悲哀的表情，缺少眼神交流和精神运动性抑制或兴奋。言语减慢或者言语单调。心境低落和愉快感的缺失是抑郁症的主要表现，包括了自我感觉到或他人可观察到的心情低落，高兴不起来，兴趣减退甚至丧失，无法体会到幸福感，甚至会莫名其妙地出现悲伤。低落的心境几乎每天都存在，一般不随环境变化而好转。但一天内可能出现特征性的昼夜差异，如有些患者晨起心境低落最为严重，傍晚开始好转。抑郁症中情绪改变的本质内容在于对于那些特别值得开心的事情，患者并没有因此而提升自己的心情，表现为情绪反应的缺乏。

（一）情绪低落

主要表现为自我感受到或他人可观察到的显著而持久的情感低落、抑郁

悲观。情绪的基调是低沉、灰暗的。患者常常诉说自己心情不好、不高兴或使用特定的文化习语来表达自己的心境。抑郁症的情感表达可以为平淡和有限的焦虑、烦躁和激惹。患者低落的心境几乎每天存在，一般不随环境变化而变化。

（二）兴趣减退

患者对各种以前喜爱的活动或事物兴趣下降或缺乏兴趣，任何事都提不起劲，如文娱、体育活动、业余爱好等。典型者对任何事物无论好坏等都缺乏兴趣，离群索居，不愿见人。例如患者以前是很喜欢打球的人，现在对打球却一点兴趣都没有。

（三）快感缺失

患者丧失了体验快乐的能力，不能从平日从事的活动中获得乐趣。即使从事自己以前喜欢的事情或工作，如看书、看电视等活动，但其目的主要是为了消磨时间。有些抑郁障碍患者有时可以在无聊的情况下参加一些活动，主要是自己单独参与的活动，如看书、看电影、看电视，从事体育活动等，从事这些活动的主要目的是希望能从悲观失望中摆脱出来。

第二节　抑郁症的分类原则及其基本特点

一、临床抑郁症的现代分类体系

抑郁症由于病因未明，目前主要依靠临床特征及病程特点进行临床诊断。

作为现代精神疾病分类最有代表性的分类体系《国际疾病和分类》（ICD）和美国的《精神障碍诊断与统计手册》（DSM）分别以 ICD-10，DSM-5 最新分类版本对精神疾病重新进行了更为合理的划分。抑郁症的分类及其诊断标准在上述每一分类体系中均有详细的描述。尽管彼此间存在不少相互借鉴、求同存异之处，但从分类的具体内容来看，仍能反映出不同国家、不同学派对抑郁症分类问题上各自的学术观点。了解和掌握这些理论，对全面深入理解抑郁症的概念与临床类别的划分必有裨益。

《国际疾病和分类》第 10 版（ICD-10）精神与行为障碍分类中，将抑郁症划入心境（情感）障碍项下，分为双相情感障碍的抑郁发作及单相抑郁发作、复发性抑郁障碍、持续性心境（情感）障碍（包括环性心境、恶劣心境、其他持续性心境障碍、未特定的持续性心境障碍）和其他心境（情感）障碍。并根据抑郁障碍的严重程度分为轻、中、重度抑郁发作。根据是否同时存在精神病性症状和躯体症状，在重度抑郁发作中又分为目前伴有和不伴有精神病性症状的重性抑郁发作。在轻度和中度抑郁发作中又分为伴有和不伴有躯体症状的轻、中度抑郁发作。

《精神障碍诊断与统计手册》第 5 版（DSM-5）抑郁障碍中包括破坏性心境失调障碍、重性抑郁障碍（包括重性抑郁发作）、持续性抑郁障碍（恶劣心境)、经前期烦躁障碍、物质/药物所致的抑郁障碍、由于其他躯体疾病所致的抑郁障碍、其他特定和未特定的抑郁障碍。与 DSM-Ⅳ 不同,DSM-5 将抑郁障碍与双相及相关障碍分开。该章节中的共同特点是存在悲哀、空虚或易激惹心境,并伴随躯体和认知的改变,显著影响到个体功能,这些障碍之间的差异是病程、时间或假设的病因。

(一)破坏性心境失调障碍

此型表现为严重而反复的脾气暴发,主要体现在言语(如言语暴怒)和(或)行为(如对人或物的躯体攻击)上,其强度或持续时间与所处情境或激怒原因完全不成比例。

(二)重性抑郁障碍

此型的主要表现包括几乎每天的大部分时间内情绪低落、对活动的兴趣或乐趣显著下降、体重明显减轻或增加、失眠或嗜睡、精神运动性激越或迟滞、日间疲乏或精力不足、出现无价值感或过度的不恰当的内疚(可达妄想程度)、注意力下降或犹豫不定,以及反复出现自杀观念。

(三)持续性抑郁障碍(心境恶劣)

此型表现为至少 2 年中的大部分时间内情绪低落,食欲缺乏或暴食、失眠或嗜睡、精力不足或疲劳、自尊心下降、注意力不集中或难以做决定及感到绝望。

(四)经前期烦躁障碍

此型抑郁障碍患者常在月经开始前 1 周出现以下症状:

1. 明显的情绪不稳定(如情绪波动,突然感到难过或流泪或对拒绝的敏感性增加),易激惹,易怒或人际冲突增加,情绪低落绝望感或自我否定,焦虑、紧张或感到烦躁;对日常活动的兴趣下降。

2. 主观感觉注意力集中困难,萎靡不振,易疲劳或明显的精力下降,明显的食欲变化、暴食或对特定食物的渴求,嗜睡或失眠,感到不知所措或失控。

3. 躯体症状(如乳房压痛或肿胀、关节或肌肉疼痛、"肿胀"感、尿痛或体重增加)。

4. 月经开始后的几天内症状开始好转,月经后的 1 周症状逐渐减轻或消失。

(五)物质/药物所致的抑郁障碍

此型患者常常在物质中毒或戒断的过程中或之后不久、或接触某种药物后表现出显著而持久的情绪紊乱,以情绪低落和对所有或几乎所有活动的兴趣和乐趣显著下降为主要特征。

(六)由于其他躯体疾病所致的抑郁障碍

此类患者所表现的抑郁症状与躯体疾病明显相关,突出表现为显著持久的情绪低落和对所有活动的兴趣和乐趣显著下降。

(七)其他特定的抑郁障碍

此型的特点是具备抑郁障碍的典型症状,导致了有临床意义的痛苦或社交、职业或其他重要功能受损,但不完全符合以上任何抑郁障碍的诊断标准。临床工作者可用这类诊断更指明患者的表现不符合以上抑郁障碍诊断标准的特定原因,例如短暂性抑郁发作(4~13 天)、复发性短暂抑郁发作(每次 2~

13 天)或症状不足的抑郁发作等。

(八)未特定的抑郁障碍

此型患者的临床表现与"其他特定的抑郁障碍"相似,但当医师选择对未能符合特定抑郁障碍诊断标准时,可使用这一诊断,因病史资料不足无法作出更特定诊断时(如急诊)也可使用。

二、按临床表现分类

抑郁障碍的临床表现一直是精神病学界关注的核心问题,在不同疾病状态下有不同的表现形式。主要包括抑郁发作(特殊亚型:内源性抑郁、非典型抑郁、紧张性抑郁、混合性抑郁、季节性抑郁)、持续性抑郁(恶劣心境)。

(一)内源性抑郁

内源性抑郁在抑郁发作最严重阶段会出现愉快感完全丧失,即便有愉快感也最多几分钟,对日常愉快事件刺激缺乏反应,症状晨重夜轻。同时伴有显著的精神运动性激越或迟滞、早醒,明显的厌食或体重减轻。需要注意的是,这类抑郁障碍患者往往临床严重程度较重,自杀风险高,多伴有精神病性症状,需要住院治疗。

(二)非典型抑郁

部分抑郁患者,没有典型抑郁障碍的入睡困难,而是睡眠增加或过度睡眠;没有食欲缺乏,而是食欲大增,甚至体重也增加;没有情绪明显低落或自觉精力不济,而有全身沉重、肢体如灌铅样感觉;对外界评价比较敏感,表现人际关系紧张。这种抑郁即为非典型抑郁,需要指出的是,"非典型"主要是与"内源性"相区别,并非是不常见或较少

出现的一种抑郁亚型。重要的是,非典型抑郁与双相障碍之间可能存在同源的精神病理学特征,临床医生对于具有非典型抑郁特征的抑郁发作患者尤其需要注意与双相障碍鉴别。

(三)紧张性抑郁

紧张综合征在抑郁障碍患者中时有出现,至少需符合下述 2 种表现:不动(有亚木僵或木僵证据),极度激惹,极度抗拒,怪异的自主运动(有特殊姿势、刻板运动、做作或怪相证据),以及模仿言语或模仿动作等。因此,在临床中对于紧张症患者而言,须注意鉴别抑郁障碍与精神分裂症的问题。

(四)混合性抑郁

抑郁心境状态背景下患者出现激越、烦躁、易冲动等兴奋表现,达到躁狂或轻躁狂发作的症状学标准,如心境高涨、亢奋、自满,联想迅速,精力充沛,参加高风险的活动(如无节制的购物或盲目投资等),睡眠需要减少及虽然睡眠时间少但不觉得疲倦等表现,但病程及症状标准不符合轻躁狂或躁狂发作的诊断标准或既往无双相障碍病史。混合性抑郁目前认为是双相障碍的发病危险因素之一,治疗时应注意考虑双相障碍的治疗原则。

(五)季节性抑郁

季节性抑郁是以季节性、反复发作的抑郁障碍为特征。季节性抑郁障碍患者比正常人对环境的季节性变化更加敏感,常常在秋季和冬季出现抑郁发作,而在次年春季和夏季缓解。冬季型较夏季型多见,其发生常与光照的季节性减少有关,然后随着光照时间的季节

性增加而缓解。与非季节性抑郁比较，季节性抑郁障碍患者的职业和认知功能损害较少，因而较少接受心理和药物治疗干预。大量临床研究结果提示，季节性抑郁障碍患者多数具有非典型特征，如食欲、体重的增加以及睡眠增多。

三、根据其发作症状的数量、类型及严重程度分类

可分为轻度、中度、重度抑郁。不同程度之间的区分依赖复杂的临床判断，包括日常工作和社交活动的表现。尽管抑郁发作描述为轻度、中度、重度似乎过于宽泛，但是却提示我们那些发作需要加强看护、联合治疗或住院治疗。此外重度抑郁症的复发率更高且需要更长的治疗时间。

（一）轻度抑郁发作

通常认为轻度抑郁发作的症状类似于抑郁发作的主要症状，只是程度较轻。但它还有其他的一些常见的附加症状，而这些症状在重度抑郁障碍中较少见，往往被归为"神经症性"，主要包括焦虑、恐怖、强迫症状、解离症状等。在 DSM-5 和 ICD-10 分类系统中都有轻度抑郁的分类，它是指患者的病情已达到了抑郁发作的标准，但抑郁症状较少、程度较轻。轻度抑郁发作患者除了某些"神经症性"症状以外，同样存在心境低落，精力和兴趣缺乏等症状，也会出现睡眠障碍，但不是较重的抑郁障碍所特有的早醒，相反，他们通常是入睡困难，夜间反复醒来，而晨起前仍在睡梦中。他们的生物学特征常不明显，如食欲缺乏，体重减轻，性欲下降等。尽

管他们白天可有心境的变化，但通常是黄昏的心境比清晨更糟。患者外表可能没有明显的情绪低落或运动迟缓，他们也不存在幻觉和妄想。轻度抑郁发作患者会以一些躯体症状就诊，其中原因尚不清楚。部分症状是焦虑的自主神经系统表现，也可能是患者认为躯体症状比其他情感问题更能被别人同情和接受。有些轻度抑郁发作持续时间短暂，起病于个人处于困境之时，但当运气改变或发生适应以后症状就逐渐减退。还有些患者症状可能持续数月或数年，虽然症状不再恶化，但仍会给患者带来相当大的痛苦。轻度抑郁发作的患者通常会被症状困扰，继续进行日常的工作和社交活动有一定困难，但患者的社会功能大都不受很大影响。

（二）中度抑郁发作

中度抑郁发作的核心特征是心境低落，高兴不起来，负性思维和精力减退，所有这些特征均可导致患者社会功能和职业功能的下降。通常中度抑郁发作患者能继续进行工作，但社交或家务活动有相当困难。

1. 患者的外貌特征　患者可能不注重着装和修饰；面容的特点是嘴角下垂，眉心道道竖纹；瞬目次数减少；弓腰驼背，头部前倾，目光向下；姿势的变化次数减少。须注意的是有些患者内心有很深的抑郁体验，但表情仍笑容可掬。

2. 心境障碍患者的不愉快心境在通常可使忧伤情绪减轻的情况下，如与令人愉快的同伴在一起或者听到一些好消息时，则患者的这种心境不会有

明显的改善。而且这种心境与一般的悲伤有所区别,患者有时会提到其所有的精神活动都如同掩盖着一片黑云。有些患者能够掩饰这种心境,至少是在短时期内;也有一些患者在就诊时竭力掩饰其心境的低落,使医师很难发现。抑郁心境通常在患者早晨醒来时最为严重,随时间推移逐渐好转,被称为心境的昼夜变化。

3. 兴趣与精力缺乏 兴趣和愉快感缺乏在中度抑郁发作患者中也很常见,虽然患者并不总是主动提及。患者的兴趣减退,精力减退也是此类患者的特征性症状(虽然有时伴有一定程度的躯体性坐卧不宁,可能会误导观察者)。患者感到无力,做每件事都很费劲,难以完成任务。

4. 抑郁性认知负性思维("抑郁性认知") 这类患者的主要症状,可分为三类:无价值感、悲观、负罪感。患者的无价值感使他认为他做的每一件事情都很失败,且别人都认为他是一个失败者。其悲观想法则涉及其对未来的考虑。患者总是想到最坏的结局。他预感自己会事业无成、经济破产、家庭不幸,以及健康状况不可避免地恶化。患者的负罪感经常表现为对小事情有不合理的自责,其记忆可能集中在不愉快的事情上。如患者常回忆起悲伤、失败或者运气不佳的时期。随着抑郁程度的加重,患者这些悲观的回忆就越来越多。

5. 精神运动行为 精神运动性迟滞在中度抑郁发作者中很常见,患者走路做事会很慢,思维迟缓。患者还可表

现为激越,感觉到不能放松,旁观者看来则为坐立不安。焦虑也很常见,但不是一定见于中度抑郁障碍者。另一个常见的症状是易激惹,即对小小的要求和挫折都容易表现出不恰当的烦躁。

6. 生物学症状 中度抑郁发作患者还有一些生物学症状,这些症状包括睡眠障碍,心境的昼夜变化,食欲缺乏,体重下降,便秘,性欲下降以及女性的停经,这些症状在重度抑郁发作中尤为常见,在中度抑郁障碍患者中常见但非必不可少(轻度抑郁发作中相对少见)。

7. 其他特征 其他精神症状可能也是中度抑郁发作症状的一部分,其中之一可能成为主要的临床相。这些精神症状包括人格解体,强迫症状,惊恐发作和解离症状(如漫游和肢体功能的丧失)。

(三)重度抑郁发作

随着抑郁障碍越来越严重,所有抑郁发作的特征表现在患者身上也会越来越明显。重度抑郁发作患者常表现出明显的痛苦或激越。患者情绪严重低落,悲观绝望,自信心低下,无用感、自责自罪感很突出,严重的病例甚至可出现自杀现象。躯体症状也是重度抑郁发作的常见表现。严重的精神运动性迟滞可发展为亚木僵或木僵,患者肢体活动严重受限。此外,重度抑郁障碍患者常伴有精神病性症状或混合、紧张等特征。重度抑郁障碍患者的妄想大部分是心境协调性的,有罪恶妄想的患者会相信一些不诚实行为,如纳税时略有隐瞒会被人发现,会使他受到严厉的

惩罚和羞辱;还可能认为这样的惩罚是自己罪有应得。有疑病妄想的患者则可能坚信他患了某种癌症或性病。有贫穷妄想的患者会错误地认为他在一次投资中彻底破产。重度抑郁发作患者对基本卫生和营养的忽视使其健康状况令人担忧,工作、社交、家务活动等社会和职业功能严重受损,几乎不能执行。

四、不同年龄、性别群体的抑郁症

(一)儿童青少年抑郁障碍

儿童与青少年抑郁障碍发病率近年有升高趋势。抑郁障碍在儿童的发病率约为 2%,男女比例相当;在青少年为 4%～8%,男女比例约为 1:2。国外研究显示,18 岁以下社区人群青少年的抑郁累计发病率可达 20%。抑郁障碍可严重影响儿童、青少年身心健康和社会功能,多数患者存在复发倾向,一些青少年的抑郁症状可持续到成年。儿童和青少年尚不具备充分描述自身情绪及感受的语言能力,往往通过行为来表达抑郁心情,表现为厌烦、孤僻甚至愤怒。

1. 主要临床特征

(1)情绪症状:感到心情压抑、不愉快。不活跃,对日常娱乐活动和学习缺乏兴趣和动力。部分患儿表现为反复的脾气暴发,易烦躁,易激惹,情绪暴发之间的心境呈持续性消极状态。

(2)思维症状:思维联想速度缓慢,反应迟钝。注意力不集中,常表现为发呆或走神。静坐困难,不能完成相关任务/作业。但自卑和自责、自罪并不多见。

(3)意志行为:行为被动、迟缓,不愿和周围人接触交往,不愿外出,不愿上幼儿园/上学。部分患者表现为不听管教,对抗父母,离家出走,严重的可出现言语暴力和(或)冲动行为(例如,以肢体攻击他人或财物)。

(4)躯体症状:可能出现躯体不适症状,如头昏、头痛、疲乏、气促、胸闷、胸痛等。体重减轻,食欲缺乏,睡眠增多或入睡困难。也有少数患儿出现食欲增强,体重增加。

2. 不同年龄段主要特点

(1)学龄前期:明显对游戏失去兴趣,有违拗行为、攻击行为或退缩行为,与其他儿童交往困难,出现睡眠和饮食问题。

(2)小学期:不愿上学、学习成绩差,与伙伴和成年人关系不良。躯体化症状如腹部疼痛、头痛、不舒服等。恐惧、分离焦虑,情绪波动,痛哭流涕,大声喊叫,无法解释的激惹和冲动,部分患儿可出现躯体攻击行为。

(3)青少年期:进食障碍多见于女孩,躯体攻击多见于男孩。有自杀意念、酒精/药物使用,反社会行为如偷窃、撒谎。可出现一些类似于成年人的抑郁症状(如悲伤、自我感觉差及对既往喜欢的活动丧失兴趣等)。冲动,易激惹,鲁莽不计后果。低自尊,学习成绩下降,拒绝上学,体重、食欲及睡眠出现变化。

3. 对学习的影响　儿童青少年阶段主要的任务是学习,抑郁症状可影响到患儿正常的学习活动,主要表现如下。

(1)上学态度变化:最初流露出对上学不感兴趣、不想上学的愿望,但在家长的敦促下仍可勉强继续上学,但不如过去勤奋努力。以后逐渐发展到以各种理由或借口逃学,如头痛,身体不舒服,与同学关系不好,老师对待自己不公平,在家自学等。虽然家长和教师反复劝说也无济于事。在这段时间,患儿很少外出玩耍,也不与同学来往。独自在家里看课外书、看电视或做自己想做的事,对即将面临的考试、升学等都没有计划和打算。

(2)学习能力下降:很多患儿感到记忆力不如以前好,思维速度慢,思考问题困难,做作业花费的时间比过去多,以致不能完成作业。上课、看书或做作业时不能全神贯注,注意力容易受外界因素干扰。因此,自己虽然花费了大量的时间,尽到了最大努力,也达不到过去的学习效果,学习成绩明显下降。

(3)学习自信心不足:过去有自信心的儿童,现在每当考试临近前便开始担心自己没有充分复习,考试成绩会很差,甚至临到考试时不敢应考,在再三鼓励和敦促下才勉强参加考试,考试结果往往比他们自己预料的要好。

4. 相关危险因素 儿童青少年发生抑郁障碍的危险因素主要包括家庭不和、曾被欺侮、躯体和性虐待,遭遇不良生活事件(如沮丧、父母离异或分居、重大的失望、情感伤害等),父母或近亲中有抑郁病史或共患精神疾病(如酒、

药依赖)。因此,考虑儿童青少年抑郁障碍的同时,须评估患者是否存在家庭、社交、教育等问题,有无自伤风险、自杀意念,有无寻求帮助的资源和途径,了解患者父母或近亲中(二系三代)是否存在抑郁障碍及其他精神疾患,有无共患疾病等。此外,社会功能评估也十分重要,包括学校、家庭及同伴关系方面的情况。

(二)老年抑郁

抑郁障碍是老年人最常见的精神障碍。广义的老年抑郁障碍指老年(通常≥60岁)这一特定人群的抑郁障碍,既包括老年期首次发作的抑郁障碍,也包括老年期前发病持续到老年期或老年期复发的抑郁障碍,还包括老年期的各种继发性抑郁障碍。狭义的老年期抑郁障碍是特指老年期(>60岁)首次发病的原发性抑郁障碍,以抑郁心境为主要的临床表现,一般病程较冗长,具有缓解和复发的倾向,部分病例预后不良,可发展为难治性抑郁障碍。

老年期抑郁障碍的临床特点:有阳性家族史者较少,神经科病变及躯体疾病所占比重大,躯体主诉或不适多,疑病观念较多;体重变化,早醒,性欲减退,精力缺乏等因年龄因素而变得不突出;部分老年抑郁障碍患者会以易激惹、攻击、敌意为主要表现;情感脆弱,情绪波动性大,往往不能很好地表达忧伤的情绪;自杀观念的表露常不清楚,如患者可能会说:"让我死吧!"却否认自己有自杀的念头。概括来说,老年期抑郁障碍的临床表现往往不太典型,相对于老年期前发病的抑郁障碍,下列症

状在其临床表现中显得较为突出。

1. **焦虑、抑郁和激越**　老年患者对忧伤情绪往往不能很好表达,多用"没意思,心里难受"来表示,常伴有明显的焦虑症状,有时躯体性焦虑可完全掩盖抑郁症状。激越即焦虑激动,临床表现为焦虑恐惧。终日担心自己和家庭将遭遇不幸,大祸临头,以至搓手顿足,坐立不安,惶惶不可终日。夜间失眠,或反复追念以往不愉快的事,责备自己做错了事,导致家庭和其他人的不幸,对不起亲人;对环境中的一切事物均无兴趣;轻者喋喋不休诉说其体验及"悲惨境遇",严重者撕衣服,扯头发,满地翻滚,焦虑万分。

2. **认知损害**　可表现为各种不同类型的认知功能损害,严重时与痴呆相似,患者对自己智能降低表现出特征性的淡漠,但常有较好的定向力,且无病理反射。需要注意的是认知功能障碍是老年抑郁障碍常见的症状。约有80%的患者有记忆减退的主诉,存在比较明显认知障碍类似痴呆表现的占10%~15%,如计算力、记忆力、理解力和判断力下降,简易精神状态检查(MMSE)筛选可呈假阳性,其他智力检查也能发现轻至中度异常。国外学者称为假性痴呆。其中一部分患者会出现不可逆痴呆。

3. **精神运动性迟滞**　通常是以随意运动缺乏和缓慢为特点,它影响躯体及肢体功能,且伴有面部表情减少、语言阻滞等。思考问题困难,对提问常不立即回答,经反复询问,才以简短低弱的言语答复。思维内容贫乏,大部分时间处于缄默状态。行动迟缓,重者双目凝视、情感淡漠,呈无欲状,对外界无动于衷。抑郁行为阻滞与心理过程缓慢相一致。

4. **躯体症状**　许多老年人否认有抑郁症状的存在,但表现为各种躯体症状,因而情绪症状很容易被家人忽视,直到发现老人有自杀未遂或有自杀行为时才到精神科就诊,有人把这种躯体症状所掩盖的抑郁障碍称为"隐匿性抑郁症"。这些躯体症状主要表现为自主神经功能障碍或有关内脏功能障碍,包括:①疼痛综合征,如头痛、背痛、腹痛及全身疼痛;②胸部症状,如喉部堵塞感、胸闷、胸痛和心悸等;③消化系统症状,如厌食、腹部不适、腹胀及便秘等;④自主神经系统症状,如面红、手抖、出汗和周身乏力等。其中,以找不到器质性背景的头痛及其他部位的疼痛最为常见,周身乏力和睡眠障碍也是常见症状。临床上遇到反复主诉躯体不适而查不出阳性体征,应考虑到隐匿性抑郁障碍的可能。

5. **疑病症状**　研究报道60岁以上的老年抑郁障碍患者中,大约1/3的老年患者以疑病为抑郁障碍的首发症状。因此有学者提出"疑病性抑郁症"的术语。疑病内容常涉及消化系统,便秘、胃肠不适是这类患者最常见也是较早出现的症状之一。患者常以某一种不太严重的躯体疾病开始,担心自己的病情恶化,甚至得了不治之症,虽经解释说明但仍然无法释怀。有时躯体症状虽然日益好转,但抑郁、焦虑却与日俱增。若老年人对正常躯体功能过度关注,对轻度疾病过分反应,应考虑到老年抑郁障碍的可能。

6. 妄想 老年抑郁伴发出现妄想症状也较多。在妄想症状中,尤以疑病及虚无妄想最为常见,其次为被害妄想、关系妄想、贫穷妄想、罪恶妄想等。

7. 自杀倾向 老年抑郁障碍自杀的危险比其他年龄组大得多。有报道55%的老年患者在抑郁状态下自杀。自杀往往发生在伴有躯体疾病的情况下,且成功率高。导致自杀的危险因素主要有孤独、罪恶感、疑病症状、激越和持续的失眠等。人格特征和对抑郁障碍的认知程度是决定自杀危险性的重要因素,如无助、无望及消极的生活态度往往加重自杀的危险性。老年抑郁障碍有慢性化趋势,也有的患者不堪抑郁症状的折磨,自杀念头日趋强烈以致自杀以求解脱。

(三)女性抑郁

抑郁障碍患者有明显的性别差异,大量流行病学研究一致发现,女性发生抑郁障碍的概率是男性的2倍。终身患病率也存在性别差异,女性抑郁障碍发病率较高开始于青春期,持续到生育期,之后缓慢下降。由于性腺功能改变的影响,女性抑郁障碍的临床表现与男性不同,女性抑郁障碍患者往往伴有焦虑、烦躁、激动等症状。非典型抑郁障碍(主要表现为多眠,体重增加,食欲亢进,对药物反应不典型)在女性中多见。最近的研究发现,抑郁障碍的临床表现及患者对治疗的反应存在性别差异。因此,临床医师必须了解女性抑郁障碍的临床表现,以改善该障碍的识别、处理和预后。

目前提出了很多理论解释女性抑郁障碍的高患病率,比较公认的危险因素包括生物学因素和社会心理因素。生物学因素指出了激素在女性高抑郁风险中至关重要的作用,已发现心境障碍中雌激素和孕激素影响神经递质传导、神经内分泌和昼夜节律,例如怀孕和分娩导致雌激素和孕激素水平剧烈变化,以及下丘脑-垂体-性腺轴的变化,这可能引发产后抑郁。有关社会心理因素,许多研究者支持女性抑郁障碍的高易感性是她们不平等社会地位的直接结果。此外,女性比男性更容易表达抑郁症状和求助精神科帮助,这可能导致女性抑郁症状报道过多。

女性抑郁不仅影响患者本人,也对家庭尤其对孩子造成不良影响。此外,与女性生育生活相关事件,如月经周期、妊娠、哺乳、绝经等,也可能引发抑郁发作和(或)使其处理更为复杂。为了达到最佳疗效,临床医师在评估及治疗抑郁时都需要考虑性别的差异。下面详述女性与抑郁情绪有关的几个特殊时期。

1. 月经期抑郁 月经周期与女性抑郁情绪密切相关,女性在月经期前后可出现易激惹或其他心理和行为的改变。经前期女性常出现烦躁、易激惹,易与他人或家人发生矛盾,对工作感到力不从心。经前期综合征是育龄期妇女在经前出现的一系列精神和躯体症状,随月经来潮而消失的一种疾病。临床以经前7~14天出现烦躁易怒,精神紧张,敏感多疑,水肿、腹泻、乳房胀痛等一系列症状,除此以外,经前期女性还有许多躯体不适,如头痛、失眠,注意力不集中,疲惫、无力,感觉异常等。少数严重者,其症状可能符合抑郁障碍标准,并随月经周期性发作为特点。经前期综合征常见于 30-40 岁的育龄期妇女。典型的临床表现为经前 1 周开始,症状逐渐加重,至月经来潮前 2~3 天最为严重,月经来潮后症状突然消失。有些患者的症状持续时间较长,一直延续到月经开始后的 3~4 天才完全消失。经前期综合征的病因目前还不十分清楚,推测与神经内分泌、神经递质、遗传和社会心理因素等有关。女性出现月经期抑郁症状要考虑三个诊断:经前综合征(PMS)、经前综合征的严重形式经前恶劣心境(PMDD)和经前抑郁障碍恶化。50%~80% 的行经女性存在轻度的经前综合征,大约 20% 有严重的经前综合征需要治疗,3%~8% 满足经前恶劣心境的诊断标准。

2. **孕产期抑郁**　根据 DSM-5 的表述,孕产期是指在整个怀孕期间至产后 4 周。孕产期抑郁是指抑郁情绪出现在孕期或产后 4 周内,可伴或不伴精神病性症状。女性在妊娠期或分娩后数周或数月里的抑郁发作患病率为 3%~6%。严重孕产期抑郁障碍患者可出现精神病性症状,如有患者存在命令性幻听或存在婴儿被迫害的妄想可导致杀死婴儿。孕产期妇女除了存在明显的神经内分泌变化,还需要适应社会心理因素的变化。在制定孕产期抑郁障碍患者治疗计划时,要考虑对母乳喂养的潜在影响以及抑郁病史对今后

家庭关系发展的长期影响。

(1)妊娠期抑郁:妊娠期抑郁障碍一般在怀孕的前 3 个月及后 3 个月比较明显。除具有上述症状外,前 3 个月还表现为早孕反应的加重,并有厌食和睡眠习惯的改变等;后 3 个月可表现为持续明显的乏力,睡眠障碍及食欲缺乏,对胎儿健康及分娩过程过分担忧等。既往认为,妇女妊娠期会改善心境。但现在发现,妊娠期卵巢最明显的变化是黄体功能继续存在,与此同时卵巢分泌的黄体酮增加,妊娠女性雌激素的浓度也明显升高,随着激素水平的变化,抑郁障碍的危险开始增加。妊娠期高达 70% 女性出现抑郁症状,10%~16% 达到重度抑郁发作的诊断标准。

(2)产后抑郁:在分娩后的第一周,50%~75% 的女性出现轻度抑郁症状,10%~15% 的产妇罹患产后抑郁障碍。产后抑郁障碍是分娩后最常见的精神障碍,对母亲、家庭和发育中的孩子都有潜在的长期不良后果。产后抑郁障碍在症状、病程、病期和结局与其他抑郁障碍相似。除了分娩后血中激素的剧烈变化外,心理社会因素与产后抑郁障碍的发生密切相关。早年家庭关系、婚姻问题,不良生活事件,社会支持不足,社会经济地位低下、人际敏感、神经质等均为产后抑郁障碍发生的危险因素,有抑郁障碍史或有阳性家族史也是重要的危险因素。此外,甲状腺功能紊乱与产后抑郁障碍有关,因此对产后抑郁障碍患者须进行甲状腺功能的检查。抑郁障碍的母亲往往不能有效地照顾婴儿,患者往往会由此感到自罪自责。

有严重抑郁障碍的母亲可能有伤害自己或婴儿的危险。研究显示既往有抑郁史者产后抑郁概率为25%，既往有产后抑郁史者产后抑郁概率为50%。

3. 更年期抑郁 更年期抑郁这种分类早在DSM-Ⅲ-R中已被删除，理由是按不同年龄分类缺乏生物学基础。在此尚须作进一步叙述，更年期抑郁指更年期妇女卵巢功能减退、垂体功能亢进，分泌过多的促性腺激素，出现精神心理、神经内分泌和代谢等方面的变化，引起各器官系统的症状和体征。更年期抑郁的症状主要有以下四个方面。

（1）精神症状：患者主要表现为抑郁、焦虑、偏执和睡眠障碍等症状。抑郁症状表现为情绪低落，缺乏动力，对事物缺乏兴趣和乐趣，生活无愉快感，思维迟钝，消极言行，懒散，睡眠障碍等。焦虑症状主要表现为终日焦急紧张，心神不定，无对象、无原因的惊恐不安。严重者可见坐立不安，搓手跺脚，并伴有多种自主神经系统症状和躯体不适感。偏执症状表现为敏感多疑，对人不信任，多思多虑，无事生非，猜疑丛生。患者可有疑病观念、恐癌，对自己的健康有不安全感也很常见，导致患者不断检查，不断就医，不断治疗。睡眠障碍主要表现为入眠困难，睡眠浅，易惊醒和睡眠时间减少。

（2）血管运动障碍症状：患者常发热，或忽冷忽热，出大汗，称为"潮热"。有时伴有头晕，每天可发生几次或几十次，并多在夜间发作。有的妇女甚至出现胸闷、气短、心跳加快、血压升高等症状，均由于血管功能失调引起。

（3）泌尿生殖系统症状：大约40%的更年期妇女出现应力性尿失禁、尿频、尿急。还可出现阴毛及腋毛脱落，性欲减退，阴道分泌物减少，性交时出现疼痛感等症状。

（4）代谢相关症状：①肥胖，尤其是腹部及臀部等处脂肪堆积；②关节疼痛，多有膝关节疼痛；③骨质疏松，主要表现为腰背疼痛。

五、传统的抑郁障碍分类

（一）外源性与内源性抑郁

抑郁症一直被分为外源性（外因反应性）和内源性（内部自发性）两大类。这些名词自DSM-Ⅲ-R以后的诊断系统中已不再使用，但在临床实践中和某些早期著作中仍常见到。虽然外源性一词用来描述由环境事件所产生的抑郁症，但通常的解释是心理学因素引起的抑郁症。内源性抑郁症意指由"内部"因素（主要是生物学因素）引起的抑郁症。上述提法很明显过于简单化，因为对外部压力的反应所引起的抑郁可以有生理学方面的症状，而所谓内因性抑郁往往可能由外部刺激因素所诱发。同理，认为药物治疗只对内源性抑郁有效的观点看来也较陈旧，过于简单化。抑郁症外源性和内源性的分类观点在精神病学界已经引起激烈的争论。有些学者支持某种内源性抑郁的概念；但另一些学者，特别是持生物学观点的学者认为，争论的焦点在于，足够强烈的外部环境事件和有毒物质均会引起所谓的内源性重性抑郁。尽管争论激烈，但明确名词的某些含义在过去曾起过一定作用。

(二)双相与单相抑郁

DSM-Ⅳ在情绪障碍一章中将情绪障碍分为三个部分:第一部分是心境发作(mood episodes),其中包括抑郁发作、躁狂发作、混合发作和轻性躁狂;第二部分是心境障碍(mood disorder),即抑郁障碍,双相障碍,由一般躯体疾病和活性物质引致的情绪障碍;第三部分是特殊的情绪发作。双相障碍以具有躁狂和抑郁发作期为特征(包括某些单独躁狂发作)。躁狂症的躁狂发作是极端振奋的情绪发作期。患者情绪高涨,这种发作在程度上可轻可重。发作期间患者语速增快,动作不断,有夸大观念,有时因带有妄想的特征使之难以与精神分裂症相鉴别。住院的躁狂患者很少睡眠,不显疲劳,干扰他人。有时显得似乎十分有创造性、有感染力和说服力,甚至常以"挥金如土"的姿态出现,花钱超过其实际承受能力。众多双相障碍的患者通过碳酸锂或丙戊酸盐等心境稳定剂治疗能取得较好的效果。越来越多的证据显示,遗传因素在双相障碍的发病中起重要作用。单相抑郁是指没有任何躁狂和躁狂发作史的抑郁症,临床中所见的抑郁症绝大部分属于此类。

(三)原发性与继发性抑郁

原发性和继发性抑郁的鉴别对临床工作者有实用价值,它避免了对反应性或内源性、轻性和重性抑郁等概念间的区别及因果关系的猜测。原发性情感障碍诊断用于先前无精神障碍、其他抑郁或躁狂发作史的患者,这一诊断名称在双相或单相障碍中均可应用。继发性情感障碍是指先前有精神疾病史(躁狂和抑郁除外)的病例,抑郁可在强迫性障碍、恐怖症、惊恐障碍、药物和酒精滥用及其他精神病状态(包括精神分裂症和器质性脑障碍)下同时出现。原发性和继发性障碍之间有许多重要的区别,其中最有意义的区别是原发性情感障碍患者疾病发作间期精神状态完好,而继发性情感障碍患者则不然。在预后方面两者间亦有差异,一般认为前者较后者预后好,但乙醇中毒患者除外,患有原发性情感障碍的乙醇中毒患者,有较高的自杀危险,预后差。原发性情感障碍的治疗主要是心理治疗、药物治疗或两者合并使用。心理治疗应该是支持性的而不是心理分析学派的领悟疗法。对继发性情感障碍又同时并存原发情感障碍者,必须同时治疗。

六、特殊类型抑郁

(一)破坏性心境失调障碍

破坏性心境失调障碍(disruptive mood dysregulation disorder,DMDD)是DSM-5新增加的一个疾病名称,归于抑郁障碍诊断类别中,为缓解儿童双相障碍可能被过度诊断和治疗的担忧。核心症状是慢性、严重而持续性的易激惹,伴有严重的、反复的脾气暴发,平均每周至少发作3次,与其发育阶段不一致。在DSM-5出版之前,一些学者曾将儿童的非发作性易激惹命名为严重心境失调(severe mood dysregulation,SMD)和伴有心境恶劣的脾气失调障碍,并进行了系统研究。Copeland对

3258名2-17岁儿童调查发现DMDD 3个月的时点患病率为0.8%～3.3%，部分患儿共患抑郁障碍、对立违抗障碍（oppositional defiant disorder，ODD）等，严重影响患儿的生活、学习和人际交往。许多儿童在符合DMDD全部症状之前，常常存在广泛的慢性易激惹症状，这些前驱症状常被诊断为ODD，部分患者符合ADHD、焦虑障碍的诊断，提示具有上述气质的儿童患DMDD的可能性较大，应及时干预和随访，由于DMDD患儿存在广泛的易激惹和持续的不愉快心境，常常会引起他人的愤怒甚至威胁。DMDD另一个临床特征是存在频繁的极端的脾气暴发和行为失控，是面对挫折时的过度反应。

（二）焦虑性抑郁症

抑郁症共病焦虑障碍或共患焦虑症状相当常见且重要，学界普遍认可抑郁症存在焦虑因子或焦虑症状群，逐渐确立了焦虑性抑郁症的概念。直到2013年美国精神障碍诊断与统计手册第5版发布，焦虑性抑郁症亚型才有了真正的疾病编码，作为抑郁障碍的8种特征标注之一，称为抑郁症伴焦虑特征。研究发现，37.3%的抑郁症患者共病某种类型的焦虑障碍，而标注为抑郁症伴焦虑痛苦特征者占74.63%。这类患者抑郁症状与焦虑症状均较严重，病程迁延，认知功能损害明显，自杀风险更高，所需治疗时间更长且临床治愈率更低。目前国内外已有多个权威的抑郁症治疗或管理指南，包括《加拿大情绪和焦虑治疗网络成人抑郁症管理指南（2016）》《世界生

物精神病学会联合会（World Federation of Societies of Biological Psychiatry，WFSBP）抑郁症药物治疗（2017）》《佛罗里达最佳实践指南——成人抑郁症的药物治疗（2017）》《英国精神药理学会（British Association for Psychopharmacology，BAP）抗抑郁药治疗抑郁障碍循证指南（2008修订版）》《中国抑郁障碍防治指南（第2版）（2015）》等，但鲜有提及焦虑痛苦特征抑郁症（焦虑性抑郁症）的诊治问题。为此，中国神经科学学会精神病学基础与临床分会（Chinese Society of Neuroscience & Psychiatry，CSNP）抑郁障碍研究联盟组织精神医学学科的临床专家，参考上述指南并综合评价近年来国内外临床研究相关文献，形成针对焦虑性抑郁症诊治的专家共识，希望为临床实践提供借鉴。

（三）隐匿性抑郁

隐匿性或隐蔽性抑郁是精神病学文献中遇到的最有争论的名词之一。Lesse（1974）首先使用这一名词，他以前的许多学者均注意到，在许多精神病和内科诊所中就医的病人，尽管主述多种多样的躯体不适，但进一步检查常常发现一种未被识别和未作诊断的潜伏性抑郁，这种抑郁被躯体不适主诉所掩盖，其多种不适主诉的真正原因是抑郁。多种不适症状可以在体内任一生理系统以多种形式出现，症状多是疼痛、厌食、自我伤害行为和惊恐障碍。隐匿性抑郁一词亦用于表示药物滥用、乙醇依赖、犯罪和违法行为、性滥交和品行与习惯障碍，因为常

常发现这类行为带有潜在的抑郁。这一名词并无特异性，且对于提示治疗方法没有帮助，但在有关心理学与内科学方面因素之间有相互作用（如心身医学方面）、吸毒和反社会行为等方面的文献中常常使用。与隐匿性抑郁症同义的词还有"抑郁等位征""情感等位征"和所谓"微笑抑郁症"（smiling depression）等，这些词在心理治疗的文献中使用广泛。

第2章

抑郁症的流行病学调查

第一节 概 述

一、流行病学调查的概念、内容和意义

(一)流行病学调查的概念

流行病学调查作为医学科学中的一门独立学科,是一门研究人群中和健康状态的分布,探索并验证病因,制定与评价防治措施的方法学,是用流行病学的方法(包括数学模型模拟、临床试验、现场试验、社区干预试验、横断面研究、病例对照研究、定群研究等)进行的调查研究。

(二)流行病学调查的内容

主要用于研究疾病、健康和卫生事件的分布及其决定因素,大致包括以下几个方面。①"分布":涉及被研究人群的时间、地区、不同人群的分析,应用统一的标准化方法,调查疾病的发病率、患病率,掌握疾病在不同地区、不同时间、不同人群的分布特点、临床特征、治疗情况、社会功能缺陷等;②"决定因素":指影响健康的所有物理、生物、社会、文化以及行为因素,可进一步分类为易感因素、危险因素、保护因素;③

"健康状况":包括疾病、死因、行为、对于预防措施的反应以及健康服务的提供和使用情况,包括疾病不同的临床相、类型、慢性病的病情波动与复发情况,通过对疾病自然史的研究,可以重新考虑对某些疾病的认识,改进疾病分类,认识新的疾病综合征;④"特定人群":指有某些特征的人群;⑤"防制疾病及促进健康":体现了流行病学的研究目的——促进、保护、恢复健康。

二、流行病学调查的意义

精神障碍的发生、发展、临床症状及转归与社会文化、环境刺激、心理因素有关,所以对精神障碍的研究仅局限于临床是不够的,不仅要对个体病例进行临床观察,还必须进一步扩大研究范畴,进行精神障碍的群体研究。

抑郁症的流行病学研究是整个精神障碍科研体系的重要组成部分,可用于抑郁症社区诊断;研究与评价卫生防治工作;全面了解抑郁症的临床相;辨认抑郁症新的疾病综合征;估计个人患病的危险率;描述抑郁症发展趋势,对

抑郁症发病率的历史动态研究。通过抑郁症流行病学研究可提出合理的预防保健对策和健康服务措施,并评价这些对策和措施的效果,并为各级政府制定健康保健、疾病预防、疾病康复、医保政策提供科学依据。

第二节　国内相关研究

我国自 1958 年召开第一次精神病防治工作会议后,为了解各种精神障碍的患病情况,在一些省市进行过多次精神障碍患病率调查,但是存在调查方法、诊断标准不够统一等问题,不同调查结果之间可比性较差。20 世纪 80 年代,我国引进国际通用的标准化工具和诊断标准,并进行系统培训,于 1982 年实施了第一次全国精神障碍流行病学调查,1993 年组织实施了第二次全国性的精神障碍流行病学调查,这两次调查积累了精神障碍流行病学的基础数据,得到了可进行比较的基线资料,此后陆续开展了全国性、区域性、特定人群的调查,为我国精神障碍的防治、精神卫生政策的制定提供了科学依据。

一、全国性精神障碍流行病学调查

(一) 1982 年全国 12 个地区和 1993 年 7 个地区精神障碍流行病学调查

1982 年全国 12 个地区协作调查情感障碍时点患病率为 0.37‰,终身患病率为 0.76‰。1993 年全国 7 个地区调查,时点患病率和终身患病率分别为 0.52‰和 0.83‰。前后两次调查结果无显著差异。

(二) 费立鹏等在 2001-2005 年的调查

采用多阶段分层随机抽样方法,对中国 4 个省份的 96 个城市和 267 个农村初级抽样点进行调查,抽样总体为 1.13 亿人,占全国成年人口的 12%,以扩展版的一般健康问卷在抽样地点用简单随机选择方法确定 63 004 人,对其中 16 577 人由精神科医生进行 DSM-IV轴 I 疾病诊断的结构化临床访谈。

调查结果显示,我国心境障碍的患病率为 6.1%(5.7%~6.6%),心境障碍和焦虑障碍在女性中比在男性中更为普遍,在 40 岁及以上的人群中比在 40 岁以下的人群中更多。城乡居民相比,农村居民患抑郁症可能性更大。在可诊断的精神疾病患者中,24%患有中度或重度残疾,8%曾经寻求过专业帮助,5%曾经看过精神卫生专业人员。

(三) 黄悦勤等的全国性调查

北京大学黄悦勤教授的《中国精神障碍流行病学调查和疾病负担研究》,受到"十二五"国家科技支撑计划和卫生公益性行业科研专项基金支持,于 2012 年 2 月正式启动,调查对象为中国 31 个省市自治区(不含港澳台)18 岁以上社区居民。在 157 个县/区、1256 个村/居委会,研究团队抽取受访者 32 552 人。该调查内容为三部分,一是社会人口学信息,包括性别、年龄、教育程度、婚姻状况、居住地及经济水平;二是精神障碍的现患病率及分布特征,以《美国精神病学协会诊断和统计手册》第4版(DSM-Ⅳ)为诊断标准,共调查了7类一级分类,39类二级分类精神障碍。

该调查结果显示,在各类精神障碍中,焦虑障碍患病率最高,终身患病率为7.57%,12个月患病率为4.98%。心境障碍其次,终身患病率为7.37%,12个月患病率为4.06%,心境障碍中,抑郁症患病率最高,终身患病率为3.4%,12个月患病率为2.1%;各类精神障碍患病率的分布显示,心境障碍女性患病率高于男性患病率。

(四)WHO和国家卫健委

世界卫生组织的最新估计,中国有5400万患者。北京安定医院院长马辛2015年在国家卫计委新闻发布会上提供的数据,根据2019年数据显示,我国抑郁症患病率达到2.1%,但是各地区的差异较大,分布在1.6%～4.1%之间,早期发现和治疗率偏低,不超过20%。

20世纪90年代前后数据,自杀数据更加触目惊心,据全国疾病监测系统的数据(1991－1995),中国的自杀死亡率为19.85/10万,卫生部1999年公布的1993年数据为22.2/10万。中国自杀死亡的绝对人数居世界第一,全世界大约每年42%的自杀死亡发生在占世界人口25%的中国人口。

根据北京回龙观医院与中国国家疾控中心于2000年合作进行的调查结果显示,中国自杀率为每十万人中有22.23人自杀,中国每年约有25万人死于自杀,200万人自杀未遂,自杀已经成为中国人中的第五大死因,也是15岁到34岁青壮年人群的首位死因。

据《中国卫生统计年鉴2020》统计,2019年中国城市自杀率为4.16/10万,农村自杀率为7.04/10万,在世界范围内已处于较低水平。我国的自杀率在过去20多年出现了一个明显下降的趋势。但绝对数字还是非常高的,WHO估算指出,2019年,自杀人数为116 324人(6.7/10万),其中男性72 515人(8.6/10万),女性43 809人(4.16/10万)。

二、各地区精神障碍流行病学调查

2001年浙江省开展的全省精神障碍流行病学调查,以CSID进行定式访谈、DSM-Ⅳ为诊断标准,发现15岁及以上人群心境障碍的时点患病率为8.6%。2002年江西省的精神障碍流行病学调查发现,情感障碍的时点患病率为9.91%。

韦波等在广西壮族自治区开展的流行病学调查,采用多阶段分层整群随机抽样方法,抽取广西壮族自治区6个地级市和10个县≥15岁常住居民共21 290人,采用复合性国际诊断问卷3.0版(CIDI 3.0)和自编调查表进行面访调查,并采用国际疾病及相关健康问题分类第10版(ICD-10)进行诊断。结果重性抑郁症时点患病率和终身患病率分别为3.40‰和5.32‰;女性重性抑郁症的时点患病率高于男性;其他民族时点患病率高于汉族和壮族居民;

时点患病率的患病年龄主要为 55－64 岁;离婚人群重性抑郁症的时点患病率和终身患病率均较高。调查表明,广西壮族自治区居民重性抑郁症患病率较高,女性、年龄 55－64 岁、离婚的居民是预防重性抑郁症的重点人群。

侯惠娟等采用按比例分层抽样的方法于 2015 年 4 月至 2018 年 4 月分别在韩城市人民医院和西北妇女儿童医院抽取 850 例产后 42 天进行康复检查的产妇进行问卷调查,统计产后抑郁症的发病率。结果显示,850 例调查对象中发生产后抑郁 108 例,产后抑郁发生率为 12.71%。阳性组和阴性组在经济条件、性格、与家人关系、孕期焦虑抑郁、不良孕产史、分娩陪伴、新生儿疾病、喂养方式和产后睡眠质量方面比较具有统计学差异。多因素 Logistic 回归分析发现与家人关系、孕期焦虑抑郁、不良孕产史、新生儿疾病、喂养方式和产后睡眠质量是产妇发生产后抑郁症的危险因素。

王玉杰等于 2020 年 11 月至 2021 年 3 月在河南省 30 个县(市、区)开展精神障碍流行病学调查,采用分层多阶段随机抽样方法抽取 18 岁及以上城乡常住居民 10 800 人,利用患者健康问卷抑郁症状群量表(patient health questionnaire-9,PHQ-9)、广泛性焦虑量表(generalized anxiety disorder scale,GAD-7)进行筛查,将调查对象按照评分分为高危、中危、低危三组,由精神科医师采用 ICD-10 对全部高危人群、随机抽取的 40% 中危人群及 10% 低危人群进行相应疾病诊断,并根据 3 个风险组中诊断抑郁症及焦虑障碍 12 个月患病人数,计算样本的调整患病率、标化患病率及两类患病率的 95% CI。结果显示,抑郁症患者 229 例,标化后 12 个月患病率为 1.96%(95% CI＝1.51%～2.32%);焦虑障碍患者 412 例,标化后 12 个月患病率为 3.90%(95% CI＝3.57%～4.23%)。农村、≥60 岁、受教育程度较低、个人月收入较低、不经常锻炼、有慢性病、身体健康状况较差、不具备心理健康素养者患病率较高。抑郁症患者、焦虑障碍患者就诊率分别为 32.8%(75/229)和 25.5%(105/412),未就诊的主要原因为不知道是一种病和觉得问题不大。结论:河南省城乡居民抑郁症和焦虑障碍患病率较全国及其他省略低,患病率在不同人口学特征人群中差异较大,就诊率和治疗率仍然偏低。

三、抑郁症在不同人群的患病率、发病率

(一)年龄

青少年是成长的关键期,但是,存在心智不成熟、生理与心理发育不平衡、环境压力、人际关系困境等因素影响,青少年是抑郁症的易感人群。老年抑郁症在精神障碍分类和诊断系统中未被列为独立疾病,但是由于其不同于一般抑郁症的临床特点,且常与老年痴呆、脑卒中、糖尿病、癌症伴发,所以受到研究者和临床医生的重视。

1. 青少年抑郁症　崔然对安徽地区大学生抑郁症及影响因素的调查,采

用随机抽取安徽省内 6 所大学 2593 名学生,统一填写一般情况调查表(包括年龄、年级、家庭和谐程度、专业满意度等)和一份标准化的抑郁自评量表。采用二元 Logistic 回归分析进行危险因素筛选。结果显示,27.70% 的学生抑郁症状明显,其中轻度抑郁 19.21%,中度抑郁 7.52%,重度抑郁 1.00%,抑郁严重度为 0.48±0.10。性别、家庭经济状况、家庭和睦程度、情感状态、专业满意度、体育锻炼、社会活动和人际关系与抑郁症状的产生均有一定关系,年级、独生子女、单亲家庭和儿童留守情况与抑郁症均无明显关系。

叶庆红等采用抑郁自评量表(SDS)按桂林高校大学生 3865 名大学生进行抑郁情绪及抑郁症的流行特征及其相关因素抽样调查,并对其中的 100 名抑郁症患者随机分成两组,单用组使用度洛西汀片,合用组为心理治疗联合度洛西汀片,疗程为 8 周,采用汉密尔顿抑郁量表(HAMD)和汉密尔顿焦虑量表(HAMA)评定疗效,用症状量表(TESS)评定用药不良反应。大学生抑郁症状水平远高于全国常模,按其评定界值标准分 52 分计,≥50 分者高达 23.1%,大学生抑郁情绪发生率为 23.1%,抑郁症的发生率为 7.4%,其中女生显著高于男生。干预治疗 8 周末,合用组有效率为 86%,单用组有效率为 68%,两组差异有显著性;两组 HAMD 和 HAMA 评分均较治疗前有显著下降,合用组(HAMD)和 HAMA 评分较单用组下降更显著,两组 TESS 评分比较差异无统计学意义。

李凌峰等采用随机分层抽样方法,选择淄博第四中学 436 名在校高中生为研究对象,对其抑郁症患病情况及影响因素进行调查分析。结果显示,该研究共检查出抑郁症 100 例,抑郁症患病率为 22.94%(100/436);高三抑郁症患病率 27.45%(56/204)高于高一 18.97%(44/232),差异有统计学意义;女性抑郁症患病率 27.75%(58/209)高于男性 18.50%(42/227),差异有统计学意义;学习压力与抑郁程度相关性最高,重度抑郁占 8.94%(39/436)。

戚圣香等采用随机整群分层抽样方法,抽取南京市 5 所学校 53 个班级 2202 名在校中学生,使用 Zung 抑郁自评量表(SDS)及自编相关因素调查表对这些学生进行问卷调查,实际调查 2118 人,有效应答率为 96.2%,其中初中生占 51.7%,高中生占 48.3%;男生占 49.9%,女生占 50.1%,SDS 表总粗分为 39.26 ± 8.35,标准总分为 49.20±10.46。2118 名中学生中检出抑郁症状 974 人,检出率为 46.0%。其中轻度抑郁 622 人(29.4%),中度抑郁 283 人(13.4%),重度抑郁 69 人(3.3%)。经多因素 Logistic 回归分析,学习成绩、每周中等强度活动、每天睡眠时间、与家人朋友相处、与同学相处、意外伤害与抑郁症有关联。

刘福荣等对中学生抑郁症状检出率的 Meta 分析中,检索中英文数据库,收集 2012－2018 年发表的关于我国中学生抑郁症状流行病学的文献,根据异质性检验结果,采用随机效应模型合并抑郁症状检出率,并对地区、学校类型、性别、年级、居住地、量表等分类指标进行亚组分析。共纳入 37 篇文献,调查 88 598 例中学生,其中 23 589 例有抑郁症状,抑郁症状总检出率为 28.4%(95%CI:24.4%~32.4%)。亚组分析结果显示,西部中学生抑郁症状检出率高于中部和东部(23.8%,22.9% vs. 22.7%),普通中学生高于重点中学生(36.9% vs. 21.9%),女生高于男生(27.1% vs. 25.5%),高中生高于初中生(28.4% vs. 26.8%),农村高于城市(33.3% vs. 27.5%),用 SDS 量表所得的中学生抑郁症状检出率(46.1%)高于其他量表。

2. 老年人抑郁症患病率　1992 年上海报道的 60 岁及以上人群老年抑郁症患病率为 1.51%;1997 年北京报道的 60 岁及以上人群老年抑郁症患病率为 1.57%,且躯体健康状况是老年抑郁症患病率的重要影响因素;2004 年成都地区 55 岁及以上人群抑郁障碍总患病率为 4.40%,抑郁症患病率为 0.87%。上述三份报告均显示女性老年抑郁症患病率高于男性。

刘修军等以多阶段随机整群抽取武汉市 30 个社区的 1572 例 60 岁及以上老年人进行简明国际神经精神访谈评定,并了解 MDD 老人的精神卫生服务利用情况,结果显示,武汉地区老年人 MDD 的调整患病率为 5.9%。多因素 Logistic 回归分析显示,女性、年龄≥80 岁、农村居住、有孤独感、罹患慢性病、身体移动困难、自我照料困难和与他人相处困难是老年人 MDD 的危险因素。MDD 老年人的精神卫生服务

利用率仅为 3.9%。

胡雅娴等采用 GDS-30 量表分析 2011—2012 年在北京、上海、哈尔滨、西安、成都、长沙和重庆市及周边乡镇的 9200 名 60 岁以上老年抑郁症的发生情况,并分析影响抑郁检出率的相关因素。调查老年对象的抑郁症检出率为 17.2%,其中男性为 15%,女性为 19.6%;女性老年人在各个年龄段的抑郁症检出率均高于男性,抑郁症检出率随着年龄的增加逐渐增加。文化水平、健康自评、认知功能与抑郁症检出率密切相关。

王志等基于中国健康与养老追踪调查(China health and retirement longitudinal survey,CHARLS)2018 年数据,采用抑郁自评量表(the center for epidemiological studies depression scale,CES-D)评价老年人抑郁现状,对不同社会人口学特征、经济地位、社会资本和身体健康状态的人群抑郁患病率进行单因素分析,采用多因素 Logistic 回归进行老年人抑郁症的影响因素分析。结果显示,调查纳入的 8215 名≥60 岁老年人,抑郁患病率为 37.98%;Logistic 回归显示,居住地为农村、女性、独居、受教育水平低、非职工医保、社会活动参与频率低、每日睡眠时间<6 小时、自评健康状况差、患 1 种慢性病、残疾和工具性日常生活活动(IADL)受损是老年人抑郁的独立风险因素。

Meta 分析(Meta-analysis)是用于比较并综合同一科学问题研究结果的统计学方法,常用于系统综述中的定量

合并分析,与单个研究相比,通过整合所有相关研究,可更精准地估计医疗卫生保健的效果,并有利于探索各研究证据的一致性及研究间的差异性。荣健等以元分析对中国老年人抑郁症患病率进行系统研究,首先,计算机检索 PubMed,Web of Science,CBM,CNKI,WanFang Data 和 VIP 数据库,搜集有关中国老年人抑郁症患病率的横断面研究,检索时限均为 2010 年 1 月至 2019 年 7 月,由 2 名研究者独立筛选文献、提取数据并评价纳入研究的偏倚风险后,采用 RevMan 5.3 软件进行 Meta 分析,该研究共纳入 22 个横断面研究,包括 12 656 例患者。Meta 分析结果显示:中国老年人抑郁症患病率为 25.55%。亚组分析显示,女性患病率高于男性,北方患病率高于南方,农村患病率高于城市,诊断采用 CES-D 测评量表患病率高于 GDS-30;抑郁症患病率随调查时间的后移有升高趋势。

（二）城乡

关于抑郁症患病率的城乡差异,国内研究结论不一致,马颖等在安徽省城乡社区老年期抑郁症及痴呆症队列研究的基础上,应用老年精神状况量表(geriatric mental state schedule,GMS)对 ≥65 岁的老年人(n=1757)进行了访谈,其中城市社区 667 人,农村社区 1090 人。抑郁症由与 GMS 相配套的计算机诊断系统(automated geriatric examination for computer assisted taxonomy,AGECAT)进行诊断。使用标化率进行城乡患病率的比较;运用 Logistic 回归分析影响因素。

结果表明,城乡社区老年期抑郁症标化患病率分别为 3.60%（95% CI:1.64%~5.57%）和 6.24%（95% CI:4.67%~7.82%）;多因素分析结果显示,独居、担心子女、自评生活一般、与朋友交流（每月 1 次）和负性事件数（≥2 件,近 2 年）是城市社区老人患抑郁症的危险因素［如独居 OR（95% CI）:8.63(1.76~42.45)］;担心子女、自评健康一般、有宗教信仰、从不与亲人交流、与邻居交流和负性事件数（≥2 件,近 2 年）是农村社区老人患抑郁症的危险因素［如担心子女 OR（95% CI）:2.90(1.34~6.27)］。王伟文等以多阶段分层整群抽样方法于 2010 年 2—10 月选取成都市城区和农村 4 个社区的 35—70 岁居民进行入户调查,共调查 2027 人,其中城区 1015 人（女性 616 人,男性 399 人,平均年龄 58.90±9.48 岁）,农村 1012 人（女性 582 人、男性 430 人,平均年龄 54.94±9.64 岁）。调查用表为患者健康问卷 PHQ-2 抑郁筛查量表;用 Logistic 回归模型对主要影响因素进行多因素分析。结果表明,成都市 35—70 岁抑郁患病率为 2.91%（59/2027）,其中城区为 4.33%（44/1015）,农村为 1.48%（15/1012）;城区明显高于农村。多因素分析结果显示,不同婚姻状况人群之间抑郁患病率差异有统计学意义,离婚人群抑郁患病较多;而职业、教育程度和家庭人均月收入状况与抑郁的相关性无统计学意义。

调查结果的差异可能与抽样方法、诊断标准、评估工具、个体特征（如年龄)等多种因素有关。

(三)特殊人群抑郁症

1. 脑卒中患者 脑卒中后抑郁是脑卒中常见的并发症之一,脑卒中后抑郁症动物模型的研究发现,采用单侧颈总动脉不全结扎制备局灶性脑缺血 SD 成年大鼠模型,脑内单胺类神经递质含量测定发现,NA,DA 和 5-HT 模型组含量明显低于空白组;行为学测定,蔗糖水试验表明模型组大鼠蔗糖水饮用量与正常组相比明显减少,反映模型组大鼠兴趣和快感缺乏,旷野试验中模型组大鼠水平及垂直得分均小于正常组,反映模型组大鼠活动性减少,兴趣缺乏。

张少军等选取 2016 年 1 月到 2019 年 3 月绵竹地区脑卒中后遗症患者 134 例,采用 Zung 抑郁自评量表评价患者的抑郁状况,单因素分析和二分类 Logistic 回归分析确定脑卒中后遗症患者的抑郁与卒中类型、功能障碍情况、生存质量、社区功能活动及社会支持等的相关性。结果表明,在 134 例脑卒中后遗症患者中,无抑郁患者占 50%,轻度抑郁患者占 25%,中度抑郁患者占 16%,重度抑郁患者占 9%。单因素分析和二分类 Logistic 回归分析结果表明,是否进行康复治疗、是否焦虑情况、居住地附近是否有专业康复机构、是否积极参加社会活动和生存质量是影响脑卒中后遗症患者抑郁水平的相关因素,其比值比(OR)分别是 0.276,0.095,0.261,0.388,0.971。

倪婷等选择吉林大学第一医院神经内科 2016 年 7 月至 2017 年 5 月住院的脑卒中患者 300 例,采用 SDS 和汉密尔顿抑郁量表(HAMD)进行抑郁症评定,统计脑卒中后抑郁症发生情况,用比值比(OR)和 95% 置信区间(CI)表示脑卒中后抑郁与相关影响因素之间的关系,结果表明,300 例脑卒中患者中 PSD 患病率为 31.6%(95/300)在控制混杂因素后,发现婚姻状况、职业情况、活动能力下降、肌力水平、神经功能损伤程度、糖尿病与 PSD 患病率有相关性。

综合已有的文献看,卒中后短期内出现抑郁状态是常见的心理障碍,脑卒中后抑郁症的发病率据文献资料统计为 20%~60%,脑卒中后 1 个月内发生抑郁症的占 45.4%,其中轻、中度抑郁者占 91.8%。不同年龄发病率也有所不同,卒中后抑郁症发病率为 47.24%,青年组发病率为 13.33%,中年组发病率为 43.18%,老年组发病率为 55.88%,老年人较青年人更容易出现卒中后抑郁症。

2. 糖尿病患者 近年来分子遗传学的研究表明,T2DM 的同胞复发风险和家族性糖尿病聚集与炎症基因有关,这可能也在抑郁症的起源中发挥了作用。有研究者发现,囊泡单胺转运蛋白 2 基因(VMAT2)上的 rs363371 增加了糖尿病患者发生抑郁的风险。另有研究者通过实验发现,微小 RNA(miR)-25 不仅调节胰岛细胞 insulin1 基因控制胰岛素合成,且其相对表达量可反映 T2DM 并发抑郁症的风险,其水平越低,抑郁症发生风险越高;血清 miR-107 相对表达量≥9.242 或 miR-124 相对表达量≥4.595 时,T2DM 并发抑郁的风险增加。

在一项 14 个国家开展的合作研究中显示,10.6% 的糖尿病病人被诊断患有重度抑郁症,中度至重度抑郁症症状的报告率为 17.0%。印度的糖尿病病人的抑郁症患病率为 46.3%,女性发病率分别为 49.6%,显著高于男性发病率 36.8%。马玲等的研究显示,正常人群抑郁症的发生率为 15.1%~22.5%,而糖尿病病人的抑郁症发生率为 32.4%,合并抑郁的糖尿病病人中,65 岁以上的老年病人为高风险人群,中国老年 2 型糖尿病病人抑郁的患病率为 40%。

糖尿病患者抑郁的患病率是普通人群的 2 倍。糖尿病合并抑郁的严重程度、并发症、治疗阻力和死亡率比单独发病更严重。影响糖尿病合并抑郁的社会心理因素包括社会支持、文化程度、婚姻状况、社会地位、经济状况、负性生活事件(包括童年逆境)、职业、睡眠质量低、低水平的慢波睡眠等。

3. 老年痴呆患者 抑郁症在老年痴呆患者中常见,王雪峰等的研究发现,抑郁症是阿尔茨海默病、血管性痴呆和其他痴呆的危险因素,其相对危险度分别为(RR 1.66,95% CI 1.29~2.14)、(RR 1.89,95% CI 1.19~3.01)和(RR 1.55,95% CI 1.31~2.83)。

研究者发现,>60 岁人群痴呆的患病率>3%,并随年龄而增加,80 岁达 20%。符合诊断标准的晚发型抑郁症(LOD)患病率为 2%~3%,亚临床和抑郁症患病率为 10%~20%。研究者对社区中 100 多名>60 岁具有抑郁和认知功能减退(非痴呆)老人每年随

访,结果>90% 最终符合 Alzheimer 病的诊断。由于老年人躯体、经济状况、社会关系等方面的因素,老年抑郁症诊断和治疗更为复杂。老年抑郁症与老年性痴呆的认知功能障碍存在更为复杂的关系。27.2% 的 AD 患者早年有重度抑郁症,约 60% 患者的家族成员中有情感障碍史。

4. 产后抑郁症 产后抑郁症是产科常见并发症,产后抑郁症与内分泌、精神疾病家族史、躯体疾病等因素有关,研究发现在妊娠分娩的过程中体内激素水平的急剧变化是产后抑郁症发生的生物学基础,临产前胎盘类固醇的释放达到最高值,患者表现为愉快情绪,分娩后胎盘类固醇分泌突然减少时患者表现抑郁;有家族抑郁症病史的产妇,产后抑郁的发病率高;有躯体疾病或残疾的产妇易发生产后抑郁,尤其感染、发热对促发产后抑郁有一定影响,另外,情绪及运动信息处理调节系统(如多巴胺)影响中枢神经功能的易感性,也与产后抑郁有关。

黄晓等采用爱丁堡产后抑郁量表和自拟社会心理因素量表对 150 例产后 4~6 周的初产妇进行调查,分析产后抑郁症的危险因素。结果显示,轻度产后抑郁症的发生率为 20%,中度及以上的发生率为 6%。而在影响产后抑郁症的各因素中年龄、婴儿性别、分娩方式、喂养方式、产后睡眠、产妇受教育水平、家庭收入、家庭关系等因素对产后抑郁症的影响差异有统计学意义。吴益青对西安市 5000 例产妇展开调查,有效回收问卷 4695 份,被确诊为产

后抑郁症的产妇 1315 例,发病率 28.01%;学历、分娩方式、低收入水平、未进行孕妇课堂学习、新生儿健康状况差、夫妻关系不和睦等因素与产后抑郁症有关联。

既往有抑郁症病史的产妇,分娩后抑郁症的复发率可高达 50%;有部分产后抑郁的患者实际上是产前抑郁的延续。产后抑郁障碍往往症状较重,常伴有精神病性症状。

5. 癌症患者 恶性肿瘤患者及其家属在疾病发展的各阶段所承受的压力和他们所出现的心理反应,以及心理、行为因素在恶性肿瘤的发生、发展及转归中的作用,研究发现,焦虑和抑郁会导致患癌的风险增加 13%,因癌症死亡风险增加 27%;抑郁症在癌症患者中常见,何小勤等回顾性分析在 2013 年 3 月至 2014 年 12 月收治的 240 例消化系统癌症患者,采用 SDS 量表和 HAMD 量表评定患者的抑郁情况并进行相关因素调查,结果发现消化系统癌症患者的抑郁症总体发病率为 45.83%,抑郁程度主要为轻度和中度;文化程度较低、临床分期趋于晚期的患者更容易出现抑郁症状。石金舟等采用老年抑郁量表(GDS)对老年癌症病人进行调查,发现老年癌症患者中有抑郁症状的患者 24 例,抑郁症发生率为 48%。影响老年癌症患者发生抑郁的因素中,经济收入和持续性疼痛有统计学意义。王昱等使用《汉密尔顿抑郁量表》,采用随机抽样的方法,对 110 例癌症患者进行心理评估,研究结果表明,青少年癌症患者罹患抑郁症的比率为

8%,青壮年癌症患者罹患抑郁症的比率为 13%,中年癌症患者罹患抑郁症的比率为 40%,老年癌症患者罹患抑郁症的比率为 13%;青少年和青壮年的癌症患者尽管罹患抑郁症的比率显著低于中年人的癌症患者,但是,青少年和青壮年的癌症患者可能罹患抑郁症的比率显著高于其他年龄组;研究还发现,在自杀倾向、抑郁情绪、有罪感等方面,大部分 40 岁以上的癌症患者具有一定程度的心理困扰。另外,也有研究者认为,在刚确诊时,超过半数的癌症患者会出现心理问题,在长期带瘤生存的患者中,约有 1/4 的患者会因抑郁、焦虑、恐惧而难以回归正常的生活状态,生活质量备受影响。

癌症患者重度抑郁障碍的患病率为 10%~25%,晚期癌症患者的抑郁高达 26%,但在临床上仍存在识别率低和治疗率不足的状况。肿瘤患者易发生抑郁的生物社会因素有:①生物学因素,如年龄小、有抑郁家族史、既往患抑郁障碍、晚期癌症、某些肿瘤类型(胰腺癌、头颈部癌、肺癌、脑肿瘤、胃癌)、疼痛、疲乏等;②心理因素,如低自尊、消极的态度、习惯性压抑自己的负性情绪;③社会因素,如社会支持系统差、社会功能差、近期有丧失、应激生活事件、物质滥用等。抑郁障碍会严重影响患者的治疗及预后,心理痛苦水平增高,住院时间延长。

四、抑郁症的就诊率、复发率、预后及疾病负担

(一)抑郁症的就诊率、复发率及预后

病耻感和社会歧视对抑郁症预防

有重要的影响,病耻感会阻碍患者寻求帮助,得不到及时的治疗和康复,增加复发风险;精神类疾病其实一直未能得到与躯体疾病同等的对待和重视,导致精神卫生服务的状态、资源分布、对医务人员的吸引力都受到负性影响,精神卫生资源的可获得性较差。抑郁症三级预防体系极为薄弱,通常被忽视直至达到非常严重的程度,研究显示,抑郁症就诊率只有8.7%,就诊患者51.5%使用药物治疗。

首发抑郁症第一次治疗后1年内复发率为30%,2年内复发率为50%。巩固维持治疗对改善抑郁症预后是极为重要的,首发抑郁症需要服药到3年。抑郁症2次发作后复发率可达75%,2次发作后一般需要连续用药3年以上,甚至终身服药。

抗抑郁药对抑郁症的有效率可达60%~70%,积极配合治疗,大多数患者可实现症状显著缓解,恢复到病前状态。但是部分难治性抑郁症可能治疗无效,并出现反复发作的情况,病程慢性化,并残留抑郁相关症状,导致社会功能受损,据WHO的最新数据,约1/5的抑郁障碍患者会以自杀的方式结束生命。

国家卫健委发布的《探索抑郁症防治特色服务工作方案》中提出,在2022年,公众对抑郁症防治知识的知晓率达到80%,学生对抑郁症防治知识的知晓率达到85%,抑郁症就诊率在现有基础上提升50%,治疗率提高30%,年复发率降低30%。非精神专科医院的医师对抑郁症的识别率在现有基础上提升50%,规范化治疗率在现有基础上提升20%。

(二)抑郁症疾病负担

WHO报告显示,世界上前10种致残或使人失去劳动能力的主要疾病中有五种是精神疾病;每年抑郁症和焦虑症给全球经济造成1万亿美元的费用。WHO牵头负责的一项最新研究表明,在抑郁症和焦虑治疗方面每做出1美元投资,就会在增进健康和工作能力方面获得4美元的回报。

中国残疾人联合会1985年的调查显示,我国精神残疾人数为162万人,2006年全国残疾人抽样调查显示,精神残疾者827万,占全部残疾人口的9.97%。精神疾病不仅给人们的身心带来巨大影响,还直接导致合并躯体疾病的增加及死亡率增加,心血管疾病患者中抑郁障碍较为常见,40%的冠心病患者以及45%的心肌梗死患者同时伴有轻度或中度抑郁症状,而15%~20%的心血管疾病患者患有重度抑郁障碍,抑郁障碍降低患者对心血管疾病治疗的依从性,并诱发心肌梗死,使心血管疾病的长期死亡率增加80%以上;研究显示,抑郁症使癌症患者的生存率降低20%,脑卒中后伴发抑郁患者的死亡率增加3倍。国家卫生计生委2010年指出,我国目前精神疾病已经进入城市病死率前10位。1998年精神疾病伤残调整生命年(DALYs)比例占15.1%,加上自杀/自伤则达到了19.3%;至2002年已分别增长至17.5%和20.5%。这意味着仅仅4年时间,我国精神疾病的负担就上涨了 1.2%,预计到 2020 年,精神疾病的负担将上升到疾病总负担的 1/4。

其中,抑郁症是致残、高医疗开支、高自杀率的主要精神疾病,据统计,抑郁症已成为中国疾病负担的第二大疾病,我国抑郁症每年造成的缺勤、医疗开支及其他费用在 494 亿元左右。抑郁症可能导致精神残疾,2005 年和 2016 年,抑郁症位列中国导致伤残寿命损失疾病的第四位,2016 年抑郁症伤残寿命损失为 862.8 万人年,比 2005 年增加 11%。增加家庭照顾负担,给整个家庭造成沉重打击。

调查表明,有 30%～70% 抑郁症照顾者存在心理卫生问题,家属和照料者沉重的心理负担,不仅对他们自身的身体健康和心理健康构成严重的威胁,同时也会渗入他们与患者的交流中,影响到他们自身的支持能力以及对待疾病的态度,最终仍将危害到抑郁症患者的治疗和康复效果。

第三节　国外相关研究

抑郁症流行病学资料受到方法学、诊断工具的极大影响,因此,世界各国的结论可能存在较大的差异。但是总体趋势看,各国抑郁症发病率呈逐年增加的趋势,患病人数激增。

一、2010 年前的抑郁症流行病学资料

从现有的研究看,抑郁症的年患病率在 2.7%～10.3%,终身患病率在 7.8%～17.1%。

抑郁症平均发病年龄为 20—30 岁;抑郁症在成年女性中的患病率为男性的 2 倍,青少年抑郁症患病率没有显著的性别差异,性别差异可能与激素、物质滥用、生活事件等因素有关;抑郁症在未婚人群中的患病率高于已婚人群,而从没有结过婚的人群抑郁症患病率较离婚或丧偶的人群低。

从抑郁症的危险因素看,其与童年期创伤(虐待、性侵害等)、严重的生活事件(自然灾害、车祸等)高度相关。其他类型的创伤,比如丧亲、被忽视、成年期的失业、离婚,也是抑郁症的危险因素。

有阳性家族史者的患病风险显著增高,家族史与抑郁症程度、复发、发病年龄提前也有关联,有家族史个体面临生活事件时发生抑郁症的风险更高。

有研究发现,中年人抑郁症致残数是其他疾病致残数的 2 倍,20 世纪 90 年代,美国的研究发现,每年心境障碍的治疗费用在 1200 万美元作用,由心境障碍增加的死亡率费用为 800 万美元,心境障碍造成的个人收入和生产力丧失费用,大概为 3300 万美元。但是研究者指出,上述估算可能远低于实际费用,有很多的心境障碍可能被认为是亚临床症状或者没有接受治疗,事实上,就诊率低是所有精神障碍的共同特征。抑郁症的病程趋于慢性化和复发性的特征,很多的临床观察和费用估算

都不具有完整性。同时,抑郁症也存在治疗难痊愈、少数有症状残留、个别治疗无效的情况,目前,还没有一种治疗方法经过严格的科学论证后认为可以治愈所有个体的抑郁症。上述因素都可导致抑郁症的医疗费用和生产力损失的显著增加。WHO 有关全球疾病总负担的统计显示,1990 年抑郁症和双相情感障碍分别排在第 5 位和第 18 位,抑郁症和自杀合在一起占 5.9%,列第 2 位;预计到 2020 年,抑郁症的疾病负担上升到第 2 位,仅次于冠心病。

美国自杀协会 2004 年的数据显示,美国自杀率为 11.1/10 万,男性自杀率为 17.7/10 万,女性自杀率为 4.6/10 万。美国国家伤害预防和控制中心 2006 年的数据表明,自杀排在死因的第 11 位,是美国男性主要死因的第 8 位。

美国每年约有 811 000 人自杀未遂,女性自杀未遂者是男性的 3 倍,2004 年男性自杀死亡率是女性的 3.7 倍,平均每 16.6 分钟就有 1 人自杀死亡。未成年人中平均每 2 小时 11 分钟有 1 人自杀。最常见的自杀方式是枪支(16 750 人,51.6%)、自缢或窒息(22.6%)、服毒(17.9%)。

循证研究发现,一些高危因素与成人的自杀相关,包括抑郁、先前自杀未遂史、绝望、自杀意念、酒精滥用、可卡因滥用及新近重要关系损失。自杀的短期危险因素包括惊恐障碍、心理焦虑、愉快感和兴趣丧失、中度酒精滥用、抑郁情绪波动、注意力不集中、彻夜失眠。自杀的保护因素包括生存和适应

能力、家庭责任感、对孩子的牵挂、对自杀的恐惧、对社会谴责的恐惧、道德/宗教价值观;其他的保护因素有心理、躯体及药物滥用障碍有效救治的可获得性与方便性、家庭和社区的支持、积极生活且排斥自杀的人生态度、解决问题或非暴力解决问题的能力、家中有孩子、妊娠。

社区重度抑郁的年患病率为 2%~5%,重度抑郁的终身患病率在 4%~30%;平均患病年龄为 27 岁;在不同的文化背景下,女性重度抑郁症发病率约为男性的 2 倍,可能与女性更易承认抑郁症状、遭受更多的性虐待与家庭暴力、遭受更多的社会不公等因素有关,同时部分男性抑郁症患者因误用乙醇而被诊断为乙醇使用障碍而不是抑郁症;1945 年之后出生的人群抑郁障碍患病率可能有所增加,失业和离异人群与抑郁症患病风险关系密切。

老年人抑郁症与年轻患者在症状表现方面没有明确差异,但是研究者发现,1/3 的老年抑郁症患者报道有更严重的迟滞和激越,且伴有精神症状的可能性更大,比如虚无妄想,也可伴有指责或低俗内容的幻觉,老年患者更大可能以躯体化症状为主。老年人抑郁症中,32% 为严重慢性病程,44% 为波动病程,23% 获得实质性缓解,预示老年抑郁症预后良好的因素:起病于 70 岁前;疾病持续时间短;病前适应良好;没有致残的躯体疾病;既往发作恢复良好;宗教信仰。预后差与最初疾病严重程度、有器质性脑病表现、治疗依从性差、随访期发生严重生活事件等有关。

自杀是抑郁症的常见症状,也是抑郁症最可怕的后果,是个体一种蓄意实施的有致命性后果的行为,自杀的方法有多种方式,2001 年苏格兰和威尔士,自缢是男性最常见的自杀方式,所占比例超过 40%,然后是过量服药(20%)、利用汽车尾气自杀(接近 10%)、溺水、坠楼;女性的自杀方式是过度服药(46%)、自缢(27%)、溺水(7%)。

大多数情况下,自杀都有预兆,美国的一项研究发现,超过 2/3 的自杀死亡者表达过自杀意念,超过 1/3 的自杀死亡者表达过清晰的自杀企图;在英国,2/3 的人在自杀前 1 个月咨询过全科医生,40% 的人在自杀前 1 周咨询过全科医生,超过 25% 的自杀患者看过精神科医生,其中一半的人在自杀前 1 周看过精神科医生。

男性自杀率是女性的 3 倍,自杀率最高的是老年人群,已婚者的自杀率较从未结婚者低,鳏夫、寡妇、离异者的自杀率逐渐上升。自杀与职业也有一定的关联,无技术工人的自杀率最高,兽医外科医生的自杀率是预期率的 3 倍,药剂师、农民是预期率的 2 倍。

自杀的因素涉及生物、心理、社会等多种,研究者发现,自杀有明显的家族史,自杀行为与大脑 5-HT 通路活性降低有关。对自杀社会因素的研究发现,在经济繁荣、经济萧条时期自杀率显著升高,而战争和革命时期自杀率则较低,研究者认为社会的整合和规范对自杀有重要影响,即"失范性自杀",指一个缺乏与他人的联系,不再觉得自己是社会一部分而采取自杀;另外,高失

业、贫困、离婚、社会解体、社会态度的差异与冲突、媒体对自杀的偏差报道等都与自杀有密切关系。Beck,Williams 等学者认为绝望感、冲动性、对立性思维、局限性认知、问题解决能力缺陷、过度泛化的自我记忆等心理变量与自杀有关。

据有关资料估计,5-14 岁儿童的自杀率在美国为 0.7/10 万,在英国为 0.8/10 万。青少年的自杀率的升高主要集中在 15-19 岁的男性,这些少年常患有抑郁症和人格障碍,有时是共病,约 2/3 的自杀者有过自杀未遂史。Shaffer 把这些儿童分为两类:一是儿童智商高,与他们受教育程度不高的父母存在隔离,且其父母多患有精神障碍;二是儿童冲动、有暴力倾向、憎恨批评。

另一个受到关注的问题是蓄意自伤,指一种致死性的行动,达到蓄意伤害自己的目的,研究者发现,蓄意自伤者在随后的 12 个月的自杀率大约是普通人群的 100 倍,其高自杀率可能保持多年。在英国,就诊于综合性医院的蓄意自伤者中 90% 涉及药物过量,大多数对生命不构成严重威胁,其他诸如高处坠落、溺水、刀割等也常见。

二、2010 年后的抑郁症流行病学资料

世界卫生组织的最新估计,全球有逾 3 亿人罹患抑郁症,约占全球人口的 4.3%,近 10 年来增速约 18%,WHO 的专家认为,如果保持这一趋势,在不考虑社会经济水平、国家、信仰和文化

等因素的情况下,到 2030 年抑郁症患者人数或将超过所有心血管疾病患者的总和,抑郁症将成为致残的第一大诱因。世界卫生组织在最新报告中指出,心理问题在全世界导致了 12% 的疾病。此外,报告强调,46% 的疾病都与抑郁症直接相关。疾病负担,是疾病、伤残和过早死亡对整个社会经济及健康的压力,包括病伤的流行病学负担和病伤的经济负担,预计在 2030 年抑郁症将上升至世界疾病负担首位。

WHO 发布《2019 年全球自杀状况》报告中最新估计,2019 年,有 70 多万人死于自杀,即每 100 例死亡中有 1 例是自杀,自杀仍然是全世界的主要死因之一。每年死于自杀的人数超过死于艾滋病、疟疾或乳腺癌或战争和凶杀的人数。2019 年全球年龄标准化自杀率为每 9.0/10 万。全球不同区域的自杀率不同,从每 100 000 人中少于 2 人到每 80/100 000 以上。全球年龄标准化自杀率男性(每 12.6/10 万)高于女性(5.4/10 万)。而对于女性而言,各国的最高比率超过 10 万人中有 10 人,对于男性来说,每 10 万人中有 45 人以上。

抑郁症是美国最常见的精神疾病之一,截至 2016 年,约有 7.4% 的成年人患有抑郁症。抑郁症在女性中更常见,19% 的青少年女性在过去一年经历了严重的抑郁症发作,可以发生在任何年龄段,抑郁症在年轻人中也很常见,男女性经历重度抑郁症发作的成年人最常见的年龄均为 20 岁,截至 2016 年,有 10.1% 的男性和 17.7% 的女性

在过去一年中有过这种经历。

González 等的一项研究探讨了美国血管性抑郁(包括心血管、脑血管及脑血管病变相关的糖尿病、高血压、心脏病、肥胖)的发病率,随机选取来自全国家庭成年人居民样本(18 岁及以上,$n = 16\,423$),计算血管性抑郁的患病率、致残率和治疗率,结果表明,大约有 3.4%(264 万)的 50 岁以上美国成年人血管性抑郁标准,在符合终身重度抑郁标准的成年人中,超过 1/5(22.1%)被认为是血管性抑郁亚型,与非抑郁人群、仅符合重度抑郁标准的成年人比较,血管抑郁造成的功能损害更为严重。老年女性($n = 90\,474$)发生脑卒中后抑郁的可能性比男性($n = 84\,427$)高 20%,在 1.5 年的随访中,女性的累计抑郁风险持续升高。有研究发现,脑卒中后第一年,抑郁症发病率为 20%~50%,其中前 6 个月是发病的高峰期,抑郁症同时也是脑血管病的危险因素。

抑郁症与糖尿病的高共病率具有跨文化、跨区域的一致性,英国的一项研究发现,1 型糖尿病患者的抑郁症患病率比无糖尿病患者高 3 倍以上,2 型糖尿病患者的抑郁症患病率几乎是无糖尿病患者的 2 倍,患有糖尿病和没有糖尿病的女性患抑郁症的比例均高于男性。

研究者发现,产后抑郁症在美国的发病率为 6.5%~19%,极端的低或高体重指数均与产后抑郁症有关联;Mohammed 等一项 200 名农村产妇的研究发现,产后抑郁症患病率为 49.5%,

其中轻度产后抑郁症占 29.5%,重度产后抑郁症占 20%,家庭收入、新生儿睡眠时间、生产并发症、产后丈夫的支持等是产后抑郁症的预测因子。

Jarvis 的研究样本为 851 606 名接受收入治疗的癌症患者,发现有 69 174 人(8.1%)符合抑郁症诊断标准,脑肿瘤(10.9%)、女性生殖系统肿瘤(10.9%)、肺肿瘤(10.5%)患者的抑郁症患病率最高,前列腺癌患者的抑郁症患病率最低(4.9%),女性患者抑郁症患病率(10.9%)是男性患者(5.7%)的近 2 倍。

2019 年,发表于《美国医学会杂志——精神病学》的一项英国研究显示,对 4 722 099 名癌症患者随访的 20 年期间,共有 2491 名癌症患者因自杀死亡,占所有死亡病例的 0.08%。在各类癌症中,间皮瘤自杀风险最高,其次为胰腺癌、食管癌、肺癌、胃癌,相比正常对照分别高出 4.51 倍、3.89 倍、2.65 倍、2.57 倍、2.20 倍,且自杀风险在确诊后最初 6 个月最高。研究者认为,癌症患者在确诊后最初 6 个月缺少足够的心理支持,而对于可调控的自杀风险因素(如疼痛)应给予重点关注。马飞飞等基于美国国家癌症研究所建立的监测、流行病学和最终结果(SEER)数据库,提取 1975—2016 年 4 715 965 例癌症患者相关数据,采用 Join-Point 计算标准化自杀率、年度百分比变化率(APC)和年平均百分比变化率(AAPC),分析癌症患者自杀的时间趋势,1975—2016 年,癌症患者的标准化自杀率呈下降趋势;就性别而言,男性和女性癌症患者标准化自杀率的时间趋势差异有统计学意义,男性癌症患者标准化自杀率的年平均下降幅度高于女性(男性:AAPC 为－4.7%;女性:AAPC 为－4.4%),但男性癌症患者的标准化自杀率始终高于女性;年龄方面,各个年龄组癌症患者标准化自杀率的时间趋势差异有统计学意义;≥75 岁癌症患者的标准化自杀率高于其他年龄组,且该组癌症患者的标准化自杀率下降幅度最小,AAPC 为－1.3%,该研究表明,1975—2016 年,癌症患者的标准化自杀率虽逐年降低,但仍是自杀干预的重点人群,尤其是男性患者和≥75 岁的老年患者,要加强检测和干预。

第3章

抑郁症的病因及病理机制

第一节 抑郁症的生物学因素

抑郁症是一种常见的心理疾病,近年来随着其发病率的增高引起了大家的关注。有关抑郁症的生物病因学说可以追溯至希波克拉底时代。希波克拉底首先认为抑郁症是由于"黑胆汁"及黏液淤积影响脑功能所致。现在有关抑郁症的生物学病因学说是在近50年中逐渐发展起来的,许多学者从不同角度提出了与抑郁症有关的因素,对抑郁症的病因及发病机制进行了广泛而深入的研究。由于近年来实验室技术水平的不断提高,对中枢神经系统研究进展飞快,尤其对受体的研究更有新的发现。另外,分子生物学及电脑影像技术的空前进步,对抑郁症的研究提供不少生物学理论。本章节将从抑郁症的去甲肾上腺素学说、5-羟色胺学说、遗传、基因调节与神经递质、电生理及影像学、神经内分泌系统、循环系统、昼夜节律研究进行介绍。

一、抑郁症的去甲肾上腺素学说

去甲肾上腺素(NE)学说是由 Schild-kraut 首先提出,认为抑郁症的发生是由于脑中 NE 不足所致。研究表明,去甲肾上腺素是一种常见的神经递质。其由肾上腺素转化而来,去甲肾上腺素不易通过血-脑脊液屏障,因此,外周去甲肾上腺素对中枢作用较弱,提示其对脑影响较小。去甲肾上腺素属于儿茶酚胺。儿茶酚胺主要包括去甲肾上腺素、多巴胺及肾上腺素等,在机体内,去甲肾上腺素、多巴胺、肾上腺素可传递各种化学信息。在去甲肾上腺素合成过程中,机体多巴胺需进入囊泡,并在多巴胺 β 羟化酶作用下合成去甲肾上腺素,而不进入囊泡内的只是多巴胺。

机体神经元突触前膜囊泡内去甲肾上腺素合成后,需在机体内释放,此过程首先需和神经元突触前膜结合,结合过程需钙离子参加,原因是钙离子可进入突触前膜细胞质内,同时促进神经元突触前膜囊泡铆钉于神经元的细胞膜上,囊泡膜与细胞膜融合在一起,诱使囊泡内的去甲肾上腺素释放到突触间隙内,以增加去甲肾上腺素含量。

通常情况下,去甲肾上腺素释放到

机体后,若去甲肾上腺素含量较高,可通过负反馈机制作用于其自身受体上,阻止钙离子进入神经元突触前膜内,导致神经元突触前膜减少释放去甲肾上腺素。可见,多种因素可影响到去甲肾上腺素释放。

去甲肾上腺素关键酶与抑郁症相关:Wang 等研究表明,鬼毛针胞外多糖(exopolysaccharide)是一种抗抑郁药,应用利血平诱导小鼠建立抑郁症动物模型,结果表明,鬼毛针胞外多糖可上调去甲肾上腺素关键酶(如酪氨酸羟化酶)的表达,促进小鼠去甲肾上腺素的浓度增加,以增加去甲肾上腺素含量,同时鬼毛针胞外多糖还可改善强迫游泳实验(forced swimming test)、悬尾实验(tail suspension test)等行为学指标等,这种抗抑郁作用与氟西汀(fluoxetine)作用相似。可见,鬼毛针胞外多糖通过上调去甲肾上腺素关键酶表达而改善抑郁症。Shao 等研究表明,芍药根提取的有效成分具有抗抑郁作用,其机制是可增加抑郁症大鼠模型酪氨酸羟化酶浓度,增加血清和下丘脑去甲肾上腺素合成,另外,芍药根分离提取物质还可提高血清和下丘脑 5-羟色胺和 5-羟基吲哚乙酸水平。

很多研究者认为,去甲肾上腺素水平下调会诱发机体出现抑郁症,使用消耗儿茶酚胺类物质药物可促进抑郁症的诱发,如使用利血平可诱导抑郁症。Mohammed 研究表明,使用利血平诱导建立大鼠抑郁症动物模型后,适度红外线刺激可改善大鼠抑郁症动物模型,结果表明,适度的红外线刺激可改善大鼠抑郁症动物模型的行为学指标,提示,适度红外线刺激可对抗利血平的药理作用。

研究表明,如果增加机体摄入去甲肾上腺素的原料,就可增加体内去甲肾上腺素含量,抑郁症临床表现有所改善,如经常食用肝、乳酪等食物,可增加体内酪氨酸含量,增加去甲肾上腺素合成的原料,脑神经元突触前膜合成去甲肾上腺素增加,有利于提高脑去甲肾上腺素浓度,改善抑郁症的症状和体征。

使用单胺氧化酶抑制药的同时进食富含酪氨酸的食物,则去甲肾上腺素浓度增加会非常明显,对于改善抑郁症的症状也会很明显,然而由于去甲肾上腺素浓度增加过多,会出现急性肾上腺危象,易危及抑郁症病人生命安全。因此,抑郁症病人接受单胺氧化酶抑制药治疗时,病人饮食需在医生指导下进行,不可盲目进食富含酪氨酸的食物,避免危及病人的生命安全。

二、抑郁症的 5-羟色胺学说

5-羟色胺(5-HT)又称血清素,是机体重要的神经介质之一,与人类的行为有着密切的关系。人体内约有 90% 的 5-羟色胺存在于消化道黏膜,只有 1%～2% 存在于大脑。由于血-脑脊液屏障的存在,血液中的 5-HT 很难进入大脑。脑内的 5-HT 作为神经递质,主要分布于大脑的松果体和下丘脑。1965 年,Coppen,Shaw 等发现,中枢缺乏 5-HT 能引起抑郁,后来不少学者证实了这一结论。5-HT 是一种神经递质,影响多种生理过程和大脑认知功能,其中包括情绪和情感,这就是它与抑郁症等情绪障碍有关的原因。Amat 等报道应激事件能提高大鼠中缝核的 5-HT 能神经元的活性,且不能逃避的电击比可避免的电击更能激活 5-HT 能神经元的活性。动物模型研究发现,隔离饲养的大鼠纹状体 5-HT 和多巴胺(DA)系统功能增强,伏隔核突触前 5-HT 系统功能增强,但海马内 5-HT 的释放减少,去甲肾上腺素(NE)对应激的反应性降低。Ruhe 等报道,有严重抑郁症家族史的易感者或严重抑郁症发作后的停药患者,暂时的 5-HT 缺乏将导致情绪低落。

还有研究表明,抑郁障碍的发生可能与突触前膜 5-HT1A 受体超敏上调和突触后膜 5-HT1A 受体低敏下调有关。即由于突触前膜 5-HT1A 自身受体对 5-HT 敏感,受体数量增多(超敏上调),从而加强了对 5-HT 的合成及释放的抑制,使突触间隙中 5-HT 含量明显下降,低于神经传递所需数量;且突触后膜 5-HT1A 受体对 5-HT 不敏感、受体数目少(低敏下调),信息传导速度减慢,从而引起抑郁障碍。

动物实验还提示,5-HT 不仅能直接作用于海马内糖皮质激素受体,还参与了下丘脑-垂体-肾上腺轴的激活与反馈调节。临床实验发现抑郁症患者脑内 5-HT 含量降低,且随着药物的治疗和症状的改善,5-HT 含量逐步提高,进一步支持了抑郁症的 5-HT 假说。研究发现,背缝神经核(DRN)5-HT 系统在一些应激相关精神障碍(如抑郁症)的发生中起着重要作用,动物学实验发现,抑郁症大鼠 DRN 中 5-HT 水平低于对照组,还发现缰核在形态学和功能与 DRN 有着密切的联系,缰外侧核的损伤可以通过提高 DRN 中 5-HT 的水平来改善抑郁症的行为反应(Yang LM et al,2008)。低 5-羟色胺水平与抑郁情绪有关,而选择性 5-羟色胺再摄取抑制药(SSRIs)是最常用的抗抑郁药。在理论上,SSRIs 在大脑细胞通路过程中阻止 5-羟色胺的再摄取,使大脑有更多的 5-羟色胺可用,因此有助于减少抑郁。

三、抑郁症与遗传的关系

临床观察某些病人具有明显家族遗传史。抑郁症的遗传度为 31%~42%,低于自闭症、双相情感障碍以及精神分裂症的遗传度,抑郁症的候选基因研究主要围绕神经递质系统、下丘脑-垂体-肾上腺轴(hypothalamus-pituitary-adrenal axis,HPA 轴)、脑源性神经营养因子(brain derived neurotrophic factor,BDNF)等展开,随着对基因-环境交互作用的认识加深,目前候选基因的研究常常与压力、创伤等生活事件相联系,有研究发现多巴胺受体基因、多巴胺 β 羟化酶(dopamine β-hydroxylase,DBH)基因、多巴胺转运蛋白(dopamine transporter,DAT)基因和 BDNF 基因表达水平的上调以及 5-羟色胺转运体(5-hydroxy tryptamine transporter,5-HTT)基因、单胺类氧化酶 A(monoamine oxidase A,MAOA)基因、儿茶酚-O-甲基转移酶(catechol-O-methyltransferase,COMT)基因表达水平的下调与低抗压能力以及抑郁症有关。姚静等使用 Sequenom 质谱分析对 1030 例 RMDD 患者（病例组）和 851 名健康对照（对照组）的 DNA 样本进行基因分型检测，采用关联分析和广义多因子降维法（generalized multifactor dimensionality reduction，GMDR）分析 RMDD 与 4 个 tag SNPs 的关系，发现 5-HTR2A rs17068986 存在或连锁反复发作 MDD 的易感位点，5-HTR1A 和 5-HTR2A 基因的交互作用与反复发作 MDD 的发病有一定关系。苏侨等对 TPH2 基因多态性与抑郁症关系的一项 meta 分析发现，亚洲国家人群 TPH2 基因上的 rs7305115 位点 GG 基因型会增加抑郁症患病风险，TPH2 基因上 rs7305115 位点隐性模型和等位基因模型可能与抑郁症患病有关。

姚高峰等在探讨抑郁症患者外周血单核细胞中差异表达的长链非编码 RNA（lncRNA）与抑郁症状严重程度之间关系时发现，TCONS_L2_00001212 与绝望感因子呈显著正相关；TCONS_00019174 与抑郁总分、迟缓因子及绝望感因子呈显著正相关；NONHSAT142707 与抑郁总分及绝望感因子呈显著正相关。抑郁高分组和低分组患者 TCONS_00019174 和 NONHSAT142707 表达水平不同，TCONS_00019174 进入了抑郁总分的回归方程，证实其对抑郁严重程度有一定的预测作用。

崔雪莲证实在体外神经母细胞瘤细胞（SK-N-SH）中，5-HT 运载体 SERT 的表达可以通过上调和下调 NONHSAG045500 的表达进行调节，提示 NONHSAG045500 可以作为潜在的抑郁症治疗新靶点。

抑郁症的分子遗传研究虽已取得相当的进展，但是受制于研究手段、MDD 复杂性、尚无突破性发现，这可能与该病是一种复杂的多基因疾病有关。

四、抗抑郁药与神经递质

精神药物常通过影响中枢神经递质而起治疗作用，如抗抑郁药有阻滞突触前膜对去甲肾上腺素及 5-羟色胺的重摄取作用或减缓其降解代谢，使突触间隙内的上述神经递质含量增加。目前常用的抗抑郁药，在用药数周后才开始起作用。停药后，治疗作用可以持续数月。实际上在用药后，很快能在体内引起生物化学作用，这与治疗延迟现象相矛盾。例如，用抗抑郁药后，很快就可抑制突触前膜对突触间隙中的 5-HT 及 NE 的重摄取，使突触间隙 5-HT 及 NE 浓度上升，但治疗作用不能很快显示出来。这种现象，可用神经递质调节基因表达来解释。另外，停药后其治疗作用仍能维持，是由于基因表达功能可以保持一段时间，这就解释了上述现象。通过基因调控，微生物可以避免过多地合成氨基酸、核苷酸之类物质。

抑郁障碍动物模型和抗抑郁药的作用表明，DA 在抑郁障碍的病因学中有重要地位，增加 DA 功能的药物可缓解抑郁症状，如中枢兴奋药苯丙胺和利他林具有短暂的提高情绪的作用；DA 激动药如溴隐亭也有抗抑郁作用；DA 的主要降解产物是高香草酸，其可作为衡量 DA 转化率的指标，抑郁发作时患者尿中 HVA 水平降低。

证据显示,γ-氨基丁酸(GABA)系统可能与抑郁障碍有关,GABA 是中枢神经系统主要的抑制性神经递质,现有研究结果表明,抑郁障碍患者脑脊液和血浆中 GABA 含量下降,抗抑郁药能够影响 GABAA 受体功能,且 GABAA 受体拮抗药可增加单胺能神经递质。星形胶质细胞分泌的脑源性神经营养因子(BDNF)诱导突触重塑和神经干细胞的发生,调节兴奋性突触传递及清理突触间隙中增加的谷氨酸,BDNF 表达降低及功能下调会引起海马、皮质神经细胞发生形态和功能改变,参与抑郁障碍的发病。

五、抑郁症的电生理及影像学研究

既往研究认为抑郁症仅是功能性疾病,但是随着研究的深入,越来越多的研究表明抑郁症的发生可能与脑结构、脑功能的异常改变有关,并进一步将发生异常的脑结构定位于"皮质-边缘系统"。这些发现为抑郁症发病机制研究找到了新的突破点。伴随着神经影像学技术的发展,抑郁症神经生物学机制的探索取得重大进展。

(一)神经电生理

抑郁障碍的患者还可出现脑诱发电位(BEP)的改变,BEP 波幅较小,并与抑郁障碍的严重程度相关,事件相关电位 P300 和 N400 潜伏期延长,视觉诱发电位(VEP)潜伏期较短,体感诱发电位(SEP)波幅恢复较慢。

脑电图(EEG)研究发现,抑郁障碍患者左右脑半球平均整合振幅与抑郁严重程度呈负相关,且 EEG 异常有侧化现象,主要出现在右侧大脑半球,表现为右半球 α 波相对降低、α 波的右/左比率降低、右半球快波波幅的相对增加等,表明右半球额区的激活程度升高,尤其以右额叶为主,并被证明与抑郁情绪产生有关。

抑郁障碍患者的睡眠脑电变化受到关注,研究者发现,快速眼动睡眠潜伏期缩短,在老年抑郁障碍患者中表现更为明显,REM 睡眠密度增高,非快速眼动睡眠,尤其是 NREM 睡眠 3 期与 4 期消失。

(二)脑结构影像学研究

脑结构影像学研究主要集中于额叶、基底节、扣带回、海马及大脑皮质其他脑区。额叶负责人的情感加工与调节。大量研究发现,抑郁症患者额叶结构会发生改变,包括额叶体积、皮质厚度及表面积、皮质折叠系数。抑郁症患者前额叶体积明显减小,特别是背内侧及外侧前额叶体积。

由于额叶皮质厚度变化部位分散,抑郁症患者额叶、中央旁回及右内侧眶额叶厚度会增加,左侧中央前回厚度会减小,但关于喙部额中回和岛盖部皮质厚度的变化结论尚不一致。前额叶灰质体积、皮质厚度与抑郁症的治疗效果呈负相关。

值得注意的是,额叶亚区的皮质厚度与抑郁症的关系也是重要的研究方向。有研究发现,内侧前额叶的皮质厚度与抑郁症的发作次数呈一定负相关,提示内侧前额叶的皮质厚度可能反映抑郁症的发病频率。此外,有抑郁症家族史的高风险人群及抑郁症患者的外侧前额叶体积减小,多次发作患者外侧前额叶体积减小会更显著。前额叶体积减小在一定程度上是可逆的,如服用抗抑郁药物可修复减小的外侧前额叶灰质体积。

基底节主要包括杏仁核、屏状核、尾状核及豆状核(壳核和苍白球)。有研究发现,抑郁症患者杏仁核体积明显变小,具有精神病症状或年轻的抑郁症患者其杏仁核体积减小更明显。经治疗后,患者杏仁核体积会随之增大。值得注意的是,临床症状的改善与右侧杏仁核体积变化率呈负相关。此外,尾状核体积、苍白球、壳核体积在抑郁症患者中会减小,尾状核头体积减小程度与性别、年龄及治疗反应等有关。

扣带回属于边缘系统的皮质部分,包含前扣带回、中扣带回、后扣带回和压后扣带回 4 部分。其中,前扣带回与杏仁核等的皮质区域高度联通,构成杏仁核-前扣带回环路。抑郁症患者扣带回的体积、皮质厚度、表面积及折叠系数会发生相应的改变,与额叶的结构变化类似。

膝下前扣带回是前扣带回的亚区,负责处理负面情绪。有研究发现,成年患者膝下前扣带回体积比童年发病的抑郁症患者更小,且体积、皮质厚度与疾病严重程度呈负相关。既往研究发现,经过电休克、药物等治疗的抑郁症患者右膝下前扣带回体积会获得一定恢复。可见,膝下前扣带回在抑郁症发病、严重程度及疗效等方面有重要作

用。海马也属于边缘系统,在脑结构影像学研究中获得较一致的结论,即抑郁症患者海马体积减小。

高危人群中也存在海马体积减小,且与病程、发作频率呈正相关,与抑郁严重程度呈负相关。抑郁症发作频率与海马齿状回和海马下脚的体积减小有关。此外,海马对记忆也有重要作用,海马体积减小与抑郁症患者记忆缺陷有关。海马体积减小可通过药物等治疗得到改善,获得一定程度的逆转。

有研究表明,首发未用药的抑郁症患者海马体积显著小于用药患者,复发、难治性抑郁症患者海马体积明显小于首发、症状缓解患者。经过电休克治疗,左侧海马角及右侧的海马、齿状回、海马下脚体积均会增大。颞叶与额叶相邻,颞叶结构变化与抑郁症可能有关系。一项对有抑郁症家族史高危人群的研究发现,发病人群的右侧梭状回及海马旁回的皮质厚度明显小于未发病人群,治疗后病情缓解患者颞中回和海马旁回体积减小情况得以逆转,但其颞下回皮质厚度较未缓解者增加。

抑郁症患者伴随着岛叶体积减小及皮质变薄,其与病情严重程度相关。Liu 等研究缓解期和发作期抑郁症患者时发现,发作期抑郁症患者岛叶体积减小比缓解期患者更明显。提示岛叶的结构变化可反映出抑郁严重程度,其结构在治疗后可能会修复。

(三)脑功能影像学研究

功能磁共振成像(fMRI)可用来对比健康人和精神疾病患者的脑功能差异,可无创检测活体脑功能。通过检测

局部脑区血氧浓度变化来反映不同实验条件下的神经元活动。fMRI 根据实验条件的不同,主要分为静息态 fMRI(RS-fMRI)和任务态 fMRI(TS-fM-RI)。其中,任务态 MRI 研究因对任务设计的要求较高,需要受试者完全配合以准确完成受试任务。造成部分试验结果难以被重复而难以在临床开展。而静息态 fMRI(RS-fMRI)能够无创地研究基线状态脑功能和自发神经元活动,无需患者主动参与,操作简便,在临床研究中具有不可比拟的优点。RS-fMRI 的研究内容包括局部脑区功能、脑区间联系、多个脑区组成的网络功能,进而推及全脑。RS-fMRI 能够反映全脑的功能变化,更好地体现抑郁症本身的脑功能变化特点,已用于抑郁症的发病机制、临床诊断、疗效评估、预后预测等方面的研究,有望为更有效抗抑郁药物的开发提供客观的功能影像学依据。抑郁症的前额叶皮质(PFC)、边缘皮质(如扣带回、海马回)、杏仁核、纹状体、小脑等皮质及皮质下结构发生形态学改变,这些脑区是 fMRI 研究的感兴趣区。

1. RS-fMRI RS-fMRI 是在受试者处于"清醒、闭目、放松、安静平卧、不刻意思考"状态下采集数据,由于没有任务干扰,能帮助医师了解大脑发育、患病等情况。RS-fMRI 主要针对局部脑区活动和脑区间功能连接的分析。局部脑区活动分析方法主要有相干局部一致性(Cohe-ReHo)、分数低频振幅(fALFF)等。功能连接分析方法有基于种子点的相关分析、有效连接动态因

果模型、独立成分分析及图论等。静息状态下,抑郁症患者脑活动表现异常。

张继良等的 fMRI 多模态扫描发现,抑郁症组双侧纹状体、双侧内侧前额叶及右侧丘脑 ReHo 值增加,而左侧的额中回、前扣带回、海马及右侧的杏仁核 ReHo 值减小。fALFF 可作为脑区活动的衡量指标,其值越大表明脑区的活动越强。Yamamura 等采用 fALFF 分析方法对局部脑区进行研究时发现,抑郁症患者右侧额下回、缘上回等区域的 fALFF 值较对照组升高。

Huang 等使用 RS-fMRI 扫描时发现,相较于对照组,抑郁症患者的左侧额叶脑回 fALFF 值显著降低。对产后抑郁症患者采用 fALFF 分析方法进行研究时发现,抑郁症患者双侧背内侧前额叶和岛叶 fALFF 值降低,而双侧颞下回和左侧小脑 fALFF 值升高,且右背内侧前额叶 fALFF 值降低程度与病情严重程度呈正相关。提示静息状态下抑郁症患者额叶脑活动变化异常,脑区额叶-边缘系统的神经元自发活动异常是抑郁症特征之一。脑区间的功能连接也是影响精神障碍的重要因素。

Guo 等采用基于种子点的相关分析进行研究,结果显示,抑郁症患者有多个小脑-皮质间的功能连接异常。朱妍等选择双侧大脑前扣带回和杏仁核为感兴趣区,结果显示,青少年首发抑郁症患者前扣带回及杏仁核存在广泛的功能连接异常。基于大样本分析发现,抑郁症患者眶额叶与海马旁回等之间的功能连接异常。采用基于图论的分析方法进行研究时发现,抑郁症患者

海马、内侧颞叶等脑区表现出节点中心的增加。

2. TS-fMRI　任务态是指在采集数据的过程中,受试者需要执行特定的任务,如进行运动、认知活动等。Murrough 等采用面孔情绪识别的任务进行研究时发现,抑郁症患者在识别积极面部表情时表现出右侧尾状核的脑功能活动减弱。Johnston 等采用强化学习任务进行研究时发现,抑郁症患者在执行收益-获得任务时,纹状体的活动降低;而执行丢失-规避任务失败时,海马区域的活动过度活跃;纹状体活动异常对患者的预测诊断准确率高达97%,而海马功能活动异常时的预测诊断准确率为84%。海马、尾状核及纹状体属于边缘系统,导致抑郁症发生的神经生物学机制可能包括边缘系统脑区活动异常。

(四)脑代谢影像学研究

探究脑代谢的无创神经影像方法主要有正电子发射型计算机断层显像(PET)和磁共振波谱成像(MRS)。PET 可检测脑组织的糖代谢功能。MRS 可检测脑区的代谢物浓度,如肌酸(Cr)、N-乙酰天门冬氨酸(NAA)、胆碱复合物(Cho)、谷氨酸盐(Glx)及肌醇等。

采用 MRS 对海马区域检测时发现,相较于对照组,抑郁症患者左侧海马区的 NAA 水平显著降低,右侧海马区的 Glx 水平显著增加。检测左背外侧前额叶时,相较于对照组,抑郁症患者 Cho、Cr 水平显著升高,且 Cho 水平与抑郁严重程度相关,前额叶糖代谢降低与认知功能的减低有关。采用氢质子磁共振波谱检测技术进行研究时发现,首诊共病抑郁症的强迫症患者左侧前额叶白质 NAA 水平显著低于单纯强迫症患者及对照组患者。因此,额叶-边缘系统的代谢异常是抑郁症的重要神经生物学机制之一。

六、神经内分泌系统与抑郁症

神经内分泌系统包括神经系统及其控制的激素,该激素的生理功能受相应的神经系统调节。这类激素称为神经激素(neurohormone),它们产生于或作用于神经系统,早期研究表明抑郁症病人体内血浆皮质激素水平升高。

下丘脑-垂体-肾上腺(HPA)轴失调是抑郁症的标志,主要表现为 HPA 轴功能的亢进,包括中枢促肾上腺皮质素释放激素(CRH)分泌增多,外周血促肾上腺皮质激素(ACTH)和皮质醇(CORT)含量升高等,研究显示,大约60%的抑郁障碍患者表现为糖皮质激素分泌增加。有研究发现,抑郁症组血浆基础皮质醇水平明显高于正常对照组。长期较高水平的皮质醇能启动一系列分子水平的异常,在功能和结构上对中枢神经系统造成不良的影响,可通过抑制突触传递和减少树突分支来造成海马的损伤,导致抑郁症患者出现认知功能障碍、情绪低落等症状。糖皮质激素是通过糖皮质激素受体(GR)来发挥作用的,GR 分布于多种淋巴组织及脑的各处,是糖皮质激素反馈形成的基础,因而可以调整 HPA 轴的活动。动物实验发现,原发性前脑 GR 缺陷可导致糖皮质激素节律性分泌升高及破坏其对 HPA 轴的负反馈调节,从而出现抑郁症相关行为,说明 GR 参与了 HPA 轴的调节,原发性前脑 GR 缺陷可引起类似于人类重型抑郁症的症状。

研究发现,约 25％的抑郁障碍患者血浆促甲状腺激素(TSH)的含量显著降低,而游离 T_4 水平显著升高,甲状腺功能减退的临床表现在不少方面可与抑郁障碍相混淆。大约有 1/3 的抑郁障碍患者对于下丘脑促甲状腺素释放激素(TRH)所引起的 TSH 释放反应迟钝,而小部分患者则表现为反应过度,在对治疗无反应的抑郁障碍患者中甲状腺功能异常的出现率大大增加,也就是说,甲状腺功能的异常与难治性抑郁障碍治疗有关。

另外,也有研究发现,大多数研究均认为抑郁障碍患者催乳素(PRL)水平及分泌节律正常,但是,其 PRL 对色氨酸和 5-HT 拮抗药的反应性降低;女性的促卵泡激素和促黄体素分泌下降。所以抑郁障碍患者往往存在性功能减退。

七、神经免疫学

从已有的科学证据看,情绪障碍和应激事件可以影响免疫功能,而免疫功能的改变也可能成为抑郁障碍的病因,一些细胞因子与衰弱、疲乏、快感缺失、贪睡、食欲缺乏、社交孤立、痛觉过敏以及注意力不集中等症状有关系,IL-1,IL-2,IL-6 和 IFN 等细胞因子可激活吲哚胺 2,3-双加氧酶,该酶能分解 5-HT 的前体色氨酸,导致脑内 5-HT 浓度下降,并作用于尿氨酸通路,使喹啉酸生成过高,喹啉酸引起海马 N-甲基天冬氨酸受体的过度兴奋,导致神经细胞凋亡和海马萎缩;IL-1 可通过直接抑制糖皮质激素受体表达及其功能,阻断糖皮质激素对效应组织的作用,通过损害其负反馈调节功能而致使 HPA 轴功能亢进,最终可能导致衰弱、失眠、记忆减退等抑郁症状。

八、循环系统与抑郁症

(一)心血管疾病

目前,大量研究表明,在综合医院内长期患慢性疾病者抑郁伴发率相当高,特别是在许多心血管疾病中多见。心血管病和抑郁症两者的共患率很高,心血管疾病病人中抑郁症的患病率为 16％～23％(平均 19％)。抑郁症作为一种与心理行为相互影响的社会适应不良性疾病,影响着心血管疾病的发生与发展,而心血管疾病也可以引起和加重抑郁症。心血管疾病患者的心理行为变化及抑郁状态逐渐得到广泛的关注和重视。

抑郁症被认为是心血管系统尤其是缺血性心脏病的一种重要危险因素,而心血管疾病患者又是抑郁症的高危人群。抑郁症会诱发心血管疾病,有研究表明,明显的抑郁情绪障碍是原发性高血压发生、发展的一个独立预测因子。随着人们生活、工作节奏的日益加快和社会竞争的加剧,强烈的紧张、焦虑、痛苦、愤怒和情绪的过度压抑等心理、社会因素使原发性高血压的发生率呈逐年增高的趋势。更有大量的研究表明,抑郁症可加重冠心病患者的心肌缺血、心律失常。长期随访发现,抑郁症可以诱发心肌梗死,抑郁症状的变化是心血管意外的预测因子。抑郁症可能是抑郁首次发作后几十年内冠心病发生的一个危险因素。抑郁症对心血管疾病患者的心脏功能、治疗及康复顺应性均有影响,伴抑郁症的心血管疾病患者预后差,死亡率高。抑郁症患者患心血管疾病的危险性增加 2~4 倍。心肌梗死后合并抑郁的患者死亡率也增加,术前抑郁症是心脏瓣膜病患者术后死亡率增加的独立危险因素。心血管疾病患者合并抑郁症后,遵医嘱率下降,住院时间明显延长,导致患病率和死亡率均增加。尤其重症抑郁常引起患者疑病先占观念,夸大躯体症状,致使社会功能低下,病死率增加。

心血管疾病也可引起抑郁症,心血管疾病越严重,患抑郁症的可能性越大。一项流行病学调查发现,心血管疾病特别是严重者与抑郁症有关,心肌梗死患者于患病 3 个月后抑郁症的发病率可高达 44%。因此,抑郁症与心血管疾病的关系已基本明确,即抑郁症影响着心血管疾病的发生、发展及预后,而心血管疾病可以诱发和加重抑郁症。目前,在综合医院,临床医师对心血管疾病与抑郁症关系的认识程度已有较大的提高,但是如何从药物和心理两方面促进心血管疾病伴抑郁症患者的康复,仍是有待解决的问题。现代医学已由过去单纯的生物医学模式转变为生物-心理-社会医学模式,世界卫生组织对"健康"

的定义"是指生理、心理及社会适应三个方面全部良好的一种状况,而不仅仅是指没有生病或者体质健壮",可见心理因素在身体健康中占有重要地位。因此对心血管疾病患者,必须要关注其心理状态,尤其是情绪变化。伴有抑郁情绪的患者,不仅要治疗心血管疾病,更要改善患者不良情绪,这样才能有效治疗疾病,最终达到身心健康。

(二)血-脑脊液屏障

血-脑脊液屏障(BBB)是指脑毛细血管壁与神经胶质细胞形成的血浆与脑细胞之间的屏障和由脉络丛形成的血浆和脑脊液之间的屏障,这些屏障能够阻止某些物质(多半是有害的)由血液进入脑组织。血液中多种溶质从脑毛细血管进入脑组织,有难有易;有些很快通过,有些较慢,有些则完全不能通过,这种有选择性的通透现象使人们设想可能有限制溶质透过的某种结构存在,这种结构可使脑组织少受甚至不受循环血液中有害物质的损害,从而保持脑组织内环境的基本稳定,对维持中枢神经系统正常生理状态具有重要的生物学意义。已有研究表明,压力会导致与血-脑脊液屏障通透性增加相关的神经血管功能障碍,这可能是连接压力和精神疾病(包括抑郁症)的重要病理学机制。

色氨酸是 5-羟色胺的前身,其作用是可降低生理性及心理性应激作用,并能调节睡眠,用色氨酸能够升高脑中 5-HT 的含量。色氨酸是饮食中必须提供的一种必需氨基酸,是许多关键神经活性分子的重要组成部分。在精神病学中,对色氨酸的可用性和代谢的关注主要集中在其转化为血清素,血清素是绝大多数抗抑郁药和一线抗焦虑药的治疗目标。

此外,这种代谢级联反应的启动可能是由于压力或免疫系统和炎症途径的激活。这使得色氨酸在这一途径上的代谢可用性成为心理健康管理中的一个重要因素。因此,在日常饮食中多进食富含色氨酸的食物,可增加色氨酸的储存,加速5-羟色胺的生物合成,提高血中5-羟色胺的浓度,从而改善抑郁症状。

酪氨酸是一种抗抑郁氨基酸,能促进身体分泌多巴胺、正肾上腺素,它也有助于减轻焦虑,提供能量。这种氨基酸有一定的抗氧化效果,可以清除对细胞和组织有伤害的自由基(不稳定的分子),有助于防止吸烟、生活压力,或者是化学物质和辐射给细胞带来的危害。而酪氨酸可从猪肉、鸡肉、海鲜、牛奶和豆类中获得。

(三)饮食

研究表明,肠道微生物群可通过微生物群-肠-脑轴来调节生理过程,包括认知功能,神经精神疾病和行为。动物模型表明,饮食、微生物群和与抑郁症相关的机制之间存在直接联系。饮食引起的肠道微生物群的改变会导致行为改变、焦虑和抑郁。例如,在啮齿动物模型中,高脂肪西式饮食导致厚壁菌门/拟杆菌门比例增加,探索行为减少,焦虑样行为增加,记忆力下降。

尽管大部分来自摄入蛋白质的色氨酸都在小肠中吸收,但也还有大量可能到达结肠,肠道菌群在其活动中起着关键作用。在使用饮食干预措施进行心理健康预防和治疗的背景下,了解色氨酸的可用性和新陈代谢具有重要意义。例如,增加的蛋白质摄入量可导致色氨酸的利用率增加,碳水化合物摄入量的变化会影响游离色氨酸的水平,非酯化脂肪酸可从生理上置换白蛋白中的色氨酸。与色氨酸竞争通过血-脑脊液屏障运输的其他氨基酸的可用性波动也会影响中枢神经系统的代谢率。已经尝试了直接补充色氨酸作为抑郁症患者的一种干预措施,以改善血清素能信号传导。

人类的心理活动是以神经元的信息传递为载体的,大脑的2/3由脂肪酸构成,这些脂肪酸是神经细胞膜的基础组成部分,而神经信号传递就是通过细胞膜的特殊离子结构和电位变化实现的,摄入足量的ω-3脂肪酸,神经细胞膜就会加速流动,并变得灵活,神经细胞之间的交流也会更加稳定,一组欧洲的科研人员发现若饮食中长期富含ω-3脂肪酸,情感脑中传递积极信息的神经递质的分泌量会增加,英国Hammersmith医院的Puri医生对一例对任何传统疗法都没有积极反应的抑郁症患者采取ω-3脂肪酸治疗,效果是惊人的,治疗几周后,患者持续数月的自杀想法完全消失,在公共场合的不安全感不见踪影,而且能够实现梦寐以求的安然入睡,经过9个月的治疗,患者的抑郁症状全都消失。在《一般精神病学档案》发表的一篇英国科学家的研究报告表明,ω-3脂肪酸能对几乎所有的抑郁症状有改善作用,比如失眠、轻生念头、焦虑、性欲下降、疲惫、忧伤等；哈佛大学的研究人员发现，有明显烦躁不安、冲动易怒、人际交往困难的抑郁症患者在服用 ω-3 脂肪酸后，可以明显缓解。上述研究进一步证明抑郁症与饮食结构的关系。

其他临床前研究表明，高热量饮食会增加梭状芽孢杆菌（Clostridiales）、疣微菌科（Ruminococcaceae）和拟杆菌目（Bacteroidales）的丰度，并导致认知灵活性较差，社会和物体识别能力受损。

九、昼夜节律与抑郁症

昼夜节律紊乱是抑郁障碍的原因和病理机制之一。抑郁障碍与昼夜节律紊乱间的相互关系很早就被研究者所注意，并提出了昼夜节律紊乱可能是抑郁障碍的重要发生机制之一。有研究结果提示，生物节律紊乱与情感障碍有一些共同的遗传学危险因素及类似的环境决定因素。在大鼠、小鼠、人类单胺氧化酶 A 的启动子中发现共同的 CLOCK/BMAL1 或 NPAS2/BMAL1 二聚体的潜在结合位点（E-Box 成分），生物钟蛋白能调节单胺氧化酶 A 的启动子，且 E-Box 成分的活性表现出昼夜节律性。另外，生物钟 CLOCK 基因第 19 个外显子缺失的变异小鼠中腹侧被盖区单胺能神经元活动增加，并与情感障碍患者的行为表型相关；个体表现出食欲刺激的奖赏值改变，抑郁和焦虑样行为。并且，生物胺能神经元调节生物钟基因的表达，如体外培养的纹状体神经元表达多巴胺受体和生物钟基因，多巴胺 2 型（D2）和多巴胺 3 型（D3）受体激动药喹吡罗对鼠类 CLOCK 和 PER1 表达有抑制作用，D1 受体激动药 SKF38393 对鼠类 PER1、CLOCK、mNPAS2 和 BMAL1 有普遍刺激作用；体内研究也显示，系统给予多巴胺受体激动药对纹状体生物钟基因表达有类似作用，小鼠纹状体喹吡罗诱导 mPer1 蛋白水平改变。综上所述，分子钟和多巴胺系统似存在密切联系。这从分子水平上解释了昼夜节律与抑郁障碍症状上的联系。

从临床角度看，很早就有关于昼夜节律紊乱与抑郁障碍或相关情感障碍间潜在联系的假设。如光照时间不足所致的昼夜节律紊乱是季节性情感障碍的成因；昼夜节律功能紊乱是多种神经精神疾病的主要危险因素。昼夜节律紊乱可导致如下表型：抑郁情绪、白天疲劳、注意力不集中、骨骼肌疼痛、正常的主观白天能量水平变化消失。研究显示，抑郁障碍患者夜间褪黑素的释放减少，这可能和抑郁障碍患者睡眠紊乱有关。大约 90% 的抑郁障碍患者有睡眠质量差的主诉。

关于昼夜节律紊乱如何诱发抑郁障碍，研究显示，与抑郁障碍发生有关的脑区同时和睡眠觉醒周期有关，一些抗抑郁药治疗起效后，部分患者的睡眠质量会随之改善，另外有些抗抑郁药治疗引起失眠或过度镇静，这些现象提示，抑郁障碍与昼夜节律之间有着共同的中枢调节环路。人类生物现象表现出众多的节律性，人体的各种生理功能也表现出节律性。这些节律受人体的生物钟调节，比如睡眠-觉醒节律、体温变化、激素分泌，生物钟和下丘脑的视交叉上核关系密切，研究发现，抑郁症患者的生物钟常有一定程度的前置，造成各种生理指标（如体温、心率、血压、脉搏等）和生化指标（如 5-羟色胺和去甲肾上腺素）以及内分泌系统（如皮质醇、甲状腺刺激素、褪黑素等）的节律发生异常，如幅度减小或是提前，这些异常节律在经过抗抑郁药或情绪稳定剂治疗后可以重新回到正常。

神经内分泌紊乱也与抑郁症睡眠问题有关。研究发现，抑郁障碍患者血浆皮质醇浓度增加，皮质醇节律紊乱，而持续的高皮质醇血症可导致快感缺乏及代谢改变，因此，皮质醇节律紊乱可能诱发抑郁障碍。神经内分泌功能尤其是下丘脑-垂体-肾上腺轴（HPA）的功能异常在抑郁症的发病中起着重要作用。正常人肾上腺皮质分泌皮质醇有典型的昼夜节律，每日晨 3—5 时开始升高，至 9—10 时达高峰，然后逐渐下降，至午夜 12 时最低。抑郁症患者多有 HPA 轴活动亢进，可能存在分泌提前 1～2 小时，即在晨 1—3 时分泌升高而无晚间自发性皮质醇分泌抑制，血皮质醇水平显著增高，由于抑郁症患者的皮质醇分泌节律提前，早醒及晨重夜轻的现象，可能与此相关。褪黑素又称松果体激素，是由松果体分泌并且呈现明显的昼夜节律变化，白天分泌减少，黑夜分泌增加。褪黑素的生物合成和分泌主要受去甲肾上腺素的调节，同时，5-羟色胺是褪黑素的前体，抑郁症患者脑内 5-羟色胺含量的降低可致褪黑素合成减少。在抑郁症患者中褪黑素的分泌出现了相位反转，夜间血褪黑素的分泌峰较明显延迟，导致患者入睡困难及晨间症状加重。

此外，昼夜节律紊乱和情感障碍有共同的遗传学危险因素和类似的环境决定因素，相关的环境因素包括持续长时间睡眠紊乱、乙醇和其他物质滥用、跨越经度线旅行、轮班工作、其他躯体疾病（如急性感染）。以恢复正常昼夜节律功能为目标的行为和药物干预，可明显改善患者情绪，亦可明显改善认知和白天疲劳。

第二节　抑郁症的社会心理因素

关于抑郁症的心理因素研究，精神分析理论、行为学理论、认知理论和自控理论各有不同的解释。社会研究表明，重要应激性生活事件，如极端经历、亲友亡故、失业等是导致抑郁症的重要原因。社会心理因素也是 MDD 病因学研究的主要方面，MDD 与童年期虐待、严重贫穷等因素有关，Hatcher 等发现，家庭贫穷使个体遭遇更多儿童期虐待，进而增加成年期抑郁症风险，研究者认为，儿童期虐待及其他不良经历会导致个体缺乏安全感，无法形成健康的亲子依恋模式，影响脑白质完整性，导致脑白质体积减少，与其他不利因素相互作用，最终可能诱发 MDD。心理创伤与 MDD 关系的生物标志物方面，研究者发现,5-羟色胺转运体基因和FK506结合蛋白基因已被证实在抑郁症与童年创伤相互作用中发挥了重要作用;伴童年创伤抑郁症患者的脑影像学和生物标志物上亦有一些特异性发现,如背外侧前额叶皮质的灰质改变,异常亢进的下丘脑-垂体-肾上腺轴功能改变,在外部环境压力作用下,最终可能诱发 MDD。

一、童年经历与抑郁症

乔纳森萨多斯基在《抑郁帝国》这本书里说道,抑郁症的出现其实有很多起源,但是最根本的起源则来自一个人童年时爱的缺失或者丧失。

很多父母曾对孩子说过这样的话:

——为什么你的同桌又比你高几分,你却一直没有进步?

——你是姐姐,你就应该让着弟弟,将弟弟照顾好!

——孩子拿着作业过来:没有看到我正忙着吗,哪有时间管你,自己去想。

当父母这样说时,幼小的孩子通常无力反驳。

在中国的小学生里,管孩子学习的大多数是妈妈,许多妈妈认为孩子还小,什么都做不好,凡事都想插手,逐渐养成了强烈的控制欲,例如这些案例:

——我每天陪你学习,我为了谁呀,要不是你,我多轻松。

——我讲你几句怎么了,要是别人家的孩子和我有关系吗?

——我管你真的是为了你好,希望你将来可以出人头地,有能力好好活着。

凡此种种看似为了孩子好的话语,对孩子的心理早就造成了伤害,甚至让他们感觉到了来自最亲密、最值得信赖的人的一种语言霸凌与思想控制。

父母对孩子这些语言上的伤害即使在孩子成年后也无法痊愈,当他们成为孩子的心理阴影时,孩子就容易出现抑郁的现象。

父母常说"可怜天下父母心",那么父母说的这些话,真是为了孩子好吗?他们这是真正地爱孩子的言行吗?

不是,恰恰相反,许多时候他们对孩子发火,对孩子说自己是"刀子嘴,豆腐心"时,其实正反映了他们自己的焦虑、不安与内心的愤怒。更不是对一个孩子应该具有的爱的方式。

抑郁症的核心是对他人的愤怒,而不是对自我的愤怒,但是当对他人的愤怒无法表达、无法释放时,这种愤怒就会转化为对自己的内在攻击。

本书在研究抑郁症中还提到了一个术语"亚伯拉罕传统",这个术语由一位精神科医生亚伯拉罕提出。亚伯拉罕受过精神病学方面的训练,是柏林精神分析方面的领军人物。

当亚伯拉罕还是个孩子时,他的母亲从楼梯上摔倒导致流产,母亲对这一失子之痛特别哀伤,从此活在忏悔与悼念之中,母亲这种悲伤的情绪导致他无心过多关注活着的亚伯拉罕,母亲的哀伤情绪充斥着亚伯拉罕的整个童年。

在一个孩子本应该获得最爱的人关心与照顾之时,他却被忽略了,但一个孩子无法对你发怒,他们会认为是自己不够好,不值得被家人疼爱。

最天然的爱对每一个孩子来说都是必需的,当这种必需被拒绝,孩子的内心也就埋下了失望与一种报复的情绪,这种情绪转向内部,就会导致抑郁。

亚伯拉罕认为,"我们最爱的人最有能力让我们失望",如果一个孩子在后来的成长中失去爱,或者遭遇类似的挫折,就会将愤怒转向自己,所以抑郁的人不但很难快乐,许多时候还认为自己不配得到幸福。

关于抑郁症病因学的研究已经很多,其中心理创伤是重要的方面,国外前瞻性研究表明,儿童期性虐待、身体虐待、忽视等造成的心理创伤是抑郁症的危险因素,并且具有长期的影响效应。由于公众知晓率高,为法律和道德所禁止,人们会努力避免。但另外一些心理创伤却极具隐蔽性,往往是以爱的名义,并给个体将来的心理健康埋下了隐患。

从心理咨询与治疗的实践看,教育体系中对孩子僵化的教条与工具化对待、缺乏对个性的尊重、生命价值彰显等不恰当的教养方式,越来越成为个体心理创伤的根源。时代的进步会给每个人提供更多的追求个性、施展才华的机会,唯有如此,一个人和社会才有活力。但是,现实中存在的问题,要么没有正确的教育理念;要么迫于现实压力,实践的教育理念仍然流于用一刀切的标准来要求有多元化潜能的孩子,比如,现在择校、报兴趣班、补课扰乱了越来越多家长的精神世界,全然不顾孩子个性,家长们一哄而上地追逐着,变得越来越焦虑不安,唯恐自己的孩子落下

半步;发展心理学的研究表明,孩子的发育节奏是共性和个性的结合,也就是在一般发育规律基础上,每个孩子都有自己的个体独特性,在日常的工作实践中,经常看到心急如焚的家长来到诊室,迫切地咨询孩子心身发育情况,然后让医生做各种心理测验,然后家长会以个别心理指标存在的问题对孩子标签化;我们的传统教育中有"谦虚使人进步,骄傲使人落后"的思想,我想这句话作为古圣先贤为人处世的智慧,任何时候都是正确的,但是,如果成人以此为否定孩子的理由,就大错特错了,多少年来,我们的家长总是习惯于去挑孩子的问题,却不擅长寻找、发现并发挥孩子的优点;很多人也习惯于把孩子作为自己的私有物,作为实现自己愿望或人生目标、弥补人生缺憾的工具,给孩子设定一些不切实际的标准或者以某一方面优秀者的标准要求自己的孩子,却全然不顾时代的变迁和孩子的独特性。

类似的教养方式可以说不胜枚举,对于孩子可能造成以下三个方面的心理伤害:一是,自我意象的混乱,自我意象以自我认知与评价为基础,而这很大程度上依赖于父母对待孩子的态度和反应方式,孩子有感知成年人情感的先天能力,这是我们时常低估的,上述的一些不恰当的教养方式是导致孩子无法全面、客观地看待自己,并对自己的缺点形成显著的注意偏向。二是,自我价值感的缺失,上述不恰当的教养方式一方面导致孩子优势潜能的压抑,这必然导致生命活力的丧失;另一方面导致

孩子对于世界简单化、教条化的理解，没法多元化地看待生活中的得失、成败，三是，情感的麻木，也就是对家人缺乏情感依恋，以至于与所有人都有难以逾越的心理距离，好像心已冻结或者住在一堵玻璃墙后面，这导致一个人在现实或主观的压力下，一个人扛或者感觉到孤立无援。上述的三种心理创伤，本身有抑郁症元症状的性质，进入青春期心身发育后，在巨大发展与适应的压力下，往往成为滋生抑郁症状、诱发抑郁症的温床。

从相关的调查及前瞻性研究看，成年后的人格特征和行为表现与父母的教养方式、教养态度、亲子沟通模式等有直接的关联，父母工具化的对待孩子，把孩子作为实现自己愿望和光宗耀祖的工具，对孩子的天性、潜能是沉重的打击，也给将来的幸福感和生活的持久动力埋下了隐患。如果让孩子因此而失去了自我反思、自我调整和自我完善的能力，失去了核心人格（比如爱心、责任、希望和奉献、宽恕、换位思考等）的成长机会，必然导致孩子的人格缺陷和严重的适应障碍，出现各种心理问题，增加社会风险和危害。从价值分类来说，包括工具型价值和终极型价值，工具型价值观是指"事物"，而终极型价值观则是指"感觉"，比如有人追求豪车、别墅、金钱，如果把这些有形的东西作为人生的目的和意义，那么就是一种工具型价值观；如果把豪车、别墅、金钱等作为附属产品，只是人生价值的外在表现形式，其人生追求的真正内涵是幸福快乐、安全感、自我潜能的实现以及

对大众的福祉贡献，那么就是终极型价值观。工具型价值与终极型价值如果能够实现良性互动、和谐进步，无疑是理想的状态。但是，现实中二者在很大程度上是矛盾的，工具型价值的实现不必然达到终极型价值需求的满足，过度地强调某一方面，往往对个人的心身健康和发展造成损害。

在知晓了一个人的抑郁最初可能源于父母爱的缺失之后，我们应该怎么做呢？

1. 做有安全感的父母　瑞士精神分析学家爱丽丝米勒认为，许多抑郁症患者的父母自身情感疏离，有了孩子之后，想要通过孩子调节自己的不安全感，导致孩子特别敏感，他们要充当着父母希望他们成为的角色。这个时候，孩子成为了父母"活着的抗抑郁药"，一对不能给孩子安全感的父母，不是合格的父母，也是孩子后期可能会出现抑郁问题的起源之一。

2. 要让孩子感受到父母的爱　临床精神病学家、精神分析理论家奥托克恩伯格，将精神分析应用于抑郁症的分析，他从进化的角度考虑抑郁症，认为婴儿如果与母亲长期分离首先会引发孩子的愤怒情感，然后会引起孩子的绝望情绪。而这些情绪回流会导致血液中皮质醇水平升高，这是抑郁症的表现之一。

就像现在有许多父母因忙于工作或者想要锻炼孩子的独立性而让孩子上寄宿学校一样。被寄宿的孩子可能有一种被抛弃感。在他们成长的过程中，父母缺席太多，最终会导致孩子怀

疑自己,否定自己。

在孩子成长过程中,如果孩子经常感受不到父母的照顾,感受不到父母发自内心对自己的爱与喜欢,对孩子来说,这就是一种爱的丧失。

3. 写感恩日记 如果想要培养出健康的孩子,自己首先要有阳光的心态,如果让自己每天都快快乐乐很难,那么可以写出自己每天值得感激的事情。写感恩日记可以增强一个人的幸福感,对琐事心存感激,学会用欣赏的眼光去对待生活里的日常,每个人都可以慢慢地变得快乐。

二、社会阶层与抑郁症

社会阶层是客观存在的事实。无论任何国家和地区,其社会总人口都可以按社会经济状况划分出不同的社会阶层。

1978年以来,中国社会阶层结构发生了根本性的变化。随着工业化、城镇化和市场化的不断推进,计划经济时期决定人们社会经济状态的政治性、制度性或行政性标准(如政治身份、户口身份和行政档案身份等)逐渐为一些新的因素所取代,职业分化、收入差距扩大和资产私有形式的出现促使社会阶层分化日益明晰。社会阶层的划分可以从多方面进行,其中包括:权力范围、职业推崇程度、收入及财富情况、教育及知识水平、宗教信仰的纯粹程度、家庭及家族的地位以及当地社区的状况。这些因素常常独立或结合起来与精神障碍的发生发展产生一定关系。

在《当代中国社会阶层研究报告》一书中,提出了"以职业分类为基础,以组织资源、经济资源和文化资源的占有状况为标准来划分阶层的理论框架"。阶层划分之所以要以职业分类为基础,既是出于操作便利的考虑,也是基于临床研究结果。在当代社会,职业身份的分类是一种最基本的社会性区分,从事不同职业的人,在收入、声望、教育、权利等方面都存在着差异,因而职业的分类与社会化紧密相关。

从已有的抑郁症案例中,可以提炼出很多值得我们反思的方面,包括教育、成就观、生活方式、生活态度等。

一是成就观,从个人成长史看,我们的成就观、成功的标准都是非常狭隘的,整个接受学校教育的时期(也是一个人人格的形成期)我们总是看重孩子的学习成绩,一好百好;到了成年期、步入社会后,关注的是他的工作单位、职位、拥有的房产与汽车、能够摆平的麻烦……至于一个人的唯一性、不可替代性、生活的灵感与创造性、人品与学识等于健康和幸福更重要的事情却很少有人问津。这让很多人挣扎于自己的困境,而没法享受生活的美好,总有一大被生活拖垮。

二是物质至上、享乐主义的生活方式是不是必然带来快乐和幸福?我们经常说"比上不足,比下有余""知足常乐,难得糊涂",但是,没有人希望自己的日子越来越差,也没有人自甘人后,于是盲目攀比的心态和行动此起彼伏,渗透吃穿住用行的各个方面,于是不断上演"她买了一件漂亮衣服,我也要买一件""她出国旅游,我也要出国旅游"

等这样的生活剧情,我们很多人似乎被裹挟在一股洪流之中,毫无边际、疲惫不堪,但又无法自拔。为了满足自己不断膨胀的欲望,不落后于人,我们需要不断地努力,至于健康、爱情、亲情、友情、乐趣等形而上的价值则被无情地放到一边,说到底"机会可遇不可求,机不可失,失不再来",至于其他的东西都是可以取代的或者可以用有形的成功获得的。但是最终我们会发现:我们在不断满足自己感官愉悦的同时,带来的是更大的空虚和无价值感;世间最珍贵的东西原来也可以转瞬即逝,无可挽回;原来真正不可取代的东西正是被我们忽视、践踏甚至嗤之以鼻、不屑一顾的存在。

所以,开始时提出问题的答案是否定,我们需要拿出更多的时间和精力去经营我们的家庭、人际圈子,情感的归属感、安全感始终是极为重要的,物质的成功并不必然满足人的情感需求;同时,我们在沉溺于自我挑战的同时,也要能够停下脚步,让自己心身有休闲放松的时间,反思一下自我和生活,对自己多一些接纳和肯定,也能让自己的未来不至于迷茫、混沌;在享受自己创造的财富的同时,能够适度抑制自己的欲望,不要迷失了自我,让物质至上主义、享乐主义、消费主义等左右了自我和生活的所有。

三是"平民心态"与"平庸生活"?我们的文化环境和家庭教育一直教我们"吃得苦中苦,方为人上人""学而优则仕",也就是说,不同社会阶层占有的社会资源、发展潜力、发展机会、大众认

可度等方面都存在很大的差异。那么平民心态、平民生活是不是必然意味着人生的平庸?答案是否定的。平民生活最大的乐趣和价值是踏实、真实、原汁原味、返璞归真,这是可以滋养人心灵的生活状态;平民心态意味着不同社会阶层的个人能够平等相待、相互尊重、相互理解、相互包容,能少一些歧视、刚愎自用、自我中心、曲意逢迎、奉承巴结等伤人、伤己的心态和行为。

有些人在虚构的优越感和光环下生活,试图以自己的标准要求所有人,在生活中尖酸刻薄、高度自我中心,自我反省和调整的能力却极度缺乏。这样才是平庸至极、愚蠢至极的生活态度,最终伤害的是自己。

三、社会支持与抑郁症

社会支持最早属于心理学理论体系范畴。Rahe 等发现,相同的刺激对不同个体的影响不同,得到较多亲友支持者对应激事件的抵抗能力更强,身心更加健康。20 世纪 70 年代初期,精神病学正式引入社会支持这一概念,由于其与身心健康密切相关,随即引起广泛关注。经过几十年的研究和发展,人们对社会支持的概念有了更深入的认识。

社会支持是指个体与社会各方面包括亲属、朋友、同事等社会的人以及家庭、单位、党团等社团组织所产生的精神上和物质上的联系程度。它可分为客观支持、主观支持和对支持的利用度三类。客观支持包括物质上的直接援助和社会网络、团体关系的存在和参与,它独立于个体感受,是客观存在的

现实;主观支持指主观体验到的感情上的支持,是个体在社会中受尊重、被支持、理解的感情体验和满意程度,与个体的主观感受密切相关。

多数学者认为,感受到的支持比客观支持更有意义。同时,对社会支持的利用度反映了个体充分利用外部资源,缓解应激对健康的损害的能力。国内外不少研究者研究表明,社会支持对健康具有保护作用,进一步可以降低心身疾病的发生和促进疾病的好转。Caplan等认为,社会支持是连续的社会集合,其为个体提供认识自己的机会,并维持个体对他人的期望,在个体需要时,同属该集合具有支持性的其他成员可提供包括指导性的信息、认知、实际帮助以及情感支持在内的援助。Cohen等认为,社会支持是一种有益的人际交往,这种交往可减少应激事件对个体的不良影响。Sass等认为,社会支持是存在于给予者与接受者之间的一种言语或非言语交流形式,通过这种交流形式不仅降低人们对自我、环境、他人及亲缘的不确定感,还能加强人们对生活经历的自控感。

在过去几十年,人们逐渐意识到社会变量对神经、内分泌及免疫系统反应的作用,并对其可能的机制进行研究,发现不同种类社交伙伴具有社会缓冲作用。良好的社会支持可以提高个体的社会适应性,对维护个体的心理健康、缓冲心理应激的不良影响具有重要作用。

因此,治疗抑郁症,药物方面主要依靠抗抑郁药物,它们对改善病情是十分有效的,若能充分利用社会支持资源,改善人际关系,增加社会交往等,将有助于降低抑郁症病程慢性化率。对于抑郁症患者来说,像独身、缺乏生活依靠、住院少有家人探视、夫妻关系冷漠、缺乏互相依赖等社会支持缺乏的情况,可促进病情恶化。而家人、朋友、同事的支持和关怀,经常与其谈心,密切朋友关系,特别是夫妻之间的关心、尊重,将有助于病情的康复。因为通过与好友的相处,可以改变不良认知和提高适应能力,有助于改善人际关系。可以说,社会支持比物质帮助会更有效。应对生活的苦恼和困境,可以有多元化的思考和思路,其中,培养联结的人生态度和生活方式是一个重要的方面,包括对人、对己的慈悲、慈爱之心;节制自己的欲望,在人生的带路上,对于物质的追求能够有适可而止、享受当下、造福他人的需要和行动;能够给自己留出一些时间和精力来思考自我、反思自我;能够更加珍惜与家人、朋友在一起的时光,不但"糟糠之妻不下堂",还要真正体会到妻儿的独一无二性和不可取代性;能够抽出时间做一些对社会、公众有意义的事情,培养一两项健康的兴趣爱好,比如社区志愿者、交通志愿者,比如健身俱乐部;能够对家庭和工作的责任多一份坚守,不能因为不可避免的不如意而因噎废食,泼洗澡水的同时把婴孩也一起给泼掉了;培养一些"人类命运共同体"的使命感,很多事情,我们无能为力,但是,我们至少可以默默祈祷,不要再发表一些不当言论。当然了,这一切都是发自内心的,不是作秀和表演,因为做与不做都是您的权利,相信您会得到丰厚的回报。人在本质上是社会性的、群居的,与人为善、利他是人类的本能,本能的力量无比强大,只有合理释放和满足,我们才能够感受到生命的意义、价值和发自内心的幸福快乐;我们也会因此而更加健康、远离疾病、更加长寿。

概括地说,社会支持的内容和形式可分为 6 种。

(1)相互依存:通过婚姻,建立夫妻间的亲密关系,相互依存。缺乏后会感到孤独、空虚、心理适应困难。

(2)社会整合:得到社会关心,在工作中相互联系、交流经验。缺乏后感到生活枯燥,甚至痛苦。

(3)抚育机会:有无小孩,对成人具有责任性意义。有小孩会产生生活乐趣。

(4)信任和安全:指个人的社会地位坚固性和其在家庭成员、同事、朋友心目中的地位。缺乏后会产生无能之感。

(5)可靠的结盟:个体与亲属联系。如果长期与家庭成员脱离关系,就有被分离、被限制之感。

(6)获得指引:当个人精神紧张时,社会支持特别是重要集团提供支持、帮助与指导,对个人顺利渡过心理危机和防止情感创伤十分重要。

四、社会因素与抑郁症

社会环境对抑郁症的诱发及影响并不是最重要的,但却是一个不能忽略的因素,处于不同的环境,人们的感知会有所不同,可以造成人们不同的心理感受,欣喜或是悲伤。而所处的环境或背景在一定时间内不变,人们的这种心理感受可能会停滞不变,继而积聚下来,可能会改变人们的思想、性情甚至观念。作为一种常见的精神障碍,抑郁症影响到社会各个层次,各个年龄阶段,在临床上,抑郁症患者见于各种不同经济背景、不同性别和不同职业人群。但如果仔细分析一下,可以发现这里存在着社会环境的制约因素。在不同的社会文化环境、不同的社会阶层以及不同的家庭背景,抑郁症的发病率都有一定程度上的差异。抑郁症正是伴随着人类社会的发展而日益凸显出来的精神疾患。有些人虽然有抑郁症的遗传倾向,但却可以不发病,他们能否发病还取决于其所处的社会环境是否具备。国内外学者多年来的研究表明,社会环境因素在抑郁症发病过程中起着不容忽视的作用。

应激事件是首要的社会环境因素。研究表明,抑郁症患者在发病前所经历的应激事件明显高于非抑郁症患者在同一时期的经历。人们受到突如其来的打击或惊吓会增加其患抑郁症的概率。如亲人、朋友的离去,婚姻、事业的变故等,会造成重大的精神创伤并且难以恢复。据统计,有 20%～50% 的个体在经历了压力性事件后变得抑郁。

重大的突发或持续时间在 2～3 个月以上的生活事件对个体抑郁症的发生会构成重要的影响。重大的事件是指:如亲人离世、失恋、失业等情况,可以作为导致抑郁障碍的直接因素。年龄越小发生重大生活事件影响越大,比如儿童期的不良经历往往构成成年期发生抑郁障碍的危险因素。包括:①儿童期双亲丧亡,尤其在学龄前期;②儿童期缺乏双亲关爱(如在儿童期由于父母的关系不融洽、父母两地分居、由于父母工作或者其他原因使儿童本人长期寄养在祖父母或全托幼儿园、寄宿学校等);③儿童期受到虐待;④儿童期的其他不良经历(如长期生活于相对封闭的环境、父母过分严厉、无法进行正常的社会交往等)。

五、婚姻、家庭功能与抑郁症

婚姻和家庭与一个人心理健康的关系早就引起人们的注意。就抑郁症而言,它与婚姻和家庭的关系可从两方面来看。一方面,婚姻和家庭中的冲突是在抑郁症病因及转归中起一定作用,另一方面,抑郁症又对婚姻和家庭产生种种影响。基于此,在评估、治疗抑郁时,应结合婚姻和家庭问题,进行全面的考察。

(一)婚姻中的冲突,包括以下方面

1. 真理与责备 一个人在心理发育的过程中,通过自我评价、认知及外界环境的强化形成自我认同感和自尊心,并作为相对稳定的人格结构影响将来的自我感知及与外界环境的互动。有些人的自我边界过于僵硬,缺乏可塑性,在人际互动中,只相信自己正确、对方错误,完全责怪对方,认为问题的原因是对方的错误,坚信自己是完全无辜的,会全神贯注于证明自己的观点是如

何的正确、自己的行为是如何的合情合理,至于对方的思想或感情、处境就无足轻重、无暇顾及了。

2. 自我欺骗与自我辩护 知人难,知己更难,人性有固有的缺憾,过度地关注自己的不足,可能会伤及自尊和自我认同感,这是一种很不舒服的感觉,并可导致自我的混乱和心理疾病;而且人往往对自己的损失非常敏感、对获得却反应迟钝。在吵架的人际情景中,一个人很难想象自己是造成问题的原因,也看不到自己的行为对人的伤害;同时,害怕被批评,不能听到对自己的任何消极评价或相左的意见。这样,往往很难在别人的话语中寻找正确的东西,而是急于与别人争辩来保护自己。

3. 抵抗到底 有等级的人际交往总是让人不舒服,比如和领导同坐、吃饭,人与人之间的交往一个基本的原则是:平等相待,在家庭情感关系中尤其如此,如果一方习惯于耳提面命、颐指气使,好为人师,另一方为了避免陷入屈服或受人指使的境地,势必站稳脚跟,坚决抵抗到底。

4. 自私自利与非分要求 人与人之间应该是互惠互利的关系,这样才能关系长久,谁都不愿意作别人的保姆、提款机;但是人从婴儿期就有一种自我中心的倾向性,这就形成尖锐的矛盾。我们会认为自己的需求合理,应该得到满足,想什么时候得到满足就要什么时候,如果得不到就大发雷霆,对别人的感受却考虑的很少。有些人会期待别人永远对自己好,而且这是天经地义

的,与自己无关。同时,忽视世界和人的变化性和多样性,如果没有得到期望的对待,就感到绝望和愤怒。

5. 不信任 良好的沟通源于内心的安全感、自信心和归属感,否则,一个人可能会认为世界和人都是充满危险的,会给自己带来伤害。所以与其受伤害,不如主动树起一堵与他人隔离的墙。

6. "帮助癖" 生活中难免会有很多的困扰、压力、烦恼、麻烦,困境中的人儿最需要的不一定是帮助、指导,因为很多的问题可能就没有答案或没法解决,这时候,认真的倾听、积极的回应和真诚的同理心可能比帮助的意见更重要、更有意义。关于抑郁症和家庭的关系,有的人认为,抑郁症不应仅仅看成是一种纯粹个体的障碍,相反,应把它视为家庭这个系统运行障碍的表现。但另一些人则认为,抑郁症更主要的是一种生物因素。较为折衷的观点是,对具体病例的情况进行具体分析,尤其注意症状与家庭功能的关系。

(二)婚姻、家庭在抑郁症病因中的作用

早期家庭功能的定义基本只涉及两个方面:养育孩子成为社会的一员,以及满足夫妻间的情感及性的需求;20世纪后期,对家庭功能的研究扩展到经济功能、孕育后代、满足性的需求、社会化(特别是文化的传递)情感和交往的需求;后来又发展到感情、人际交往以及心理活动三个方面的功能。家庭功能的有效发挥,对于个体、家庭、集体、社区乃至社会的良性发展都有重要影响。因此对个体心理健康状况以及抑郁症的研究,需要审视其所处的家庭环境,并评价其家庭功能。一个健康的家庭能够较好地履行家庭功能,发挥其作为社会基本单元的积极作用;而一个不健康的家庭则恰恰相反,不能很好地履行家庭功能,而且可能导致家庭成员产生心理疾病(抑郁症)。

父母抚养孩子的方式有两个方面:关心和过度的保护,它们都有两极化因素。过度关心包括有:情感方面的极端关爱和情感具有的温暖、亲密,另一个极端是情感冷漠和拒绝。过度保护的极端之一是父母对子女的控制、过度的保护和干涉、阻止孩子独立等,另外一个极端是促进孩子的独立和自治。研究发现,孩子缺乏爱以及受到父母过度的保护以及控制都容易造成孩子抑郁症的发生。缺乏父母对子女的关心对子女患抑郁症影响也非常大。

(三)父母的婚姻对孩子抑郁症的影响

孩子表现出抑郁症状更多的出现在离异家庭。父母关系不和谐,有家庭暴力行为,童年生活不愉快都是造成抑郁重要因素。研究显示,单亲家庭的孩子在青少年时期较多出现心理问题,容易出现行为上的偏差、不正确的家庭观念,并且不愿与同龄人交往,甚至出现性取向转变。而父母因遭遇婚姻的挫折,在此阶段无法及时处理孩子的心理影响,导致孩子容易出现抑郁症。尤其是在青少年时期,孩子内心发育尚未健全,如果父母离异,孩子内心压抑更不懂得发泄,于是将心里的不满一直积压,并通过自己的思维对客观世界不断地判断产生否定心理,严重者开始排斥父母及家庭。

(四)父母抑郁症对子女的影响

父母的健康情况对孩子的影响是非常重要的,如父母患抑郁症,那么这样的家庭经常会处于婚姻冲突及亲子关系紧张,家庭功能受损状态,不利于儿童青少年的健康成长,甚至可能导致抑郁。通常说来,父母患抑郁症会有如下两方面不利影响:①损害父母与子女的关系;②损害家庭功能。

分析认为,抑郁症患者的子女由于幼年的经历,使之在青少年及成年期更容易出现抑郁症。而由于父母自身也为抑郁症患者,自顾不暇,对子女的问题不能像一般父母那样敏感、体贴、关心。再者,已有研究提示,抑郁症患者除了对子女问题忽视、缺乏敏感外,还有的人对子女表现出过多的批评、责备,所有这些均对子女的身心健康造成不利影响。

父亲在家庭中的影响非常重要,在家庭父母之间互动对孩子的影响非常大。由于夫妻之间长期相处,他们之间的心理互动有很大的影响。抑郁症患者在婚姻之中存在很大的敌意,所以和抑郁症的配偶共同生活是非常压抑的,心理上的负担之大,因此可影响到家庭生活的质量。研究表明,夫妻间情绪的影响是密切相关的,这样家庭的气氛也会影响到孩子,并且抑郁症女性更容易表达敌意的情绪和行为,因此在家庭中,母亲患抑郁症比父亲患抑郁症对孩子的影响更大。

美国《心理科学》杂志刊登的一项新研究证实,妈妈患抑郁症表现出更多的负面情绪,会增加幼儿的压力。马里兰大学的里阿·多尔蒂与纽约州立大学石溪分校的同事合作完成了一项研究。研究人员让3岁儿童接受不同程度的无伤害压力测试,如让儿童感到轻度紧张或受挫。结果发现,当妈妈发生一定程度抑郁,或在与孩子玩耍过程中表现出生气、厌烦或言语批评等"敌意"行为时,孩子们产生的压力反应最强烈。多尔蒂表示,父母(特别是母亲)抑郁症会导致儿童压力过大,进而抑郁。及早发现问题并实施早期干预,可帮助患有抑郁症的父母更好地养育后代。

女性在家庭结构中面临的精神困境一直是个被社会忽视的问题,生育、教育和婚姻的多重压力使得她们有较高的抑郁风险。

六、抑郁症的认识变化

历史地看,抑郁症发病率及患病率在不同的历史阶段有所不同。根据世界卫生组织统计,全球有超过3亿人饱受抑郁症折磨。而在中国,抑郁症患者的数量已经达到5400万人。世卫组织预测,到2030年,抑郁症将成为全球疾病负担第一位。

在20世纪之前,人们一直把抑郁症称为忧郁症,在17世纪,英国学者波顿在《忧郁的解剖》一书中描述了大量的理论和他自身的忧郁体验,他认为忧郁症是非常可怕的疾病,"如果人间有地狱的话,那么在忧郁症患者心中就可以找到";直到20世纪80年代,还认为抑郁症是由黑胆汁分泌过多引起,心情与干燥和寒冷有关。19 世纪以来，随着人们对精神疾病的了解和研究，逐渐认识到"忧郁症"一词的局限性，19 世纪末，德国精神科医生克雷丕林，提出了躁狂-抑郁性精神病的概念，用抑郁代替了忧郁；另外一位德国精神科医生施耐德提出了内源性抑郁症和反应性抑郁症的概念。逐渐开始把这种疾病称为"抑郁症"。

弗洛伊德和他的追随者关注抑郁症，认为内疚是抑郁症的核心症状，是把对他人的愤怒和指责，转向了自我，也就是"愤怒转向内部"。但在最初，弗洛伊德认为抑郁症的起源是生理上的。而精神分析的领军人物亚伯拉罕，具有更加丰富的临床经验。他认为，抑郁症是身心之间发生复杂的变化所致，不仅是身体或心理单方面的。因为挫折同样会让人把愤怒转向自己，他们不仅不快乐，还会觉得自己不配得到幸福。

我国延续两千多年历史的传统医学对抑郁症的认识有着特有的理论阐述和发展轨迹，为全面认识抑郁症提供了一种独特的视角，中国传统医学把抑郁症归于情志病，其记载最早见于《素问·阴阳应象大论篇》"人有五脏配五气，以生喜怒思悲恐""肝志在怒，心志在喜，脾志在思，肺志在悲，肾志在恐"。情志内伤是郁病的病因，其主要病理机制是肝失疏泄、脾失健运、心失所养及脏腑阴阳气血失调。并对心理状态与躯体疾病的关系作了最精辟的论述，中医认为，"凡五气之郁则诸病皆有，此因病而郁也，至若情志之郁，则总由乎心，此因郁而病也"，明确提出所谓"五气之郁"是由于各种病因致使脏腑功能失调，而导致人体气血津液等瘀滞不通，是为因病而郁；而"情志之郁"则是由于情志忧郁导致一些躯体症状出现，属因郁而病。

人们对抑郁症的认识是漫长而曲折的，从单纯的生理疾病，也就是黑胆汁过多，逐渐转向心理疾病为重心，无论对错，都是在推进对这种疾病的了解。目前，抑郁症诊断率暴增，除了诊断标准的变化，同样也是因为更多患者对于疾病的接纳，愿意尝试自救，而这正是因为人们逐渐了解和认识到抑郁症。

虽然很多人开始将抑郁症与普通感冒相提并论，来强调抑郁症的普遍性和痊愈程度，但抑郁症会造成非常大的心理和生理上的双重痛苦，其复杂程度远远高于感冒。

平素人们不仅对抑郁症这种病症充满误解，同样还对患者群体带有偏见。认为儿童不会患有抑郁症，因为还什么都不懂；认为老年人不会得抑郁症，因为已经历尽千帆，想明白了人生；还有女性得抑郁症的概率更高，不同人种得抑郁症的比例也不一样，经济水平也会影响是否患抑郁症等。

近些年，虽然人们更加了解抑郁症，但对于抑郁症的污名化仍然存在。很多人难以理解抑郁症患者的痛苦，但我们能做的是给予他们更多的尊重。

第4章

抑郁症的诊断和鉴别诊断

第一节　抑郁症的临床表现

一、抑郁症的临床表现

抑郁症的主要临床表现包括核心症状及其他相关症状。可大体分为情感、躯体和认知症状等多个方面的特征。

(一)情感症状

情感症状是抑郁障碍的核心特征，包括心境低落、兴趣减退甚至丧失，愉悦感缺乏。心境低落表现为每天的大部分时间感到或别人观察到的抑郁、情绪低落或者悲伤、空虚、毫无希望。有些儿童和青少年可能表现为易激惹。兴趣减退和愉悦感缺乏，表现为兴趣或愉悦感明显减少，对平日喜欢的事情兴趣或者愉悦感明显减少。这些症状一般不随环境变化而好转。症状多在一天之内呈现节律性变化，有些患者有"晨重夜轻"的特点，表现为晨起心境低落最为严重，傍晚开始好转。

(二)躯体症状

ICD-10 中的"躯体症状"，即临床上传统所认为的"生物学症状"或"内源性抑郁症状"，包括体重、食欲、睡眠

和行为活动等方面的异常。典型表现包括：①对通常能享受乐趣的活动丧失兴趣和愉快感；②对通常令人愉快的环境缺乏情感反应；③早晨抑郁加重；④存在精神运动性迟滞或激越；⑤早上较平时早醒 2 小时或更多；⑥食欲明显下降；⑦1 个月中体重降低至少 5%；⑧性欲明显减退。通常中、重度抑郁发作的患者都存在上述 4 条或以上的躯体症状。此外，部分患者还存在疼痛、心动过速、便秘等症状。

(三)认知症状

抑郁症认知症状主要表现为执行功能、注意力、记忆力、信息加工速度等方面的功能受损，认知症状是影响患者功能转归的重要因素。认知症状在抑郁症的病程中持续存在，在发作前驱期、急性期及缓解期均可出现。执行功能受损，患者表现为做事犹豫不决、行为拖延、缺乏信心、往往优柔寡断。注意力不集中，容易走神、难以集中注意力、经常分心。记忆力下降表现容易忘事，记不住东西。信息加工速度减慢表

现为反应迟钝、行动缓慢。

二、抑郁症的其他临床特征

抑郁障碍患者除了出现上述主要症状外,还可能具有某些特定的临床特征。

(一)焦虑特征

焦虑常和抑郁伴随发生,患者常有紧张不安,担心失控或发生意外等。常常因过度担忧和紧张不安而导致注意力不集中。焦虑较严重时会增加自杀的风险。

(二)混合特征

在抑郁心境背景下,患者出现情绪高涨,活动过多,思维联想加速,精力充沛,参加高风险的活动,睡眠需要减少等表现(但症状的数目、持续时间均不能达到双相障碍的诊断标准),需考虑存在混合特征。混合特征是双相障碍的发病危险因素之一。

(三)忧郁特征

患者愉快感完全丧失,即便有愉快感也至多是数分钟,对日常愉快事件刺激缺乏反应,症状晨重夜轻。同时伴显著的精神运动性激越或迟滞、早醒、明显的厌食或体重减轻。需要注意的是,这类抑郁症往往抑郁严重程度较重,自杀风险高,多伴有精神病性症状,常需要住院治疗。

(四)不典型特征

患者表现为有正性事件时心境可以变得愉快并持续较长时间;睡眠增加或过度睡眠;食欲大增;全身沉重、肢体如灌铅样感觉;对外界评价比较敏感,人际关系紧张。对于具备上述特征的

患者需要鉴别双相障碍的可能。CCMD-3 中有"隐匿性抑郁症"(未获得国际公认),患者的典型表现是显著的躯体不适和自主神经功能紊乱症状,包括肌肉酸痛、头痛、针刺感、腹泻、便秘、腹痛、心慌、胸闷、气短、心律失常等,没有躯体病理改变基础,也就是躯体检查是健康的。

(五)精神病性特征

抑郁症有时会伴有幻觉或妄想等精神病性症状,可以与抑郁心境协调或不协调。与心境协调的精神病性症状内容多涉及无能力、患病、死亡、一无所有或应受到惩罚等,与心境不协调的精神病性症状则与上述主题无关。

(六)紧张症性特征

患者须符合以下至少 2 种表现:①不动(有亚木僵或木僵证据);②极度激惹;③极度抗拒;④怪异的自主运动(有特殊姿势、刻板运动、做作或怪相证据);⑤模仿言语或模仿动作。

(七)围生期起病特征

围生期抑郁是指在整个妊娠期间至产后 4 周出现达到诊断标准的抑郁症,可伴或不伴精神病性症状。一旦患者产后有伴精神病性的抑郁发作,后续每次分娩的抑郁复发风险为 30%～50%。

(八)季节性发作特征

该特征是指患者终身抑郁发作的一类模式。基本特征是指:患者抑郁发作遵循一定规律的季节模式,其他类型发作可不具有此特征。这类患者比正常人对环境的季节性变化更加敏感。该症状发生常与光照的季节性减

少有关,冬季型较夏季型多见,常在秋季和冬季(10月初至11月底)出现抑郁发作,而在次年春季和夏季(2月中旬至4月中旬)缓解。与非季节性抑郁相比,季节性抑郁患者的职业和认知功能损害较少,且多数具有不典型特征,如食欲/体重增加和睡眠增多。

第二节　抑郁症诊断与鉴别诊断

一、抑郁症诊断要点

目前大部分精神疾病的病因与发病机制还未明确,临床上尚不能进行病因学诊断,而是根据临床症状的特征与演变进行诊断和鉴别诊断。因此,准确、可靠的诊断有赖于全面客观的病史采集、系统周密的精神检查,同时需进行相关辅助检查排除躯体疾病所致的精神障碍。

(一)中国精神障碍分类与诊断标准第3版(Chinese classification and diagnostic criteria of mental disorders, CCMD-3)

1. CCMD-3概述　我国自1986年制定出精神障碍诊断分类系统及诊断标准,根据应用CCMD前两版,特别是CCMD-2R使用过程中存在一些争议以及与国际接轨的需要,中国精神障碍分类与诊断标准第3版工作组在1996—2000年期间,对17种成年人精神障碍及部分儿童有关精神障碍分类与诊断标准,开展现场测试与前瞻性随访观察,完成CCMD-3的编制,CCMD-3兼有症状分类和病因病理分类方向。

2. CCMD-3特点

(1)以前瞻性现场测试结果为依据。CCMD-3编制以前瞻性现场测试结果为依据,同时参考以前的CCMD版本及DSM-Ⅳ。

(2)诊断分类更进一步向ICD-10靠拢。

(3)保留某些精神障碍或亚型,如神经症、反复发作的躁狂症等。

(4)根据我国的社会文化特点和传统,对某些精神障碍暂不纳入CCMD-3,如ICD-10的性欲亢进、童年性身份障碍、性发育与性取向有关心理及行为障碍。

(5)注意文字表达和写作格式的规范,要求条目分明与规范,以增强可操作性。

3. CCMD-3诊断分类

30　躁狂发作[F30]

30.1　轻性躁狂症(轻躁狂)[F30.0]

30.2　无精神病性症状的躁狂症[F30.1]

30.3　有精神病性症状的躁狂症[F30.2]

30.4　复发性躁狂[F30.8其他躁狂发作]

30.41　复发性躁狂症,目前为轻躁狂[F30.8其他躁狂发作]

30.42　复发性躁狂症,目前为无精神病性症状的躁狂[F30.8其他躁狂

发作]

30.43　复发性躁狂症,目前为有精神病性症状的躁狂[F30.8 其他躁狂发作]

30.9　其他或待分类的躁狂[F30.8;F30.9]

31　双相障碍[F31]

31.1　双相障碍,目前为轻躁狂[F31.0]

31.2　双相障碍,目前为无精神病性症状的躁狂[F31.1]

31.3　双相障碍,目前为有精神病性症状的躁狂[F31.2]

31.4　双相障碍,目前为轻抑郁[F31.3]

31.5　双相障碍,目前为无精神病性症状的抑郁[F31.4]

31.6　双相障碍,目前为有精神病性症状的抑郁[F31.5]

31.7　双相障碍,目前为混合性发作[F31.6]

31.9　其他或待分类的双相障碍[F31.8;F31.9]

31.91　双相障碍,目前为快速循环发作[F31.8]

32　抑郁发作[F32]

32.1　轻性抑郁症(轻抑郁)[F32.0]

32.2　无精神病性症状的抑郁症[F32.1]

32.3　有精神病性症状的抑郁症[F32.2]

32.4　复发性抑郁症[F33]

32.41　复发性抑郁症,目前为轻抑郁[F33.0]

32.42　复发性抑郁症,目前为无精神病性症状的抑郁[F33.0]

32.43　有精神病性症状的抑郁[F33.3]

32.9　复发性抑郁症,目前为其他或待分类的抑郁症[F32.8;F32.9;F33.8;F33.9]

33　持续性心境障碍[F34]

33.1　环性心境障碍[F34.0]

33.2　恶劣心境[F34.1]

33.9　其他或待分类的持续性心境障碍[F34.8;F34.9]

39　其他或待分类的心境障碍[F38;F39]

心境障碍的第 5 位编码表示:

3x.xx1　意识障碍(如谵妄)[F38]

3x.xx2　伴躯体症状[F38]

3x.xx3　慢性[F38]

3x.xx4　缓解期[F38]

4. 抑郁症诊断标准　抑郁发作以心境低落为主,与其处境不相称,可以从闷闷不乐到悲痛欲绝,甚至发生木僵。严重者可出现幻觉、妄想等精神病性症状。某些病例的焦虑与运动性激越很显著。中国精神障碍分类与诊断标准第 3 版(CCMD-3)关于抑郁症的诊断标准:

【症状标准】　以心境低落为主,并至少有下列 4 项。

(1)兴趣丧失、无愉快感。

(2)精力减退或疲乏感。

(3)精神运动性迟滞或激越。

(4)自我评价过低、自责,或有内疚感。

（5）联想困难或自觉思考能力下降。

（6）反复出现想死的念头或有自杀、自伤行为。

（7）睡眠障碍，如失眠、早醒，或睡眠过多。

（8）食欲降低或体重明显减轻。

（9）性欲减退。

【严重标准】 社会功能受损，给本人造成痛苦或不良后果。

【病程标准】

（1）符合症状标准和严重标准至少已持续2周。

（2）可存在某些分裂性症状，但不符合分裂症的诊断。若同时符合分裂症的症状标准，在分裂症状缓解后，满足抑郁发作标准至少2周。

【排除标准】 排除器质性精神障碍，或精神活性物质和非成瘾物质所致抑郁。

【说明】 本抑郁发作标准仅适用于单次发作的诊断。

5. 持续性心境障碍 指持续性且常有起伏的心境障碍，每次发作极少严重到足以描述为轻躁狂，甚至不足以达到轻度抑郁，其发作形式：环性心境障碍（反复出现心境高涨或低落）、恶劣心境（持续出现心境低落）、混合状态（躁狂和抑郁在一次发作中同时出现）。见表4-1至表4-3。

表 4-1　持续性心境障碍诊断标准

症状标准	严重标准	病程标准	排除标准
反复出现心境高涨或低落但不符合躁狂或抑郁发作标准	社会功能受损较轻	符合症状标准和严重程度标准至少已2年但是这2年中可有数月心境正常间歇期	（1）心境变化并非躯体疾病或精神活性物质的直接后果，也非分裂症或其他精神病性障碍的附加症状（2）排除躁狂或抑郁发作，一旦符合相应标准即诊断为其他类型情感障碍

表 4-2　环性心境障碍诊断标准

症状标准	严重标准	病程标准	排除标准
反复出现心境高涨或低落但不符合躁狂或抑郁发作症状标准	社会功能受损较轻自知力完整或较完整	符合症状标准和严重程度标准至少已2年但是这2年中，很少有持续2个月的心境正常间歇期	（1）心境变化并非躯体疾病或精神活性物质的直接后果，也非分裂症或其他精神病性障碍的附加症状（2）排除躁狂或抑郁发作，一旦符合相应标准即诊断为其他类型情感障碍

表 4-3　恶劣心境障碍诊断标准

症状标准	严重标准	病程标准	排除标准
持续存在心境低落 但不符合任何一型抑郁的症状标准，同时，无躁狂症状	社会功能受损较轻 自知力完整或较完整	符合症状标准和严重程度标准至少已 2 年 但是这 2 年中很少有持续 2 个月的心境正常间歇期	（1）心境变化并非躯体疾病（甲状腺功能亢进症），或精神活性物质导致的直接后果，也非分裂症或其他精神病性障碍的附加症状 （2）排除各型抑郁（包括慢性抑郁或环性情感障碍），一旦符合相应的其他类型情感障碍标准，则应作出相应其他类型诊断 （3）排除抑郁型人格障碍

（二）《国际疾病分类（第 11 版）》 (international classification of diseases, eleventh edition, ICD-11)

1. ICD-11 概述　ICD-11 中心境障碍的组织架构发生了变化，共包括 4 种：抑郁发作、躁狂发作、轻躁狂发作和混合发作，抑郁障碍（depressive disorders）是心境障碍类目下的一个亚组，包括单次发作的抑郁障碍、复发性抑郁障碍、心境恶劣障碍以及混合性抑郁和焦虑障碍。双相障碍作为心境障碍类目下的另一个亚组，包括双相障碍Ⅰ型、双相障碍Ⅱ型以及环性心境障碍。ICD-11 并未保留 ICD-10 中的持续性心境障碍类别，而是将其中的恶劣心境归入了抑郁障碍，将环性心境归入了双相障碍。由于 ICD-11 心境障碍章节诊断分类的基础是心境发作的特点、次数和变化模式，因此 ICD-11 仍然将双相障碍归类在心境障碍之下。

2. 抑郁发作的诊断　抑郁发作：抑郁发作要求至少具备 2 条情感性症状群中的 1 条，包括抑郁心境或兴趣/愉快感缺失。其他症状归类为 2 个症状群：认知-行为症状群和自主神经系统症状群，其他症状中必须存在至少 5 条。认知-行为症状群包括集中注意和维持注意的能力下降、自我价值感低、不适切的内疚感、无望感，以及想到死亡。自主神经系统症状群包括失眠或睡眠过多、胃纳或体重改变、精神运动性激越或迟滞，以及疲乏。

正常的哀伤可以包括抑郁症状，但并不满足抑郁发作的诊断。正常的居丧反应有时可以持续 6 个月，或在某些文化/宗教背景下可持续超过 6 个月。然而，抑郁发作可叠加于正常的哀伤。以下情况提示居丧期间抑郁发作可能包括丧亲后抑郁症状持续存在 1 个月或更长时间（即体验不到正性情感或愉快感）、极度自我价值感低下和与丧亲对象无关的内疚感等严重抑郁症状、精神病性症状、自杀意念，或精神运动性阻滞。既往抑郁障碍或双相障碍病史对于鉴别正常哀伤反应和抑郁发作至关重要。

抑郁发作的核心症状及附加症状条目（表 4-4）。

表 4-4 ICD-11 诊断抑郁发作的核心症状及
附加症状条目

核心症状	附加症状
A. 心境低落 B. 兴趣与愉 　快感丧失 C. 易疲劳	①集中注意和注意的能力 　降低 ②自我评价和自信降低 ③自罪观念和无价值感 ④认为前途黯淡悲观 ⑤自伤或自杀的观念或行 　为 ⑥睡眠障碍 ⑦食欲减退或增加

根据症状的数量、类型以及严重程度，可将抑郁发作分为轻、中、重度；根据发作的次数，可分为单次发作和复发性；根据伴发症状，可分为伴/不伴精神病性症状。

3. 抑郁障碍的诊断 抑郁障碍的诊断需基于 1 次或多次的抑郁发作，并且没有躁狂、混合或轻躁狂发作史，可分为单次发作的抑郁障碍和复发性抑郁障碍。按照目前发作的严重程度（轻、中、重）、伴或不伴精神病性症状，抑郁障碍可进行进一步的分类。抑郁障碍的严重程度不仅取决于症状的数目，也取决于症状的严重程度以及对功能的损害。如果出现了精神病性障碍，那么抑郁障碍的严重程度至少是中等程度及以上。如果抑郁障碍并非目前发作，那么可进一步划分为目前部分缓解或目前完全缓解（表 4-5）。

在抑郁障碍目前发作中还可进行附加限制条件描述，包括伴有显著的焦虑症状、伴有忧郁特征、围生期内的抑郁发作，以及伴有季节性发作。伴有忧郁特征的定义与 ICD-10 中的躯体化症状一致，其抑郁障碍的特征为兴趣缺乏、缺少情绪反应性、早醒、晨重暮轻、精神运动性激越或迟滞、胃纳和体重下降。

4. 其他抑郁症障碍 其他抑郁障碍主要包括两类：心境恶劣障碍、混合性抑郁和焦虑障碍。

心境恶劣障碍替代了 ICD-10 中的恶劣心境，指的是慢性的（>2 年）、阈下的抑郁症状。如果在心境恶劣障碍仍然存在的背景下，症状的数量及严重程度达到抑郁发作的诊断阈值，则应同时诊断为心境恶劣障碍和单次发作抑郁障碍或复发性抑郁障碍。

混合性抑郁和焦虑障碍的基本特征要求在 2 周及以上时期的大部分时间同时出现抑郁和焦虑症状，但无论抑郁或焦虑症状的严重程度、数量或持续时间，均不足以诊断为其他抑郁障碍或焦虑及恐惧相关障碍。

(三)美国的《精神障碍诊断与统计手册(第 5 版)》(diagnostic and statistical manual of mental disorders, fifth edition, DSM-5)

1. DSM-5 概述 DSM-5 是基于 DSM-Ⅳ 的修订，依然具有明确的诊断标准，对精神障碍的含义及临床描述都给予了详细的解释。DSM-5 的分类按照"发育及生命周期（developmental and lifespan）"进行排序，与即将颁布的 ICD-11 精神与行为障碍分类基本一致，其总体结构尽可能反映了近 20 年来神经科学及遗传学领域针对不同精神障碍的研究进展。

表 4-5　具体诊断条目及诊断标准

编码	诊断条目	症状学标准	病程标准	严重程度标准	排除标准
F32.0	轻度抑郁发作	核心症状 2 条 附加症状 2 条	至少 2 周	对社会功能造成一定困难	除外脑器质性疾病、躯体疾病、某些药物和精神活性物质等引起的继发性抑郁
F32.1	中度抑郁发作	核心症状 2 条 附加症状 3 条		对社会功能造成相当困难	
F32.2	重度抑郁发作，不伴精神病性症状	核心症状 3 条 附加症状 4 条		社会功能几乎不可能继续进行	
F32.3	重度抑郁发作，伴精神病性症状	F32.2 基础上伴发妄想、幻觉或抑郁性木僵		同 F32.2	
F33.0	复发性抑郁障碍，目前为轻度发作	目前符合 F32.0	既往至少有 2 次发作，明显心境紊乱；本次发作至少 2 周	同 F32.0	
F33.1	复发性抑郁障碍，目前为中度发作	目前符合 F32.1		同 F32.1	
F33.2	复发性抑郁障碍，目前为不伴精神病性症状的重度发作	目前符合 F32.2	既往至少 2 次发作，之间有几个月无明显心境紊乱；本次发作至少 2 周	同 F32.2	
F33.3	复发性抑郁障碍，目前为伴精神病性症状的重度发作	目前符合 F32.3		同 F32.2	
F33.4	复发性抑郁障碍，目前为缓解状态	目前为缓解状态		目前的社会功能正常	

　　DSM-5 的结构也反映了修订者的宏观思路，即有意将那些在病前人格特质相似的障碍或较常共患的诊断类别安排在一起，如神经发育障碍、精神分裂症及其他精神病性障碍。双相障碍则被置于"精神分裂症谱系与其他精神病性障碍"及抑郁与焦虑等障碍中间。总体上看，抑郁障碍、焦虑障碍、强迫及

相关障碍、创伤及应激相关障碍,以及分离性障碍均属于所谓"情绪及内化障碍",其共同的特点是脱抑制水平较高、精神质、负性情绪等。

2. DSM-5 关于"抑郁症"的诊断标准

A. 在 2 周内,出现与以往功能不同的明显改变,表现为以下 5 项或以上,其中至少 1 项是(1)心境抑郁,或(2)丧失兴趣或乐趣。

注:不包括明显是由于其他健康问题导致的症状。

①几乎每天在大部分时间心境抑郁,可以是主观的体验(例如,感到悲伤或空虚,毫无希望),也可以是他人观察到的(例如,看起来显得很悲伤);注:儿童或青少年,可以表现为心境的易激惹。

②几乎每天在大部分时间对所有(或几乎所有)活动的兴趣或快感都显著减低(可以主观体验也可被别人观察到)。

③显著的体重减轻(非节食)或体重增加(1 个月内体重变化超过原体重的 5%。注:儿童则为未达到应增体重),或几乎每天食欲减退或增加。

④几乎每天失眠或嗜睡。

⑤几乎每天精神运动性激越或迟滞(指由他人观察到的情况,不仅是主观体验到坐立不安或缓慢下来)。

⑥几乎每天疲倦乏力或缺乏精力。

⑦几乎每天感到没有价值感,或过分地不恰当地自责自罪(可以是妄想性的程度,不仅限于疑病)。

⑧几乎每天都感到思考或集中注意力困难,决断能力减退(或自己体验到的,或他人观察到的)。

⑨反复想到死亡(不只是对死亡的恐惧),想到没有具体计划的自杀观念,或者想到某种自杀企图或一种特殊计划来完成自杀。

B. 这些症状产生了使患者明显的痛苦烦恼,或在社交、职业,或其他方面的重要功能缺损。

C. 这些症状并非由于某种物质或由于其他躯体疾病所致。

D. 这种抑郁症发作的出现不能用分裂情感性障碍、精神分裂症、精神分裂症样障碍、妄想障碍或其他特定的或未定的精神分裂症谱系或者其他精神病性障碍来更好的解释。

E. 从无躁狂发作或轻躁狂发作。

3. 破坏性心境失调障碍 核心特征是慢性的,严重的持续易激惹,包括:①言语上或行为上频繁地脾气爆发(每周发作≥3 次,持续超过 1 年,发作地点至少 2 处);②严重的易激惹,包含在严重的脾气爆发间期存在的慢性,持续性的易怒或愤怒情绪。

4. 持续性抑郁障碍 诊断特征包括:①一天中的大多数时间存在抑郁情绪,存在抑郁的天数比无抑郁存在的天数更多;②这种状态在成年人中持续至少 2 年,在儿童和青少年中持续至少 1 年;③符合食欲紊乱、睡眠紊乱、精力不足和(或)疲劳、自卑感、注意力和(或)决策力差以及绝望这 6 条症状中 2 条以上的症状。

5. 经前期烦躁障碍 诊断特征:情绪不稳,易激惹,烦躁不安和焦虑症状在经前期出现,在月经来潮或月经来潮后短期内恢复。

二、鉴别诊断

(一)器质性疾病继发心境障碍

脑器质性疾病、躯体疾病、某些药物和精神活性物质等均可引发继发性心境障碍,与原发性心境障碍的鉴别要点:①前者有明确的器质性疾病、或有服用某种药物或使用精神活性物质史,体格检查有阳性体征,实验室及其他辅助检查有相应指标的改变。②前者可出现意识障碍、遗忘综合征及智能障碍,后者一般无意识障碍、记忆障碍及智能障碍。③器质性和药源性心境障碍的症状随原发疾病的病情消长而波动,原发疾病好转,或在有关药物停用后,抑郁症状相应好转或消失;前者既往无心境障碍的发作史,而后者可有类似的发作史。

易导致抑郁的神经系统疾病包括帕金森病、痴呆性疾病、癫痫、脑血管病和肿瘤。其中帕金森病患者中抑郁症状出现率高达 $50\% \sim 75\%$,其抑郁症状多不与躯体疾病的所致残疾程度、患者年龄或病程成比例,但与神经心理学评估结果相关。这类患者采用 MECT 或抗抑郁药物治疗有效。颞叶癫痫所表现的病理性心境恶劣常类似抑郁发作,尤其当癫痫病灶位于右侧大脑时应注意鉴别。

尤其是发生于老年的抑郁症可伴随明显的认知功能损害,类似于痴呆,有人称为假性痴呆。通常起病较急,有一定的求治要求和自知力,可伴自责或

晨重夜轻等症状,MRI 扫描无改变或者出现较少改变。阿尔茨海默病则起病缓慢,以记忆、智能进行性减退为主要表现,病情往往昼轻夜重,认知量表、抑郁量表的检测可能有助于鉴别,在进行心理测试时,抑郁症患者多不愿回答问题,而痴呆患者则会尽可能地编造。此外,抗抑郁治疗会在短期内缓解抑郁情绪并改善认知功能,这一点可有助于鉴别。

鉴别诊断时要将上述几种情况进行区分,进行完善的病史追问,详细的躯体、神经系统检查,辅以常规的血、尿化验等。应尽可能减少特殊检查,以免加重患者的心理负担,导致情绪进一步低落和焦躁。如果躯体疾病的诊断成立,也不能轻率地认定患者的情绪低落完全是由于躯体疾病所致而不给予积极干预。即使躯体疾病是导致抑郁的直接原因,采用抗抑郁药治疗仍可能有一定效果,也利于躯体疾病的预后,因此积极的干预仍属必要。

临床上有时很难区分抑郁症状究竟是原发还是继发于躯体疾病或是由治疗躯体疾病的药物所致,需要详细地询问病史和用药史,进行必要的停药观察,以及给予恰当的抗抑郁药物是治疗的关键。

(二)双相障碍

抑郁障碍和双相障碍均可出现典型的抑郁发作,由于两种疾病的治疗原则存在很大区别,故必须重视鉴别。双相障碍患者存在典型躁狂/轻躁狂发作史,其核心特征为情绪的"不稳定性"。部分双相障碍患者以抑郁发作起病,可

能多次抑郁发作后才出现躁狂/轻躁狂发作,因此早期识别提示可能为双相障碍的线索非常重要,如青少年起病、抑郁发作频繁且好转速度快、伴精神病性特征、不典型特征或混合特征、难治性抑郁、产后抑郁、季节性抑郁、共病物质滥用或边缘性人格障碍、双相障碍家族史等。

一些简易诊断问卷有助于对躁狂或轻躁狂发作的病史进行收集,提高对双相抑郁诊断的敏感性。有两个双相障碍的筛选工具均有较好的诊断效度,即心境障碍问卷和双相谱系障碍诊断量表,可提供给患者、家人或朋友进行评定,可发现躁狂症状而增加对双相抑郁诊断的敏感性。另外,还有一些量表有助于发现和识别轻躁狂,提高对双相Ⅱ型诊断的敏感性。如轻躁狂症状清单,发现轻躁狂的提示性问卷等。双相抑郁可能的预测指标有:早年(25岁以前)发病;女性;抑郁频繁发作;双相障碍家族史;情感旺盛气质或循环气质;不典型发作、伴精神病性症状或季节性发作;共病物质滥用或边缘性人格障碍。当抑郁发作的患者符合上述情况时应慎重诊断。

(三)焦虑障碍

抑郁障碍的患者常出现焦虑障碍,抑郁和焦虑可以同时出现,抑郁障碍的核心症状为"心境低落",焦虑障碍则多表现为过度的"紧张、恐惧、担忧"等,常伴有明显的躯体焦虑症状,不会出现抑郁障碍患者"心境低落"的表现。

焦虑与抑郁共病是当前研究较多的课题。在ICD-10和DSM-5中均有

单独类别定义混合性焦虑和抑郁障碍。说明焦虑和抑郁之间的鉴别较为困难。应该根据两组症状的严重程度和诊断符合程度具体做出诊断。

(四)精神分裂症

抑郁可以作为精神分裂症的伴发症状或者继发症状,抑郁作为伴发症状时是精神分裂症的部分症状。抑郁作为继发症状时往往在精神分裂症的症状好转后出现,也称为精神分裂症后抑郁。同时部分抗精神病药物也可能导致抑郁的发生。而抑郁发作的病人也可能伴有精神病性症状。思维障碍是精神分裂症最主要、最本质的症状,思维障碍导致患者认知、情感、意志或行为等精神活动的不协调与脱离现实,表现出"分裂"的症状。精神分裂症伴发抑郁情绪多发生在精神症状之后,与精神症状密切相关,随精神症状好转而改善。精神分裂症后抑郁往往有典型的精神分裂病史,症状好转后出现抑郁情绪。伴有精神病性症状的抑郁发作,其往往是在抑郁情绪基础上出现精神病性症状,与抑郁情绪共消涨,且症状内容与抑郁情绪有一定关系,患者主要表现为情绪的抑郁,思维具体有条理性,患者思维障碍的表现并不是最突出的。同时精神分裂症病程多迁延而非间歇性,抑郁症发作间歇期表现基本正常。

精神分裂症患者出现抑郁症状有3种情况:①伴发抑郁症状:抑郁症状作为精神分裂症的部分症状,精神分裂症起病后6个月内约有一半的患者可出现抑郁症状,但随着时间推移精神分裂症特征性症状日益突出,抑郁情绪日

渐消失或不明显；②继发抑郁症状，即精神分裂症后抑郁，随着患者自知力逐渐恢复出现病耻感，加之常常要面对工作调整、婚姻变故、亲友回避等一系列问题，感到自卑、失落、前途黯淡，易出现抑郁情绪，并且抑郁的累计患病率高达80%，有些患者甚至出现自杀观念或行为；③药源性抑郁：一些抗精神病药物如氟哌啶醇、氯丙嗪等均可能导致药源性抑郁，部分精神分裂症患者长期服用苯二氮䓬类药物也可能出现抑郁情绪。

其鉴别要点：①精神分裂症以思维障碍和情感平淡为原发症状，虽然情感平淡患者外表有时类似抑郁症状，但缺乏抑郁障碍患者的悲观、绝望、自卑、自责等强烈的负性体验；而抑郁障碍患者则是以情绪低落为原发症状，负性体验较为深刻。②精神分裂症患者的抑郁情绪多发生在精神病性症状之后，与精神病性症状关系密切，随精神病性症状改善而缓解；抑郁障碍患者出现的精神病性症状则发生在抑郁情绪基础上，与抑郁情绪共消涨，且多以指责、埋怨、谩骂等幻听或自责自罪妄想为主，不带有精神分裂症的症状特点，如妄想荒诞离奇，多种妄想同时存在而相互矛盾，评论性、争论性的幻听内容等。③精神分裂症的病程多数为持续进展或发作性进展，缓解期常残留精神症状或人格缺损；而抑郁障碍多是间歇性病程，间歇期基本正常。④病前性格、家族史、预后和药物治疗反应等可有助于鉴别。

（五）创伤后应激障碍

创伤后应激障碍常伴有抑郁，与抑郁症的鉴别要点是：①前者常在严重的、灾难性的、对生命有威胁的创伤性事件如强奸、地震、被虐待后出现。以焦虑、痛苦、易激惹为主的情感改变，情绪波动性大，无晨重夜轻的节律改变。后者可有促发的生活事件，临床以抑郁心境为主要表现，且有晨重夜轻的节律改变。②前者精神运动性迟缓不明显，睡眠障碍多为入睡困难，有与创伤有关的噩梦、梦魇，特别是从睡梦中醒来尖叫；而抑郁症有明显的精神运动性迟缓，睡眠障碍多为早醒。③前者常出现重新体验到创伤事件，有反复的闯入性回忆，易惊，后者通常没有创伤性回忆或再现。

（六）强迫障碍

强迫症的患者多表现为强迫思维和强迫行为，其情感体验多表现为焦虑不安，焦虑不安程度随强迫程度有所变化，其心境低落表现并不突出或者是强迫症的继发症状。

第三节　脑功能检测分析系统

一、系统原理

脑功能检测分析系统，又称脑电超慢涨落分析仪（encephalofluctuograph technology,ET），是一种新型脑电分析仪器，由中国科学院高能物理研究所及同仁光电于20世纪90年代共同研制成功。大脑活动是由脑内各神经元之间的信息传递构成,脑内神经递质通过合成、释放、摄取、吸收与代谢活动对脑电信号起调控作用,从而对脑电图形态施加影响。根据我国航天医学研究所梅磊教授提出的"脑电超慢涨落理论",即在脑电波中隐含着频率极低(毫赫兹级)的超慢涨落信号,不同频率的超慢涨落对应着不同的神经化学递质的活动情况,从而研制出脑电超慢涨落图技术。这一技术的突破点在于建立了脑电与大脑活动的物质基础,即与神经递质之间的关系。原本是我国为选拔宇航员而研究的一项新技术,主要用于评估和研究航天员的脑功能;它根据脑电超慢涨落理论,对大脑慢电活动进行精确的定量分析,并通过液体中化学物质的振荡现象原理,在分子水平检查人脑内神经递质的功能变化。其特点在于:通过对长时间(18分钟)的脑电信号的综合分析,可得出:①被测者脑内神经化学介质的活性指标;②脑功能(状态)评价参数,为脑电研究及心理科的临床病理诊断提供了一个有力工具。该技术可用于心理疾病、神经疾病、脑损伤、麻醉对脑损伤的评估,特殊人员的脑功能选拔,药物疗效、心理治疗及心理咨询疗效的评估,智力开发等研究领域。

(一)神经递质与脑电信号

大脑活动是由脑内各种神经元之间的信息传递构成的。早期的神经学研究认为神经元之间是以电脉冲方式进行信息传递,人们研究的重点是脉冲的强度、频率及编码方式。1921年,洛伊在蛙心的灌注实验中证明,神经末梢可以释放一种化学物质作用于肌肉,5年后证明这种化学物质是乙酰胆碱(ACh)。其后的研究证明,在脊椎动物中,除极少数神经元之间是以电的方式传递信息外,化学物质传递是神经元之间联系的基本方式。不同的神经元会释放不同的化学物质,近几十年的研究已发现了几十种此类化学物质,统称为神经化学介质,也有人称之为神经化学递质。

神经化学递质的存在是大脑活动的必要条件。而神经化学介质在脑内的生成、释放、摄取、代谢等活动的变化也必然对大脑功能产生影响。这方面的许多研究成果已用于临床实践,并取得明显成效。如用左旋多巴(L-DA)治疗帕金森病,以及吩噻嗪类和丁酰苯类抗精神病药,三环化合物类抗抑郁药等。

神经化学递质的特性有:不同的递质作用于特定的神经细胞,存在特定的神经通路;递质在信息传导中有快反应和慢反应;改变递质的浓度会影响大脑的活动;递质随大脑的活动不断进行生成、释放、摄取、代谢过程非常活跃,不易检测。

神经通路信息传导是电化学反应特性的,即神经传导中既有细胞膜内外的电位变化,又有化学介质的释放、摄取等过程。因此,神经递质的活动与脑电信号变化互相影响、关系密切。

(二)脑电超慢涨落系统

在一般情况下,神经元的活动是分散的。脑波涨落受脑内超慢过程所支配,脑内超慢过程支配着大量神经元的协同活动。采用计算机对脑波进行优势频率扫描,可以分离出优势超慢成分,这些成分组成超慢涨落系统,简称 S 系统(supra-slow system)。S 系统包含不同的频率成分,其范围为 0.93～238MHz,对应谱线依次为 S1,S2,S3……S255 共 255 条,称为超慢谱(S 谱)。

S 系统和 S 谱系记录大脑电活动是探讨脑生理活动及心理活动的一种基本研究手段。目前绝大多数是描述脑快速电变化,对人而言,其活动频率在 0.5～40Hz 的范围内,依次可分为 δ 波(0.5～3Hz)、θ 波(4～7Hz)、α 波(8～13Hz)和 β 波(14～40Hz)。梅磊从钱学森倡导的复杂巨系统理论出发,运用协同论、耗散结构论等有关理论,采用计算机扫描等多种先进技术从脑波非平衡涨落过程中提取深层次信息,建立了脑涨落图技术,用以记录大脑活动时所表现出的慢电变化。

人脑中 S 系统与 α 系统是两个不同的功能层次,从 α 系统序参量的涨落中可以看到 S 系统的存在;另一方面,从作用机制上看,S 系统以概率波的方式支配着神经递质的量子释放,进而支配 α 系统序参量的涨落过程,即 S 系统对 α 系统起支配作用。

S 谱具有很多精细结构成分,主要包括如下内容。

1. 特征谱线　指与某一特征脑功能变化相对应的 S 谱线,如 S1,S2,S3,S4,S5 等,特征谱线选择性的增大与特定神经化学物质的选择性活动有关。

2. 基础谐振系　与存在或潜在的基频(S3,S4,S5,S7,S11,S13)构成倍数关系的谐振系列,如 S6,S9,S12……属 S3 系,S11,S22,S44……属 S11 系等,从中还可区分出各种典型的倍周期,如二倍周期、三倍周期等。可以认为,不同脑功能状态下,当某些神经化学物质进入优势活动时,它们所代表的 S 频率可以自组织为谐振系列。

3. 连频(连续谱)　指脑区同时出现相邻的连续谱线,即 S 频率的连续振荡现象,如 S4,S5,S6 或 S9,S10,S11,S12 同时出现等,连频增多反映 S 系统选择性下降,较灵敏地反映病理状态。

4. 选择性相干　指不同脑区同时出现相同的 S 谱线,它与脑功能状态的变化有关,相干过少表明合作减弱,相干过多则表明各脑区活动连成一片,脑空间分辨率下降,脑功能降低。

(三)已知 ET 特征频率与神经递质的对应关系

S 谱源于脑内的神经化学振荡,后者以概率波的形式支配着神经递质的量子释放,并在脑波超慢振荡系统中反映出来,因此从 S 谱线的变化可推测神经递质的活动情况。一系列不同的 S 频率代表不同神经化学物质,不同的脑活动状态出现不同的 S 频率优势。已知 S 系统中特征谱线(系)与脑内神经化学振荡过程的对应关系有以下几种。

S1 与 γ-氨基丁酸(GABA)有关,GABA 是抑制性氨基酸,有抗焦虑、抑制下丘脑-垂体系统、镇痛、抑制摄食、抗惊厥、参与视觉通路信息的传递和调控等生理作用。

S2 与谷氨酸(Glu)有关,Glu 属于兴奋性氨基酸,Glu能神经元功能低下可导致精神分裂症,兴奋性氨基酸的持久刺激可导致细胞损伤和坏死。

S3系与乙酰胆碱受体(AChR)有关。

S4系与5-羟色胺(5-HT)有关,5-HT分布于中缝核,作用有:维持情绪稳定,功能不足可引起心境障碍,功能过强可导致焦虑;致痛和镇痛(外周——致痛、中枢——镇痛)睡眠(增加慢波睡眠)、体温调节、性活动(高于临界水平时抑制)内分泌功能、呕吐、精神活动等。

S5系与乙酰胆碱(ACh)有关,参与学习和记忆、镇痛和针刺镇痛、睡眠(抑制慢波睡眠、促进快波睡眠)、体温调节、摄食和饮水、感觉和运动功能、心血管活动的调节,还与攻击行为有关。

S7系与去甲肾上腺素(NE)有关,其生理作用是控制情感,调节心血管功能(具有血管收缩作用),对抗吗啡的镇痛作用,体温调节,摄食,觉醒的维持。

S11系与多巴胺(DA)有关,其作用是维持脑功能状态(兴奋),参与精神情绪活动,调节垂体内分泌功能,调节心血管活动,致痛和镇痛(不能明显影响痛阈,但可对抗吗啡或针刺镇痛),调节躯体运动——兴奋锥体系包括黑质纹状体束而抑制尾状核(尾状核持续抑制运动)。

S13系与抑制性递质有关。

(四)熵的概念和意义

ET以熵值来表示脑的功能状态。熵值原是一个热力学概念,表示某一系统中能量集中程度的大小,也就是对系统本身组织程度和有序性的度量。ET中脑波频率涨落"熵"特征表示α波不同频率成分(即8Hz,9Hz,10Hz,11Hz,12Hz)的能量涨落是分散在各个频率成分上,还是集中于某一频率成分上,反映了脑α频段频率涨落的不确定性。如果平均分配在各个频率上,则熵值最大,相对熵为100%,说明α波完全处于一种无序状态。如果集中在某一频率上,则熵值最小,相对熵为0,说明α波完全处于一种最高有序状态。熵值过高,说明系统处于混乱状态,无法接收和处理外部信息;过低说明系统处于封闭状态,也无法接收和处理外部信息。正常人熵值为60%～70%,超过80%或低于50%为异常。

当熵值过高,接近1时,各频率成分不分主次,其优势能量涨落发生概率几乎相等,不确定性大,有序性差,说明脑波优势频率的不确定,反映了脑功能下降,无法接收和处理外部信息。临床表现失眠或兴奋型神经衰弱者熵值一般都>0.95,反映了脑局限性功能失调。当熵值减小时,是脑波优势频率趋于稳定的标志。在临床应用中,有人对412名临床诊断为TIA患者在非缺血发作期研究发现,有382名出现频率涨落熵值降低,临床符合率为92.7%,并且出现的导联数与病程有关。这与脑缺氧初期引起的保护性抑制过程有关,也是脑血氧代偿能力下降的标志。

二、在心理疾病中的应用范围及其意义

ET在心理疾病方面可用于儿童

脑发育状况记忆功能的分析,智力障碍的评价;老年化、老年痴呆和脑萎缩的评价;精神分裂症、心境障碍、神经症、失眠症等心理疾病的诊断分析;特殊人才的选拔;药物作用研究、抗衰老研究、新药开发和脑疗技术研究等。

(一)分析脑记忆功能

S2 占优势时记忆效率高,在左脑有明显的优势,表明 S2 具有动员和增强的作用。S3 系和 S4 系是拮抗的一对。S3 系是兴奋性的,S4 系是抑制性的,S3 系大于 S4 系、S3/S4 比值大,记忆效率高;右侧 S4 占优势,记忆效率低。S11 系广泛分布于各脑区,出现于 S3 系缺乏或表现极弱者,S11 系有某种加强功能,可以补偿 S2,S3 的不足,抵消 S13 的抑制作用,保证较高的记忆效率。S13 系的强度与记忆效率成反比,而且与 S3 系相拮抗,S3 系能代表网状结构的兴奋性活动,它的优势活动反映上行网状系统及非特异神经突触系统的功能加强,能增加记忆功能。

(二)对神经衰弱的脑功能分析

传统的观点认为,神经衰弱都是脑过度兴奋所致,因而都给予镇静药治疗。而 ET 研究发现,神经衰弱可分为兴奋型和抑制型两种类型,镇静药只对兴奋型患者起作用。ET 以熵值来表示脑的功能状态。正常人从睁眼安静到闭眼安静时,熵值由 9417 ± 819,降为 7718 ± 1857,枕区熵值减少最明显,优势频率由 8Hz 上升为 10Hz,准优势频率由 9Hz 上升为 11Hz。神经衰弱患者从睁眼安静到闭眼安静时,熵值无明显变化;优势频率由 9Hz 上升为 10Hz,上升幅度小于正常人,准优势频率为 9Hz,明显低于正常人。因此神经衰弱患者可以根据其所测的 ET 熵值高低分为兴奋型和抑制型,即①睁眼安静和闭眼安静熵值都很高,为兴奋型或高熵型或无序型;②睁眼安静和闭眼安静熵值都很低,为抑制型或低熵型或有序型。治疗时,对兴奋型神经衰弱给予镇静催眠药,对抑制型给予促进脑细胞活动药物或兴奋药,可以避免治疗的盲目性。

(三)给心理咨询提供客观指标

ET 可检测心理异常者中枢神经递质变化情况及变异程度,从而指导临床治疗。情绪激动时,中枢儿茶酚胺浓度升高;躁狂状态时,去甲肾上腺素升高;抑郁状态时,去甲肾上腺素降低。5-HT 在躁狂状态和抑郁状态下都是降低的。

ET 也可测定正常人的脑功能状态,发现优势脑区,从而给人们正确选择学习和就业方向提供参考。

(四)提供心理疾病的诊断参考

心理疾病是脑神经递质系统病变的典型领域之一。目前心理疾病诊断方面没有可靠的检查手段,而多依靠症状学,治疗多依靠临床经验,具有一定的盲目性。而 ET 研究发现,心理疾病的症状是由神经递质异常所致。临床可根据递质异常的情况进行诊断分类和制定治疗方案。脑电超慢涨落图分析能够在一个完全自然和绝对没有创伤的条件下,对脑电波超慢涨落过程进行扫描,通过分析患者的脑电超慢涨落图形,从而了解脑内神经递质的活动情况。

1. 心境障碍

(1)心境障碍的中枢神经递质改变:心境障碍一般分成抑郁症和躁狂症两种形式。大量资料提示,中枢单胺类神经递质的变化和相应受体功能的改变及神经内分泌功能失调等可能与心境障碍的发生发展有关。研究表明,抑郁症患者有中枢 5HTNEDA 活动降低,ACh 活动增加;而躁狂患者可能有 NE 活动增加,5-HT,ACh 活动减低。抑郁症与儿茶酚胺特别是 NE 功能性缺损关系密切,而躁狂症相反,是儿茶酚胺功能过高的结果。用阿米替林治疗抑郁症可使 NE(和 5-HT)增高,但过度时可向躁狂转变。Sanacora 应用 H-MRS 证实抑郁症患者中枢 GABA 降低,有效治疗后可使中枢 GABA 升高。

(2)心境障碍的 ET 特征:对一些具有心境障碍的病人进行 ET 观察,发现心境障碍患者 5 IIT 降低,在此基础上兼有 NE 下降者出现抑郁症状。心境障碍患者 5-HT 降低,兼有 NE 升高者出现躁狂症状。

(3)大量研究表明中枢神经递质[GABA,GLU,5-HT,ACh,DA,NE]与抑郁症的发生密切相关:我国自行研发的"脑讯息搜索"(search of encephalo-telex,SET)系统有着独特的优势,能准确反映多种神经递质的代谢和作用水平,为抑郁症病理机制的多神经递质特征性标志研究带来希望。梅磊在重建大脑复杂巨系统研究中,发现隐藏

在脑波中的超慢信号系统以及隐藏在 SSS 中的量子化信息,从中破译了神经递质密码,并发现抑制性神经递质(INH)、5-羟色胺(5-HT)、乙酰胆碱(ACh)、多巴胺(DA)、去甲肾上腺素(NE)、兴奋性神经递质(EXC)这 6 种神经递质可组成 3 对神经递质拮抗对,分别为 INH/EXC,5-HT/DA,ACh/NE。即拮抗对间曾反向纠缠态,如大脑中 INH/EXC 这一拮抗对,INH 升高,则 EXC 下降,反之,INH 下降,则 EXC 升高;5-HT/DA,ACh/NE 亦同理。

(4)陈康宁等应用 ET 观察了 40 例抑郁、焦虑障碍患者脑内神经递质的变化,结果显示抑郁、焦虑患者有相同的递质变化,表现为脑内 5-HT 及 NE 均低于期望值,经 SSRIs 类药物治疗以后,患者抑郁、焦虑临床表现缓解,伴有脑内 5-HT 及 NE 升高。与抑郁障碍组不同的是,焦虑障碍组患者还有 GABA 的降低,经治疗后 GABA 恢复到正常。提示脑内 5-HT 及 NE 的活性变化与抑郁、焦虑有关,在焦虑的发病中 GABA 可能也有重要的作用。

2. 抑郁症患者的 ET 特征

(1)吴文哲等按 1∶4 男女比例收入 60 例原发性抑郁症患者,利用脑电潮汐涨落图技术分析各脑区神经递质水平变化情况,推测原发性抑郁症与右额脑区的兴奋递质水平降低相关,且原发性抑郁症的发生与右额部脑区最相关。

(2)马文涛等针对门诊 240 例抑郁患者的脑电潮汐涨落图分析显示,各年

龄段抑郁症患者 GABA,Glu 在除 69 岁以上组以外的其他组内均低于正常值;而 AChR 在除 59－69 岁组以外的其他组内均高于正常值,5-HT 水平均高于正常值,ACh 除在 69 岁以上组显著低于正常值以外均高于正常值,EXC 除在 59－69 岁组和 69 岁以上组低于正常值以外均高于正常值,NE、DA 在 29 岁以下,39－49 岁和 59－69 岁组低于或显著低于正常值,29－39 岁组显著高于正常值,在 49－59 岁组高于正常值,在 69 岁以上组则 NE 高丁正常值。DA 低于正常值。INH 除在 39－49 岁和 49－59 岁低于正常值以外均高于或显著高于正常值。各年龄段神经递质进行方差分析发现 DA,NE 与正常值存在差异。说明抑郁症患者的 DA,NE 水平可能与年龄有关。

(3)李佳等对抑郁症患者的研究表明,ACh 升高,5-HT,DA 降低,追踪研究发现,5-HT,DA 相对功率随症状的改善逐步升高,ACh 则相反。郭春荣等的研究表明,抑郁症患者治疗前 DA 显著降低:治疗 2 周、4 周后 5-HT 及 DA 显著升高。唐卫东等研究表明,抑郁症患者 NE 降低。陈康宁等研究表明治疗 3 个月后,脑卒中后抑郁患者的 5-HT 及 NE 升高。以上的研究结果与抑郁症的单胺类功能下降假说一致,经药物治疗后 5-HT,DA,NE 功能增强,说明抑郁症的发作和改善,与多种神经递质间的功能平衡有关,而不仅仅是 5-HT 功能。

(4)有研究显示,抑郁症患者的脑电超慢涨落分析,S4 和 S7 降低,意味

着抑郁症患者的治疗前和神经递质和正常对比,5-HT,ACh,DA 和 NE 都降低,而其中 ACh 和 DA 的差异比较显著,其中 γ-氨基丁酸和谷氨酸也会降低,而 5-HT,ACh,DA 会升高,而经过研究可以得出一个结论,说明脑内的神经递质的 GABA,Glu,5-HT,ACh,DA,NE 之间的这种协同不良,会导致抑郁症的发作。

3.失眠　研究表明,脑内多种神经递质参与了睡眠的调节且发挥了重要作用。因而对脑内主要神经递质活动的研究,有助于探讨亚健康失眠的中枢神经递质变化特征及其可能的机制,并对开发有效、安全的抗失眠措施提供帮助。脑电超慢涨落图(encephalofluctuograph,EFG)分析技术采用多重频谱分析与非线性处理方法,从脑电信号中提取超慢涨落成分来反映脑内神经递质活动,从而使无创伤性检测人体脑内神经递质的活动情况成为可能,研究显示,大脑中的多种神经递质在睡眠-觉醒节律的调节中发挥了非常重要的作用。在睡眠-觉醒节律紊乱者中其中枢神经递质存在不同程度的活动异常。神经递质是在神经元、肌细胞或感受器间的化学突触中充当信使作用的特殊分子。每种神经递质都有其特有的功能和作用,且所有神经递质均有一个合理水平的平衡关系,若平衡关系被打破,将会出现各种相应的症状和体征。

曾远明等应用 ET 研究了慢性失眠病人的脑内神经递质活动变化,通过与健康对照组配对比较,结果 S1 和 S2 显著降低,S3、S4、S5、S7、S11 无明显差

异,提示慢性失眠病人脑内神经递质GABA 和 Glu 活动存在异常,GABA 对中枢神经元的普遍抑制扩散过程难以完成,Glu 不足以兴奋睡眠中枢,这种递质紊乱导致脑内睡眠启动的电活动紊乱。

龙训等检测的大部分指标(GABA,Glu,5-HT,ACh,NE,DA,兴奋递质 3,抑制递质 13,大脑总功率、运动指数、兴奋抑制指数)显示研究组明显低于对照组,检测指标客观上存在明显的变化,大脑功能不同程度的下降,提示睡眠障碍人群的脑内神经递质变化具有特征性。

李绍旦等对亚健康失眠人群的研究发现,GABA,Glu,ACh,5-HT,NE、DA 下降,其中有 GABA 和 Glu 水平与匹兹堡睡眠质量指数量表(PSQI)总分之间呈负相关,毛庆祥等探讨丙泊酚对顽固性失眠患者的影响,结果显示治疗前患者的 GABA 和 NE 降低,经治疗后 GABA 和 NE 明显提高,GABA 是脑内重要抑制性神经递质,对睡眠的开始与维持有重要作用,目前常用的镇静催眠类药物是作用于 GABA 受体,加强 GABA 的功能。以上研究发现失眠患者不仅有 GABA 功能下降,也有兴奋性神经递质的功能下降。不同失眠症状的患者可能有不同的神经递质功能异常,并不都适合应用镇静安眠药物治疗,某些患者需要加强兴奋性神经送质功能。

孔繁一等对高原睡眠障碍的研究发现,Glu 及 5-HT 升高是高原睡眠障碍的独立预测因素,GABA 和 DA 升高可提高高原睡眠质量,在高原特殊环境中,缺氧是高原失眠的主要病因,缺氧导致 Glu 和 5-HT 升高进而引发主观睡眠质量下降、觉醒次数增多等。由于神经递质间的拮抗关系,GABA 和 DA 升高可改善以上症状。

综上所述,人脑功能(特别是心理功能)是世界上最复杂的物质运动形式。尽管 ET 已在脑功能基础研究和临床中得到了初步的应用,但也不乏质疑的声音,如 ET 检测的数值能真实反映被检查者的神经递质功能吗?检测值的稳定性如何?影响检测结果的内、外环境是什么等。科学真理就是在质疑和争论中确立和发展的,这些问题有待于从不同的角度深入研究做出准确的回答。

脑神经递质是脑细胞发挥功能的关键物质,脑神经递质的检测是脑研究的基础。但由于血脑屏障的存在使得从血液和脑脊液中检测神经递质不能准确反映脑内递质的情况,理想的检测手段应该是无创伤的、直接的检测手段。ET 可以无创伤性检测人在生理和心理病理状态下脑内神经递质的活动,因此 ET 是一种比较理想的脑神经递质检测手段。随着 ET 在脑功能研究中的科学发现和临床应用的经验积累,ET 有可能成为探讨某些脑部疾病的病因以及疾病的诊断和疗效评估的重要实用技术。

第5章

抑郁症的量表评定

美国心理学家桑代克和教育测量学家麦柯尔先后提出"凡客观存在的事物都有其数量""凡有数量的东西都可以测量",在之后近100年的时间内,成为心理测量学发展的指导思想。心理测量是按照心理学的原则和方法对个体的心理特质、心理状态、发展水平进行评价和量化,人的心理特征具有复杂性、易变性、主观性,心理测量实质上是对行为样本的客观和标准化测量。心理测量可以为医疗、教育、人才选拔、岗位分配等提供科学依据。

第一节 概 述

一、心理测验的理论基础

100多年来,对心理测验质疑的声音一直不绝于耳,对其必要性、可能性、准确性一直持有怀疑的态度,这种怀疑态度存在于两个方面:一是心理现象是主观存在的,具有复杂性、不稳定性、内隐性的特征,根本无法直接测量;二是目前的心理测量技术手段远没有达到物理测量的准确和可靠。

从辩证唯物主义的观点看,任何事物(包括人的心理特征)都是质和量的统一,事物量的差异便是心理测量的前提。据此,可以认为:①人的心理特征也是有差异的,有必要和可能测定差异的数量、描述差异的程度;②心理特征会在人的行为活动中表现出来,并调整着人的外部行为,通过考察人的外部行为表现可以间接测量人的心理特征差异;③心理测量和所有的测量技术一样,在准确性、可靠性方面是相对的,也会像其他测量技术一样随着科学的进步逐步提高,测量不准不等于不能测量,现在测量不准并不意味着将来永远测量不准。

正是在上述思想的指导下,心理测量学自诞生到现在100多年的时间内,取得了长足的发展,目前世界上存在几万套经过科学验证的心理测验量表,而且呈逐年增加的趋势。同时,心理测验也广泛应用于社会生活的各个领域,取得巨大的成就,专业认可度和社会认可度都得到显著提高。

二、心理测验量表具备的基本要素

心理测验需要标准化量具进行,这

个标准化量具就是心理测验量表,有领域内专家经过标准化程序编制并长期试用、修订、完善而成。

(一)行为样本

抽样是测量学普遍采用的方法,心理测量属于间接测量,通过测量人的外部行为来推测人的心理特质,但是人的行为是多种多样的,要把人的所有行为作为测量对象是不现实的,为此测量学家会从大量行为中抽取与测验目标有关的一组行为进行测量,并据此推断个体的心理特质。

这些被抽取出来作为直接测量对象的行为即是行为样本,比如抑郁症的测量,通常以患者的情绪体验、睡眠状况、行为表现等作为行为样本。

(二)标准化

标准化是心理量表编制的一个重要步骤,也是测验实施的重要条件,指测验的编制、实施、计分及测验分数解释程序的一致性,测验的条件必须对所有的被施测者都是相同的,在同样的测验情景中唯一的自变量是正在接受测量个体的心理特征,测验标准化包括测验内容、施测条件、评分规则、测验常模等方面。

(三)难度或应答率

项目难度通过计算被试答对某一项目的人数比例来确定,并根据难度值把测验项目从简到难依次排列。难度要有一定的梯度,太低或太高都不能有效地将不同水平的个体区分开来。

(四)信度和效度

测验科学性的重要评价指标是信度和效度,信度指一个测验的可靠性,即用同一测验多次测量某一群体所得结果之间的一致性程度。效度指一个测验的有效性,即一个测验在多大程度上能够测得所要测量的心理特质。

比如抑郁自评量表在一定时间内施测同一群体,所得结果要基本一致,同时抑郁量表一定是评价个体或团体的抑郁症状,而不是其他。这样才能表明该量表具备良好的信、效度指标。

三、心理测量的功用

心理测量具有广泛的功用,在精神卫生领域,广泛应用于疾病的病情和疗效评估、流行病学调查等。具体涉及以下几个方面。

(一)发现各类精神症状和心理卫生问题并评定其严重程度

作为诊断的参考依据,心理评估量表与分类诊断标准配套使用,可以提高诊断的可靠性。

传统的精神疾病诊断主要根据患者主诉、病史、医生观察等,目前使用临床心理测验量表评估患者的心理症状及严重程度,是精神障碍诊断的重要组成部分。心理正常与异常往往是相对的,比如抑郁症并没有绝对的划分正常与异常的标准,而且每个患者的承受力、应对能力、生活环境等方面都存在较大的差异,医生的专业背景和临床经验也影响最终的诊断结论,所以对心理正常与异常的诊断并不是一件容易的事情。

为了更好地方便临床医生的诊断,心理学家提出了以下区分正常与异常的原则。

1.一致性原则 正常的心理活动在内容与形式、数量与质量及外在表现具有一致性的特征,如果一个人的自我感受、自我评价明显低于自我现实,存在明显的自我贬低,这往往是抑郁症的一个典型症状。

2.统一性原则 在大脑统合功能的作用下,个体的知情意应该是统一、协调的,是保证个体良好的社会功能和社会适应的心理基础。

3.个性的相对稳定性原则 人的个性特征是以遗传素质为基础,在长期的社会生活中与环境、他人互动形成的,个性特征一旦形成便具有相对稳定性。一个人的个性特征如果发生明显的改变甚至逆转,往往意味着有重大的心理异常。

心理诊断是将心理的理论和心理测验的方法应用于临床实践,以评定个体的人格特征、认知状况和心理障碍症状,并以此为依据判断其正常或异常的性质、程度以确定心理疾病的性质,可见心理诊断离不开心理评估,心理评估是心理诊断的先决条件。

(二)心理评估可以寻找心理紊乱的病因,是进行心理学研究的重要手段

造成心理紊乱、心理障碍的病因多而复杂,从临床实践看,几乎不存在单一病因致病的个案,通过心理评估可以发现患者对疾病的人格易感性,并收集人际关系、生活环境、生活事件等方面的诸多信息。

开展相关的科研活动,可以把心理评估结果作为研究变量,比如反应速度、记忆准确性与持久性、情绪状态、社会支持、思维敏捷性与灵活性、问题解决能力等。研究者将观察、预实验等渠道获得的信息进行整合,进而形成自己的理论假设,可以通过心理评估对科学假说进行验证、修订。可以用心理测验对被试进行实验分组,以达到等组化的目的。

(三)作为效果评估手段

药物治疗、心理咨询与治疗、心理护理、心理教育都需要进行必要的效果评估,以便评价效果,寻找工作的不足之处并加以修订,这一过程中心理测验量表就是必要的指标。

(四)流行病学调查手段

在流行病学调查中,心理测验量表可以作为有效的评估工具用于在大规模人口群体中获得广泛和一致的信息,特别是现代网络和信息技术的发展,实现了心理疾病的批量化团体测试,自动化、标准化、个人隐私保护、信息安全防护水平等均显著提高。

四、心理测量的资料来源

(一)观察法

适用于难以进行面谈的患者,如痴呆、木僵、婴幼儿等,在现实活动中观察患者的言语、行为动作、姿态、表情等方面,并进行有目的、有计划、有系统的记录,在此基础上分析患者的心理活动、心理特征、心理症状。

(二)会谈法

心理测验专业人员通过与患者及家属面对面的交谈,了解和掌握患者的心理问题的症状、性质、病情、病因、个人生活史、成长史、家族史、病史、人格特征、行为习惯、生活方式等方面的信息,会谈法是全面了解患者信息,做出准确诊断,制定治疗方案的前提条件。

(三)作品分析法

通过对患者日记、字迹、绘画作品、工艺美术、书信等个人作品分析,可以洞察内心世界,了解患者的兴趣、愿望、需求,评估其人格特征、社会关系和情绪状态。

(四)量表评定法

首先是受试者自己填写问卷,适用于轻型障碍、人格问题或一般心理健康的调查对象,要求受试者合作,具备一定的受教育水平和基本的听说读写、理解能力。其次是知情人填写问卷,适用于重度精神障碍不合作者、认知活动受损者或者儿童。问卷调查具备标准化、数量化的特点,可以对患者心理活动、心理症状做出相对客观的分析,避免了主观因素影响,是较为科学的评估方法。

减少无关因素对测验结果的影响是标准化测验的基本要求,因此,整个测验过程必须按照规定的程序实施,心理测验过程中的注意事项如下:①指导语,指导语是测验的要求、方法、注意事项等方面的解释和说明,主试需要用规范化、专业化且通俗易懂的语言表达,可以作必要的预试,以减少可能疏漏;②时限,事先告诉被试测验的时间限制;③计分及解释,要及时、清楚、详细地记录被试反应,主试熟练掌握计分键,对被试的反应不能做出暗示性动作,对测试结果要按照规定的参照标准做出解释。

五、心理评估工作者的素质要求和伦理准则

心理测验选择、管理、实施、结果解释是一个专业化的过程,而且涉及患者个人隐私,影响社会公共利益,因此,对心理评估工作者需提出一定的专业素质要求和伦理准则。

(一)心理评估工作者的素质要求

(1)专业知识:作为临床心理评估者需要具备基本的心理学知识,包括普通心理学、生理心理学、病理心理学、心理测量学等,还应经过专门的技能培训,掌握评估技术,获得专业上岗资格。还要掌握常见精神疾病的症状表现、诊断要点,能够对正常心理和异常心理作基本的鉴别。

(2)观察能力:观察法、交谈法和问卷法等心理评估方法都需要对患者的表情、动作、语音、语调、语速进行观察,并通过外部表现推测其内在心理活动。

(3)智力水平:心理评估是间接测量,涉及对患者认知、人格方面的评价,很多的信息属于内隐的,需要一定的逻辑推理和分析能力。

(4)自我认知能力:所谓自我认知能力就是"自知之明",只有准确、全面认识自己才能去认识和评价他人,否则很难在评估中剔除偏见影响。

(5)沟通能力:临床心理评估是针对人的活动,需要患者的积极合作,对专业人员的表达能力、交往技巧、人格特征、临床经验和训练等都提出较高的

要求。

（二）对心理测验的正确态度

（1）心理测验是心理学研究方法和临床诊断的辅助工具。心理测验采用客观的量化技术将心理现象数量化，使心理学在科学化道路上向前迈进了一大步，是继实验法之后，在心理学研究中应用较广的一种方法心理测验要以促进人的成长发展、增进健康为目的，避免标签化。

（2）心理测验作为研究方法和诊断辅助工具有其局限性。心理测验尽管经过了百年的发展，在理论和方法上都存在较大的缺陷，远没有达到物理测量的精确度和稳定性。

（3）科学看到心理测验，防止乱编滥用。错误的测验观包括：测验万能论、测验无用论、文化公平测验、心理测验等同于智力测验等。

（三）心理评估工作者的伦理准则

心理测验在个体智力、因材施教、人才选拔、临床诊断、司法审判过程中具有鉴定和预测功能，中国心理学会对心理测验的管理及心理测验工作者的伦理准则有明确的要求。

在心理测验的管理方面，首先是测验的登记、审核、注册，心理测验的专业管理机构是中国心理学会心理测量专业委员会，负责对心理测验的认证、登记、审核、注册、分类编号。其次对心理评估工作者的资质、资格提出明确要求，包括学历、培训、继续教育、资格认证等方面。再次是测验的控制使用和

保管，心理测验必须通过正规渠道购得，并对测验的质量、目的、适用范围、施测过程等严格把关，标准化测验内容和器材不得在各类非专业期刊发表。

在心理评估工作的伦理要求涉及以下方面。

（1）应当知晓自己承担的重大社会责任，对测验工作持有科学、严肃、谨慎、谦虚的态度。

（2）应该遵守国家的法令与法规，自觉遵守《心理测验管理条例》。

（3）在向患者介绍测验的功能和结果时，必须提供真实、准确、全面的信息，避免感情用事、虚假断言和曲解。

（4）尊重患者的人格，对测验中获得的个人信息要保密，除非对个人或社会可能造成危害，不得告知无关方。

（5）以专业要求和社会需要使用心理测验，不得追求经济利益。

（6）要对规定为不宜公开的心理测验内容、器材、评分标准、常模等，均应保密。

（7）应以正确的方式将心理测验的结果告诉患者，并提供有益的帮助和建议，一般情况下只告诉测验结果的解释，不告诉具体分数。

（8）心理评估者及心理测量机构在业务交流中应以诚相待、相互学习、团结协作。

（9）在编制、修订、出售、使用心理测验时，应考虑到可能带来的利益冲突，避免有损于心理测量工作的健康发展。

第二节　常用评估量表

一、汉密尔顿抑郁量表(Hamilton depression scale,HAMD)

(一)简介

由 Hamilton 于 1960 年编制,在精神、心理科用于评定患者的抑郁状态、病情严重程度及治疗效果。HAMD 有 17 项、21 项和 24 项等 3 种版本,由经过培训的 2 名评定者采用交谈与观察的方式对患者进行 HAMD 联合检查,检查结束后,2 名评定者分别独立评分。

(二)基本内容

(1)抑郁心境:①只在问到时才诉述;②在谈话中自发地表达;③不用言语也可以从表情、姿势、声音或欲哭中流露出这种表情;④病人的自发言语和非言语表达(表情、动作),几乎完全表达为这种情绪。

(2)有罪感:①责备自己,感到自己已连累他人;②认为自己犯了罪,或反复思考以往的过失和错误;③认为目前的疾病是对自己错误的惩罚,或有罪恶妄想;④罪恶妄想伴有指责或威胁性幻觉。

(3)自杀:①觉得活着没有意思;②希望自己已经死去,或常想到与死有关的事;③消极观念(自杀观念);④有严重自杀行为。

(4)入睡困难:①主诉有时有入睡困难,即上床后半小时仍不能入睡;②主诉每晚均入睡困难。

(5)睡眠不深:①睡眠浅多噩梦;②半夜(晚 12 点以前)曾醒来(不包括上厕所)。

(6)早醒:①有早醒,比平时早醒 1 小时,但能重新入睡;②早醒后无法重新入睡。

(7)工作和兴趣:①提问时才叙述;②自发地直接或间接表达对活动、工作或学习失去兴趣,如感到无精打采,犹豫不决,不能坚持或需强迫才能工作或活动;③病室劳动或娱乐不满 3 小时;④因目前的疾病而停止工作,住院者不参加任何活动或者没有他人帮助便不能完成病室日常事务。

(8)迟缓:①精神检查中发现轻度迟缓;②精神检查中发现明显迟缓;③精神检查困难;④完全不能回答问题(木僵)。

(9)激越:①检查时有些心神不定;②明显的心神不定或小动作多;③不能静坐,检查中曾起立;④搓手、咬手指、扯头发、咬嘴唇。

(10)精神性焦虑:①提问回答;②自发地表达;③表情和言谈流露出明显的忧虑;④明显惊恐。

(11)躯体性焦虑:①轻度;②中度,有肯定的躯体性焦虑症状;③重度,躯体性焦虑症状严重,影响生活,需加处理;④严重影响生活和活动。

(12)胃肠道症状:①食欲减退,但不需他人鼓励便自行进食;②进食需他人催促或请求和需要应用泻药或助消化药。

(13)全身症状:①四肢、背部或颈部有沉重感,背痛、头痛、肌肉疼痛,全身乏力或疲倦;②症状明显。

(14)性症状:①轻度;②重度;③不能肯定,或该项对被评者不适合(不计入总分)。

(15)疑病:①对身体过分关注;②反复思考健康问题;③有疑病妄想;④伴幻觉的疑病妄想。

(16)体重减轻:①1周内体重减轻500g以上;②1周内体重减轻1000g以上。

(17)自知力:⓪知道自己有病,表现为抑郁;①知道自己有病,但归于伙食太差、环境问题、工作太忙、病毒感染或需要休息等;②完全否认有病。

(18)日夜变化:如果症状在早晨或傍晚加重,先指出哪一种,然后按其变化程度评分。①轻度变化;②重度变化。

(19)人格解体或现实解体:①提问及时才叙述;②自发叙述;③有虚无妄想;④伴幻觉的虚无妄想。

(20)偏执症状:①有猜疑;②有牵连观念;③有关系妄想或被害妄想;④伴有幻觉的关系妄想或被害妄想。

(21)强迫症状:①提问及时才叙述;②自发叙述。

(22)能力减退感:①仅于提问时方引出主观体验;②病人主动表示有能力减退感;③需鼓励、指导和安慰才能完成病室日常事务或个人卫生;④穿衣、梳洗、进食、铺床或个人卫生均需要他人协助。

(23)绝望感:①有时怀疑"情况是否会好转",但解释后能接受;②持续感到"没有希望",但解释后能接受;③对未来感到灰心、悲观和绝望,解释后不能排除;④自动反复叙述"我的病不会好了"或诸如此类的情况。

(24)自卑感:①仅在询问时叙述有自卑感;②自动叙述有自卑感(我不如他人);③病人主动叙述:"我一无是处"或"低人一等",与评2分者只是程度的差别;④自卑感达妄想的程度,例如"我是废物"或类似情况。

(三)评分方法和标准

1. 评定方法 应由经过训练的2名评定员对被评定者进行联合检查。一般采用交谈与观察方式,待检查结束后,2名评定员分别独立评分。若需比较治疗前后抑郁症状和病情变化,则于入组时,评定当时或入组前1周的情况;治疗后2~6周,再次评定,以资比较。做一次评定需15~20分钟,取决于人的病情严重程度及其合作情况;如病人严重迟缓,则所需时间更长。

2. 评定标准 HAMD大部分项目采用0~4的5级计分法:⓪无;①轻度;②中度;③重度;④很重。少数项目评定则为0~2的3级计分法:⓪无;①轻~中度;②重度。下面介绍各项目名称具体评分标准。

3. 结果解释

(1)分界值:按Davis的研究,总分超过35分,为严重抑郁;超过20分,为轻或中度等的抑郁;如<8分,没有抑郁症状。

(2)总分:是反映病情严重程度的重要资料,即病情越轻,总分越低;病情越重,总分越高。在具体研究中,应把量表总分作为一项入组标准。

(3)因子分:①焦虑/躯体化,由精神性焦虑、躯体性焦虑、胃肠道症状、疑病和自知力等5项组成;②体重,即体重减轻一项;③认识障碍,由自罪感、自杀、激越、人格或现实解体、偏执症状和强迫症状等6项组成;④日夜变化,仅日夜变化一项;⑤迟缓,由抑郁情绪、工作和兴趣、迟缓和性症状等4项组成;⑥睡眠障碍,由入睡困难、睡眠不深和早醒3项组成;⑦绝望感,由能力减退感、绝望感和自卑感等3项组成。

二、抑郁自评量表(self-rating depression scale,SDS)

(一)简介

SDS由Zung 1965年编制,适用于具有抑郁症状门诊及住院患者,为美国教育卫生福利部推荐的用于精神药理学研究的量表之一。其特点是使用简便,可直观反映患者的主观感受。对有严重迟缓症状的抑郁患者,评定有困难;文化程度较低或智力水平稍差的人使用效果不佳。

(二)基本内容(表5-1)

表5-1　抑郁自评量表

	A	B	C	D
1. 我感到情绪沮丧,郁闷	1	2	3	4
2. 我感到早晨心情最好	4	3	2	1
3. 我要哭或想哭	1	2	3	4
4. 我夜间睡眠不好	1	2	3	4
5. 我吃饭像平时一样多	4	3	2	1
6. 我的性功能正常	4	3	2	1
7. 我感到体重减轻	1	2	3	4
8. 我为便秘烦恼	1	2	3	4
9. 我的心跳比平时快	1	2	3	4
10. 我无故感到疲劳	1	2	3	4
11. 我的头脑像往常一样清楚	4	3	2	1
12. 我做事情像平时一样不感到困难	4	3	2	1
13. 我坐卧不安,难以保持平静	1	2	3	4
14. 我对未来感到有希望	4	3	2	1
15. 我比平时更容易激怒	1	2	3	4
16. 我觉得决定什么事很容易	4	3	2	1
17. 我感到自己是有用的和不可缺少的人	4	3	2	1
18. 我的生活很有意义	4	3	2	1
19. 假若我死了别人会过得更好	1	2	3	4
20. 我仍旧喜爱自己平时喜爱的东西	4	3	2	1

(三)注意事项

下面有 20 条题目,请仔细阅读每一条,把意思弄明白,每一条文字后有 4 个格,分别表示:A:没有或很少时间(过去 1 周内,出现这类情况的日子不超过 1 天);B:小部分时间(过去 1 周内,有 1～2 天有过这类情况);C:相当多时间(过去 1 周内,3～4 天有过这类情况);D:绝大部分或全部时间(过去 1 周内,有 5～7 天有过这类情况)。根据你最近 1 个星期的实际情况在适当的方格里面点击鼠标进行选择。注意:测验中的每一个问题都要回答,不要遗漏,以避免影响测验结果的准确性。

(四)结果解释

结果分析:指标为总分。将 20 个项目的各个得分相加,即得粗分。标准分等于粗分乘以 1.25 后的整数部分。总粗分的正常上限为 41 分,标准总分为 53 分。抑郁严重度＝各条目累计分/80。结果:0.5 以下者为无抑郁;0.5～0.59 为轻微至轻度抑郁;0.6～0.69 为中至重度抑郁;0.7 以上为重度抑郁。

三、流调中心用抑郁自评量表 (center for epidemiological survey, depression scale,CES-D)

(一)简介

由美国国立精神卫生研究所 Sirodff 编制于 1977 年,目前 CES-D 广泛用于对普通人群进行抑郁症状的筛查,适用于青壮年、青少年和老年人群,较广泛地用于流行病学调查,用以筛查出有抑郁症状的对象,以便进一步检查

确诊;有人用作临床检查,评定抑郁症状的严重程度。与其他抑郁自评量表相比,CES-D 更着重于个体的情绪体验,较少涉及抑郁时的躯体症状。CES-D 共 20 个条目,其中 4 个为反向计分,分属于抑郁情绪、积极情绪、躯体症状、人际 4 个因子。

(二)基本内容

1. 我因一些小事而烦恼。

2. 我不大想吃东西,我的胃口不好。

3. 即使家属和朋友帮助我,我仍然无法摆脱心中苦闷。

4. 我像其他孩子一样好。

5. 我在做事时,无法集中自己的注意力。

6. 我感到情绪低沉。

7. 我感到做任何事都很费力。

8. 我感觉到前途是有希望的。

9. 我觉得我的生活是失败的。

10. 我感到害怕。

11. 我的睡眠情况不好。

12. 我感到高兴。

13. 我比平时说话要少。

14. 我感到孤单。

15. 我觉得人们对我不太友好。

16. 我觉得生活得很有意思。

17. 我曾哭泣。

18. 我感到忧愁。

19. 我感到人们不喜欢我。

20. 我觉得我无法继续我的日常工作。

(三)计分说明与分数解释

下面一些是你可能有过或感觉到的情况或想法。请按照过去 1 周内你

的实际情况或感觉,在适当的格子内划
"√";没有或几乎没有(过去 1 周内,出
现这类情况的日子不超过 1 天);少有
(过去 1 周内,有 1~2 天有过这类情
况);常有(过去 1 周内,有 3~4 天有过
这类情况);几乎一直有(过去 1 周内,
有 5~7 天有过这类情况。上述顺序依
次评为 3 分、2 分、1 分、0 分。其中 4,
8,12,16 题为反向计分,即评分顺序为
0 分、1 分、2 分、3 分。

四、9 项患者健康问卷(patient health questionnaire,PHQ-9)

(一)简介

PHQ-9 由 Spitzer 等根据 DSM-Ⅳ诊断标准编制,包含 9 个条目,采用 0~3 的 4 级评分法评估被试之前 2 周内抑郁症状的严重程度。统计指标为总分,得分越高提示抑郁越严重。

(二)基本内容(表 5-2)

表 5-2　9 项患者健康问卷

	几乎不会	好几天	一半以上的天数	几乎每天
1. 做事时提不起劲或没有兴趣	0	1	2	3
2. 感到心情低落、沮丧或绝望	0	1	2	3
3. 入睡困难、睡不安或睡眠或多	0	1	2	3
4. 感觉疲倦或没有活力	0	1	2	3
5. 食欲缺乏	0	1	2	3
6. 觉得自己很糟	0	1	2	3
7. 对事物专注有困难,例如阅读或看电视时	0	1	2	3
8. 动作或说话语速缓慢到别人已经察觉?或正好相反易烦躁或坐立不安、动来动去的情况更胜于平常	0	1	2	3
9. 有不如死掉或用某种方式伤害自己的念头	0	1	2	3

(三)评分规则与分数解释

1. 评分规则　①几乎不会＝0 分;②好几天＝1 分;③一半以上的天数＝2 分;④几乎每天＝3 分。

2. 分数解释　总分 0~27 分,0~4 分:没有抑郁;5~9 分:轻度抑郁,观察等待,随访时复查 PHQ-9;10~14 分:中度抑郁,制定治疗计划考虑咨询随访和药物治疗;15~19 分:中重度抑郁,积极药物治疗和心理治疗;20~27 分:重度抑郁,立即首先选择药物治疗,若严重损伤或对治疗无效建议转移至精神疾病专家进行综合治疗。

五、症状自评量表(symptom checklist 90,SCL-90)

(一)简介

SCL-90 又称为症状自评量表(self-reporting inventory),现版本由德若伽提斯(L. R. Derogatis)于 1975 年编

制。20 世纪 80 年代引入我国,随即广泛应用,在各种自评量表中是较受欢迎的一种,是当前使用最为广泛的精神障碍和心理疾病门诊检查量表,从躯体化、强迫症状、人际关系敏感、抑郁、焦虑、敌对、恐怖、偏执、精神病性及其他十个方面评价患者的心理健康状况,因此,SCL-90 可用于评价抑郁症患者的抑郁、焦虑、躯体化、行为等症状。

(二)基本内容(表 5-3)

表 5-3　90 项症状清单(SCL-90)

说明:以下表格中列出了有些人可能会有的问题,请仔细地阅读每一条,然后根据最近一星期以内下述问题影响您的实际感觉或苦恼程度,在 5 个方格中选择一格,划一个勾"√"。请不要漏掉问题

	没有	很轻	中等	偏重	严重
1. 头痛	□	□	□	□	□
2. 神经过敏,心中不踏实	□	□	□	□	□
3. 头脑中有不必要的想法或字句盘旋	□	□	□	□	□
4. 头昏或昏倒	□	□	□	□	□
5. 对异性的兴趣减退	□	□	□	□	□
6. 对旁人求全责备	□	□	□	□	□
7. 感到别人能控制您的思想	□	□	□	□	□
8. 责怪别人制造麻烦	□	□	□	□	□
9. 忘记性大	□	□	□	□	□
10. 担心自己的衣饰整齐及仪态的端正	□	□	□	□	□
11. 容易烦恼和激动	□	□	□	□	□
12. 胸痛	□	□	□	□	□
13. 害怕空旷的场所或街道	□	□	□	□	□
14. 感到自己的精力下降,活动减慢	□	□	□	□	□
15. 想结束自己的生命	□	□	□	□	□
16. 听到旁人听不到的声音	□	□	□	□	□
17. 发抖	□	□	□	□	□
18. 感到大多数人都不可信任	□	□	□	□	□
19. 胃口不好	□	□	□	□	□
20. 容易哭泣	□	□	□	□	□
21. 同异性相处时感害羞不自在	□	□	□	□	□
22. 感到受骗、中了圈套或有人想抓住您	□	□	□	□	□
23. 无缘无故地突然感到害怕	□	□	□	□	□
24. 自己不能控制地在发脾气	□	□	□	□	□
25. 怕单独出门	□	□	□	□	□

（续　表）

	没有	很轻	中等	偏重	严重
26. 经常责怪自己	□	□	□	□	□
27. 腰痛	□	□	□	□	□
28. 感到难以完成任务	□	□	□	□	□
29. 感到孤独	□	□	□	□	□
30. 感到苦闷	□	□	□	□	□
31. 过分担忧	□	□	□	□	□
32. 对事物不感兴趣	□	□	□	□	□
33. 感到害怕	□	□	□	□	□
34. 我的感情容易受到伤害	□	□	□	□	□
35. 旁人能知道您的私下想法	□	□	□	□	□
36. 感到别人不能理解不同情您	□	□	□	□	□
37. 感到人们对您不友好,不喜欢您	□	□	□	□	□
38. 做事必须做得很慢以保证做得正确	□	□	□	□	□
39. 心跳得很厉害	□	□	□	□	□
40. 恶心或胃部不舒服	□	□	□	□	□
41. 感到比不上他人	□	□	□	□	□
42. 肌肉酸痛	□	□	□	□	□
43. 感到有人在监视您、谈论您	□	□	□	□	□
44. 难以入睡	□	□	□	□	□
45. 做事必须反复检查	□	□	□	□	□
46. 难以作出决定	□	□	□	□	□
47. 怕乘公共汽车、地铁或火车	□	□	□	□	□
48. 呼吸有困难	□	□	□	□	□
49. 一阵阵发冷或发热	□	□	□	□	□
50. 因为感到害怕而避开某些东西、场合或活动	□	□	□	□	□
51. 脑子变空了	□	□	□	□	□
52. 身体发麻或刺痛	□	□	□	□	□
53. 喉咙有梗塞感	□	□	□	□	□
54. 感到前途没有希望	□	□	□	□	□
55. 不能集中注意	□	□	□	□	□
56. 感到身体某一部分软弱无力	□	□	□	□	□
57. 感到紧张或容易紧张	□	□	□	□	□
58. 感到手或脚发重	□	□	□	□	□
59. 想到死亡的事	□	□	□	□	□
60. 吃得太多	□	□	□	□	□
61. 当别人看着您或谈您时感到不自在	□	□	□	□	□

（续　表）

	没有	很轻	中等	偏重	严重
62. 有一些不属于您自己的想法	☐	☐	☐	☐	☐
63. 有想打人或伤害他人的冲动	☐	☐	☐	☐	☐
64. 醒得太早	☐	☐	☐	☐	☐
65. 必须反复洗手、点数目或接触某些东西	☐	☐	☐	☐	☐
66. 睡得不深	☐	☐	☐	☐	☐
67. 有想摔坏或破坏东西的冲动	☐	☐	☐	☐	☐
68. 有一些别人没有的想法或念头	☐	☐	☐	☐	☐
69. 感到对别人神经过敏	☐	☐	☐	☐	☐
70. 在商店或电影院等人多的地方感到不自在	☐	☐	☐	☐	☐
71. 感到任何事情都很困难	☐	☐	☐	☐	☐
72. 一阵阵恐惧或害怕	☐	☐	☐	☐	☐
73. 感到在公共场所吃东西很不舒服	☐	☐	☐	☐	☐
74. 经常与人争论	☐	☐	☐	☐	☐
75. 单独一人时神经很紧张	☐	☐	☐	☐	☐
76. 别人对你的表现没有作出恰当的评价	☐	☐	☐	☐	☐
77. 即使和别人在一起也感到孤单	☐	☐	☐	☐	☐
78. 感到坐立不安、心神不定	☐	☐	☐	☐	☐
79. 感到自己没有什么价值	☐	☐	☐	☐	☐
80. 感到熟悉的东西变成陌生或不像真的	☐	☐	☐	☐	☐
81. 大叫或摔东西	☐	☐	☐	☐	☐
82. 害怕在公共场合昏倒	☐	☐	☐	☐	☐
83. 感到别人想占您的便宜	☐	☐	☐	☐	☐
84. 为一些有关"性"的想法而很苦恼	☐	☐	☐	☐	☐
85. 您认为应该因为自己的错误而受到惩罚	☐	☐	☐	☐	☐
86. 感到要赶快把事情做完	☐	☐	☐	☐	☐
87. 感到自己的身体有严重问题	☐	☐	☐	☐	☐
88. 从未感到和其他人很接近	☐	☐	☐	☐	☐
89. 感到自己有罪	☐	☐	☐	☐	☐
90. 感到自己脑子有毛病	☐	☐	☐	☐	☐

（三）计分规则与分数解释

1. 计分方法与因子构成　本量表共 90 个项目，包含感觉、情感、思维、意识、行为、生活习惯、人际关系、饮食、睡眠等较广泛的精神症状学内容。

项目采用 5 级评分制："1"—没有：自觉无该项症状（问题）；"2"—很轻：自觉有症状，但对受检者并无实际影响或影响轻微；"3"—中等：自觉有该项症状，对受检者有一定影响；"4"—偏重:自觉常有该项症状,对受检者有相当程度的影响;"5"—严重:自觉该症状的频度和强度都十分严重,对受检者的影响严重。

单项分:90个项目的各项分值;总分:90个单项分相加之和;总均分:总分/90;阳性项目数:单项分≥2的项目数,表示病人在多少项目中呈现"有症状";阴性项目数:单项分=1的项目数,表示病人"无症状"的项目数;阳性症状均分:阳性项目总分/阳性项目数,表示病人在阳性项目的平均得分,反映该病人自我感觉不佳的项目。

该量表包括90个条目,共9个分量表,即躯体化、强迫症状、人际关系敏感、抑郁、焦虑、敌对、恐怖、偏执和精神病性。

(1)躯体化:包括1,4,12,27,40,42,48,49,52,53,56和58,共12项。该因子主要反映主观的身体不适感。

(2)强迫症状:3,9,10,28,38,45,46,51,55和65,共10项,反映临床上的强迫症状群。

(3)人际关系敏感:包括6,21,34,36,37,41,61,69和73,共9项。主要指某些个人不自在感和自卑感,尤其是在与其他人相比较时更突出。

(4)抑郁:包括5,14,15,20,22,26,29,30,31,32,54,71和79,共13项。反映与临床上抑郁症状群相联系的广泛的概念。

(5)焦虑:包括2,17,23,33,39,57,72,78,80和86,共10个项目。指在临床上明显与焦虑症状群相联系的症状及体验。

(6)敌对:包括11,24,63,67,74和81,共6项。主要从思维、情感及行为三方面来反映病人的敌对表现。

(7)恐怖:包括13,25,47,50,70,75和82,共7项。它与传统的恐怖状态或广场恐怖所反映的内容基本一致。

(8)偏执:包括8,18,43,68,76和83,共6项。主要是指猜疑和关系妄想等。

(9)精神病性:包括7,16,35,62,77,84,85,87,88和90,共10项。其中幻听,思维播散,被洞悉感等反映精神分裂样症状项目。

(10)19,44,59,60,64,66及89共7个项目,未能归入上述因子,它们主要反映睡眠及饮食情况,将之归为因子10"其他"。

2. 常模和分界值 量表协作组曾对全国13个地区1388名正常成年人的SCL-90进行了分析,主要结果见表5-4。

其中男(724名)、女(664名)间总体无显著差异,仅在强迫和精神病性两因子发现性别差异,男性略高于女性,女性恐怖因子略高于男,但差别甚微,在临床实践中性别因素可忽略。年龄因素的影响较大,主要是青年组(18—29岁)各项因子分(除躯体化因子)均较其他年龄组高。

量表作者并未提出分界值,按上述常模结果,总分超过160分或阳性项目数超过43项、任一因子分超过2分,可考虑筛查阳性,需进一步检查。

表 5-4　1388 名中国正常成年人 SCL-90 统计指标结果

统计指标	均分±标准差	因子分	均分±标准差
总分	2.60±0.59	躯体化	1.37±0.48
阳性症状均分	1.44±0.43	精神病性	1.62±0.58
阳性项目数	24.92±18.41	人际关系	1.29±0.42
阴性项目数	65.08±18.33	抑郁	1.50±0.59
总均分	129.96±38.76	焦虑	1.39±0.43
		敌对	1.48±0.56
		恐怖	1.23±0.41
		偏执	1.43±0.57
		强迫	1.65±0.51

六、中国心身健康量表（Chinese psychosomatic health scale，CPSHS）

（一）CPSHS 简介

中国心身健康量表是原解放军第 102 医院及全军心理疾病防治中心张理义教授主持编制，于 1996 年由全国 27 个省市兄弟单位共同科研协作完成。本量表共包括 134 个问题，各条目的初始因子经方差极大正交旋转后的因子矩阵，依据各条目的内容负荷归属，分别命名为眼和耳、呼吸系、心血管系、消化系、骨骼肌肉、皮肤、生殖及内分泌系、神经系、焦虑、抑郁、精神病性、家族史及效度（L）量表等 13 个分量表。

测试时采用问卷方式，由经过专业培训的人员施测，统一指导语和填写方法，由受试者自填。也可应用 CPSHS 计算机自动检测和分析系统，让受试者在电脑上进行操作。年满 15 周岁，具有小学毕业以上的文化程度，无任何影响本测验结果的生理缺陷者均可参加测试。

CPSHS 可广泛应用于一般人群的心身健康研究，也可用于综合性医院、精神病院门诊、心理咨询，以及招工、入学、新兵入伍前心身障碍及心理障碍的筛查和职业的心理选拔等，还可用于药物或心理治疗的疗效评定。可以用 CPSHS 的抑郁症相关指标评价患者的抑郁体验、躯体症状。

（二）CPSHS 基本内容（表 5-5）

（三）计分规则与结果解释

CPSHS 统计指标主要为总 T 分及 13 个分量表的 T 分（标准分）。被试答"是"则计 1 分，答"否"则计 0 分。按照公式将原始分换算成 T 分。

答题结束后，测试程序自动计算出各量表的原始分及 T 分，并产生总 T 分剖面图及不同性别、年龄、地区及城乡的 T 分剖面图，为受试者提供了较为形象、直观的图形。

表 5-5 中国心身健康量表

说明:用这份问卷来了解你近 1 个月的心身健康状态,所列问题主要指你在平时的情况,请依次回答下列问题,回答不要写字,如情况符合,请在答卷上该题目的"是"字下□内打"√",如情况不符合,请在答卷上该题目的"否"字下□内打"√"。根据您的实际情况回答,每一条都要回答,这里不存在正确或错误的问题,将问题的意思看懂了就快点回答,不要花很多时间去想

	是	否
1. 看报需要戴眼镜	□	□
2. 上腹部痛	□	□
3. 眼肌经常疲劳	□	□
4. 双手平行伸出时常有震颤	□	□
5. 眼睛经常疼痛	□	□
6. 发作性过度呼吸	□	□
7. 耳聋	□	□
8. 皮肤常有糜烂、结痂或皮纹粗糙	□	□
9. 耳鸣	□	□
10. 嗓子有堵塞感	□	□
11. 斑秃	□	□
12. 有游走性关节疼痛	□	□
13. 有头昏、肢体发麻的感觉	□	□
14. 时常咳嗽	□	□
15. 有哮喘或发作性气喘的毛病	□	□
16. 有反复的腹痛,便中带脓血或黏液	□	□
17. 皮肤出现风疹块	□	□
18. 即使吃得很饱,很快就会感到饥饿	□	□
19. 眼睛经常模糊	□	□
20. 呼吸困难,胸部紧缩感	□	□
21. 有高血压	□	□
22. 我不是所有的习惯都是好的	□	□
23. 我曾拿过别人的东西(哪怕是一针一线)	□	□
24. 有低血压	□	□
25. 吃饭肚子就发胀	□	□
26. 常出现泛酸水	□	□
27. 易发怒	□	□
28. 有发作性气喘及咳嗽	□	□
29. 痛经	□	□

	是	否
30. 有慢性关节疼痛 ·················	☐	☐
31. 医生说我有慢性结肠炎 ············	☐	☐
32. 看远方需要戴眼镜 ···············	☐	☐
33. 恶心或呕吐 ····················	☐	☐
34. 胸或心脏部位有阵发性疼痛 ·········	☐	☐
35. 有心律失常 ····················	☐	☐
36. 过度肥胖 ·····················	☐	☐
37. 皮肤有肥厚性改变 ···············	☐	☐
38. 有医生说过我有胃溃疡或十二指肠溃疡 ·	☐	☐
39. 皮肤常有瘙痒 ··················	☐	☐
40. 有牛皮癣或银屑病 ···············	☐	☐
⋮		
134. 我有点自夸 ··················	☐	☐

L 量表 T 分高,表示答案不真实,若达到 70 分,说明此答卷不可靠。其余各分量表分数以 70 为划界,T 分$\geqslant$ 70 分,说明有心身障碍,且分数越高,心身障碍越严重。

CPSHS 的总正常值范围,是采用总体可信范围在 95%($\bar{x}\pm1.645s$)为确定原则(表 5-6),为使 CPSHS 能应用于我国各种人群,依据统计学结果,我们还分别建立了总常模、性别、城乡、年龄及地区性常模。

表 5-6　中国心身健康量表总正常值范围($n=35\,800$)

因子	各量表的 $\bar{x}\pm s$		正常值范围
眼和耳	1.80	1.61	5.0
呼吸系统	0.89	1.50	4.0
心血管系统	1.10	1.44	4.0
消化系统	1.43	1.69	5.0
骨骼肌肉	0.90	1.02	3.0
皮肤	0.86	1.01	3.0
生殖及内分泌	1.30	1.13	4.0
神经系统	1.25	1.21	4.0
焦虑	3.84	1.56	7.0
抑郁	3.90	1.87	8.0
精神病性	6.64	2.10	11.0

七、医院焦虑抑郁量表(the hospital anxiety and depression scale,HAD)

(一)HAD 简介

医院焦虑抑郁量表由 Zigmond A. S. 与 Snaith R. P. 于 1983 年编制,是一种自评量表,用于综合医院病人中焦虑和抑郁情绪的筛查,是综合性医院发现情绪障碍的可靠工具,已广泛用于心身疾病的研究,有较好的信度和效度。

其用途是作为综合医院医生筛查可疑存在焦虑或抑郁症状的病人,对阳性的病人应进行进一步检查,以明确诊断并给予相应的治疗。该量表不宜作为流行学调查或临床研究的诊断工具。

(二)HAD 基本内容

指导语:情绪在大多数疾病中起着重要作用,如果医生了解您的情绪变化,他们就能给您更多的帮助。请您阅读以下各个项目,根据您上个月以来的情绪状态,选择最适当的答案。对这些问题的回答不要做过多的考虑,立即作出的回答会比考虑后再回答更切合实际。

1. 我感到紧张(或痛苦)

①几乎所有时候,②大多数时候,③有时,④根本没有

2. 我对以往感兴趣的事情还是有兴趣

①肯定一样,②不像以前那样,③只有一点儿,④基本上没有了

3. 我感到有点害怕,好像预感到有什么可怕事情要发生

①非常肯定和十分严重,②是有,但并不太严重,③有一点,但并不使我苦恼,④根本没有

4. 我能够哈哈大笑,并看到事物好的一面

①我经常这样,②现在已经不大这样了,③现在肯定是不太多了,④根本没有

5. 我的心中充满烦恼

①大多数时间,②常常如此,③时时,但并不经常,④偶然如此

6. 我感到愉快

①根本没有,②并不经常,③有时,④大多数

7. 我能够安闲而轻松地坐着

①肯定,②经常,③并不经常,④根本没有

8. 我对自己的仪容(打扮自己)失去兴趣

①肯定,②并不像我应该做到的那样关心,③我可能不是非常关心,④我仍像以往一样关心

9. 我有点坐立不安,好像感到非要活动不可

①确实非常多,②是不少,③并不很多,④根本没有

10. 我对一切都是乐观地向前看

①差不多是这样做的,②并不完全是这样做的,③很少这样做,④几乎从来不这样做

11. 我突然发现恐慌感

①确实很经常,②时常,③并非经常,④根本没有

12. 我好像感到情绪在渐渐低落

①几乎所有的时间,②很经常,③有时,④根本没有

13. 我感到有点害怕,好像某个内脏器官变坏了

①根本没有,②有时,③很经常,④非常经常

14. 我能欣赏一本好书或一项好的广播或电视节目

①常常,②有时,③并非经常,④很少

(三)评分规则与分数解释

量表包括两部分:即焦虑亚量表[HAD(A)]和抑郁亚量表[HAD(D)],分别有 7 个条目,合计共 14 条。条目为 4 级(0～3 分)计分。分别计算[HAD(A)]和[HAD(D)]的分值。采用 HAD 的主要目的是进行焦虑、抑郁的筛选,因此需确定一个公认的临界值,按原作者推荐标准,亚量表分:0～7分为无表现;8～10 分属可疑,11～21分属有反应。根据上述情况,本量表使用时可采用两种方法:一是在筛选时,可以 8 分为起点,即可疑,均属阳性;二是按 3 级评总分划等,只取两头为有或无。Barczak P.(1988)用 8 分作为临界值,用 DSM-5 诊断作为金标准,发现其对抑郁和焦虑的灵敏度分别为 82%和 70%,特异性各为 94%和 68%。但 Silverstone P. H.(1994)发现,采用 8分作为临界值,HAD 预测 DSM-Ⅲ-R抑郁症的灵敏度尚能令人满意(在综合医院和精神科中分别为 100%和80%),但其特异性却只有 17%或29%,因此认为该量表只能用于筛查。

HAD 在设计上可区分为 2 个因子,在研究中采用因子分析方法也能较为可靠地划分为两个互相关联的因子,只有香港的中文版本得出 3 个因子的结果。叶维菲等翻译的大陆版本在综合医院进行过严格测试,采用 CCMD-2诊断以及 SDS 和 SAS 作为参照,发现以 9 分作为焦虑或抑郁的临界值可以得到较好的敏感性与特异性,因此,推荐 9 分为临界点。

八、贝克抑郁量表(Beck depression inventory-Ⅱ,BDI-Ⅱ)

(一)BDI-Ⅱ简介

BDI-Ⅱ由 Beck 根据美国精神障碍诊断与统计手册第 4 版(DSM-Ⅳ)抑郁症诊断标准,编制而成,当今应用最为广泛的抑郁症状自评量表之一,既可用于正常人群又可用于精神疾病患者抑郁症状及严重程度评估。

研究显示,该量表的结构主要表现为认知、情感和躯体症状不同组合的二因子结构,在大学生中,主要表现为认知-情感和躯体症状二因子,在临床病人中则表现为躯体-情感和认知症状二因子。

(二)基本内容

下面有 21 组项目,每组有 4 句陈述,每句之前标有的阿拉伯数字为等级分。你可根据 1 周来的感觉,把最适合自己情况的一句话前面的数字圈出来。全部 21 组都做完后,将各组的圈定分数相加,便得到总分。依据总分,就能明白无误地了解自己是否有抑郁,抑郁的程度如何。

1. 我不感到悲伤。

我感到悲伤。

我始终悲伤,不能自制。

我太悲伤或不愉快,不堪忍受。

2. 我对将来并不失望。

对未来我感到心灰意冷。

我感到前景黯淡。

我觉得将来毫无希望,无法改善。

3. 我没有感到失败。

我觉得比一般人失败要多些。

回首往事,我能看到的是很多次失败。

我觉得我是一个完全失败的人。

4. 我从各种事件中得到很多满足。

我不能从各种事件中感受到乐趣。

我不能从各种事件中得到真正的满足。

我对一切事情不满意或感到枯燥无味。

5. 我不感到有罪过。

我在相当的时间里感到有罪过。

我在大部分时间里觉得有罪过。

我在任何时候都觉得有罪过。

6. 我没有觉得受到惩罚。

我觉得可能会受到惩罚。

我预料将受到惩罚。

我觉得正受到惩罚。

7. 我对自己并不失望。

我对自己感到失望。

我讨厌自己。

我恨自己。

8. 我觉得并不比其他人更不好。

我要批判自己的弱点和错误。

我在所有的时间里都责备自己的错误。

我责备自己把所有的事情都弄坏了。

9. 我没有任何想弄死自己的想法。

我有自杀想法,但我不会去做。

我想自杀。

如果有机会我就自杀。

10. 我哭泣与往常一样。

我比往常哭得多。

我一直要哭。

我过去能哭,但现在要哭也哭不出来。

11. 和过去相比,我生气并不更多。

我比往常更容易生气发火。

我觉得所有的时间都容易生气。

过去使我生气的事,目前一点也不能使我生气了。

12. 我对其他人没有失去兴趣。

和过去相比,我对别人的兴趣减少了。

我对别人的兴趣大部分失去了。

我对别人的兴趣已全部丧失了。

13. 我能像平时一样作出决定。

我推迟作出决定比过去多了。

我作决定比以前困难大得多。

我再也不能作出决定了。

14. 觉得我的外表看上去并不比过去更差。

我担心自己看上去显得老了,没有吸引力。

我觉得我的外貌有些变化,使我难看了。

我相信我看起来很丑陋。

15. 我工作和以前一样好。

要着手做事,我目前需额外花些力气。

无论做什么我必须努力催促自己才行。

我什么工作也不能做了。

16. 我睡觉与往常一样好。

我睡眠不如过去好。

我比往常早醒 1～2 小时，难以再睡。

我比往常早醒几个小时，不能再睡。

17. 我并不感到比往常更疲乏。

我比过去更容易感到疲乏无力。

几乎不管做什么，我都感到疲乏无力。

我太疲乏无力，不能做任何事情。

18. 我的食欲和往常一样。

我的食欲不如过去好。

我目前的食欲差得多了。

我一点也没有食欲了。

19. 最近我的体重并无很大减轻。

我体重下降 2.27kg 以上。

我体重下降 5.54kg 以上。

我体重下降 7.81kg 以上。

20. 我对健康状况并不比往常更担心。

我担心身体上的问题，如疼痛、胃不适或便秘。

我很担心身体问题，想别的事情很难。

我对身体问题如此担忧，以致不能想其他任何事情。

21. 我没有发现自己对性的兴趣最近有什么变化。

我对性的兴趣比过去降低了。

我现在对性的兴趣大大下降。

我对性的兴趣已经完全丧失。

（三）计分规则与分数解释

该量表用于评估过去 2 周内抑郁症状的严重程度，包含 21 个条目，每个条目为 0～3 级评分，量表总分为 21 个条目评分的总和，总分范围 0～63 分。根据贝克等原量表的划界分，总分 0～13 分为无抑郁，14～19 分为轻度抑郁，20～28 分为中度抑郁，29～63 分为重度抑郁。

贝克抑郁自评量表通俗易懂，可靠、准确。但是它只能说明是否抑郁及其严重程度，但是否达到抑郁症的诊断标准，到底患了哪种类型的抑郁症，是原发性还是继发性等，尚需要精神科医生或心理医生进一步检查以后确定。

九、中国心理健康量表（Chinese mental health rating scale，CMHRS）

（一）CMHRS 简介

抑郁症是多因素导致的严重影响人们健康的疾病，张理义等从生物-心理-社会医学模式出发，综合分析心理疾病发病的相关因素，从遗传、人格特征、心理防御机制、生活事件、社会支持等多方面考虑心理疾病发病的可能性，并结合心理疾病常见的早期症状，编制 CMHRS。CMHRS 由全军心理疾病防治中心张理义教授编制，共 96 个条目，含 11 个因子，分别为：家族和既往史、成长经历、个性内向、应激源、心理防御不良、社会支持缺乏、人格偏移、抑郁、躁狂、神经症、精神病性及一个掩饰因子，其中人格偏移、抑郁、躁狂、神经症、精神病性为心理疾病的一般症状，

家族和既往史、成长经历、个性内向、应激源、心理防御不良、社会支持缺乏为

心理疾病的危险因素。

（二）CMHRS基本内容（表5-7）

表5-7　中国心理健康量表（CMHRS）

说明：请仔细阅读每一条，根据你的实际情况，如果跟自己的情况符合就选"是"，不符合选"否"。这里没有对你不利的题目，也不存在正确或错误，请认真回答每一条，不要漏选

1. 与我有血缘关系的亲戚中有精神异常、爱发脾气或自杀者 …………………… 是　否
2. 有过脑外伤、脑炎、中毒或昏迷史 …………………………………………… 是　否
3. 我曾看过心理医生或精神科医生 …………………………………………… 是　否
4. 我曾服用过安眠药或其他精神科药物 ……………………………………… 是　否
5. 经常忧心忡忡 ………………………………………………………………… 是　否
6. 有时会无缘无故感到"难受"或"厌倦" ……………………………………… 是　否
7. 容易害羞、紧张或神经过敏 ………………………………………………… 是　否
8. 不喜欢有竞争性的工作 ……………………………………………………… 是　否
9. 别人说我是个稳重、老实、传统的人 ………………………………………… 是　否
10. 我更喜欢安静，少语 ………………………………………………………… 是　否
11. 不喜欢追求兴奋刺激的事 ………………………………………………… 是　否
12. 我喜欢按照自己的方式行事，不愿按条条框框办事 …………………… 是　否
13. 我喜欢一个人做事 ………………………………………………………… 是　否
14. 曾伤害过别人 ……………………………………………………………… 是　否
15. 遇到困难时，很少得到过同事、朋友或家人的关心 …………………… 是　否
16. 遇到急难时，很少得到过家人或朋友经济上的支持 …………………… 是　否
17. 从家庭成员中很少得到支持和照顾 ……………………………………… 是　否
18. 与邻居、亲朋好友关系疏远 ……………………………………………… 是　否
19. 我很少参加集体活动 ……………………………………………………… 是　否

⋮

90. 被提拔、停职、失业、降级 ………………………………………………… 是　否
91. 入伍、退伍、转业或入学、待就业 ………………………………………… 是　否
92. 人际关系紧张 ……………………………………………………………… 是　否
93. 工作压力大 ………………………………………………………………… 是　否
94. 遭遇灾难性事件，如车祸、地震、火灾、水灾等 ………………………… 是　否
95. 考评不达标 ………………………………………………………………… 是　否
96. 生活枯燥、乏味或远离家人、朋友 ……………………………………… 是　否

（三）计分规则与分数解释

采用两级记分制，回答"是"记1分，"否"记0分。量表以原始因子分和总分作为预测指标，分值越高，发病可能性越高。总量表的 Cronbach α 系数为 0.868，分量表为 $0.359 \sim 0.789$；量

表各因子的相关系数 0.140～0.842。

采用主因子分析法分析变量的相关矩阵,KMO 值为 0.930,表明因素分析结果可较好地解释变量之间的关系,对 96 个条目提取主要因素发现特征值大于 1 的因素共 11 个,可解释总方差的 54.08%。验证性因素分析表明 CMHRS 的 96 个条目的信息在假设模型中得到较满意的表达。

根据全国人口学数据,按我国六大行政区人口比例(1/10 万)在我国 17 省市采用随机分层抽样法选取 11 470 人进行问卷调查,建立 CMHRS 的城乡、性别常模(表 5-8,表 5-9)。

表 5-8　中国心理健康量表城市和乡镇常模结果

	城市($n=4277$)	乡镇($n=6095$)
心理防御	1.71±1.98	1.83±2.00**
精神病性	1.35±2.05	1.42±2.00
抑郁	2.36±2.54	2.43±2.47
神经症	2.55±2.63	2.62±2.57
应激源	1.98±2.16	2.05±2.18
人格偏移	2.45±2.08	2.34±1.96*
个性内向	2.79±2.13	2.79±2.03
躁狂	2.54±1.96	2.53±1.96
社会支持	0.56±1.12	0.63±1.19**
家族和既往史	0.20±0.58	0.22±0.64
个人成长	1.23±0.91	1.26±1.25

与城市居民比较,$^*P<0.05$,$^{**}P<0.01$。

表 5-9　中国心理健康量表不同性别的常模结果

	男性($n=5546$)	女性($n=4826$)
心理防御	1.59±1.90	2.00±2.07*
精神病性	1.32±2.08	1.47±1.94*
抑郁	2.26±2.52	2.55±2.47
神经症	2.26±2.52	2.97±2.62*
应激源	1.96±2.22	2.09±2.11
人格偏移	2.24±2.01	2.55±2.00
个性内向	2.78±2.08	2.81±2.06
躁狂	2.40±1.94	2.69±1.98
社会支持	0.64±1.21	0.56±1.11*
家族和既往史	0.21±0.63	0.21±0.61
个人成长	1.23±0.92	1.27±1.31

与男性比较,$^*P<0.05$。

十、中国心理承受力量表

（Chinese people's psychological resilience scale, CPPRS）

（一）CPPRS 简介

心理承受力概念是在对抗性（invulnerability）、易染性（vulnerability）、应对和抗压力（stress resistance）的研究中逐渐形成，最早，由于受到传统心理病理模式的影响，心理学研究主要是考察危险因素（如压力与适应不良）和异常行为之间的联系，认为个体若从小处于不利环境，则相应的成年之后其社会功能、适应能力和成就水平就会低于那些童年时期在较好的环境中成长的人。这样使过去许多学者有一种惯性思维，认为危险因素与某种不良行为或心理问题存在必然联系，但他们忽视了

还有另外一些人，尽管经历苦难和不幸，但成年后社会适应良好，甚至比一般人具有更高的成就。近年来，随着积极心理学的兴起，心理学者转向对个体人格因素对外部环境应激的缓冲机制，心理承受力与抑郁症的发病、疗效、预后等方面有密切的关系。因此，心理承受力的研究已成为心理学的热门领域，且引起了众多学者的广泛关注。

随着心理承受力研究的深入亟须完善心理承受力的评估工具，CPPRS即是适应这种迫切的理论和临床实践需要，由全军心理疾病防治中心张理义教授领衔研制，CPPRS 含有 32 个条目，共由 5 个因子构成，分别为：问题解决（F1）、人际交往（F2）、意志力（F3）、乐观自信（F4）、家庭支持（F5）。

（二）CPPRS 基本内容（表 5-10）

表 5-10　中国心理承受力量表

请仔细阅读每一条，根据你的实际情况，选择一个最适合你的答案。请不要花费很多时间去想，这里不存在正确或错误的答案，看懂了就请作答。请在符合你情况的□内打"√"

选项：1＝完全不符合；2＝不太符合；3＝基本符合；4＝完全符合

题目	1	2	3	4
1. 我的很多优势，使我更好地应付生活的挑战	□	□	□	□
2. 我能从不同角度分析问题	□	□	□	□
3. 即使遇到紧急的事情，我也能镇定自若	□	□	□	□
4. 我的朋友对我的生活有很多帮助	□	□	□	□
5. 朋友们觉得和我交往时轻松愉快	□	□	□	□
6. 我能够把事情做得恰到好处	□	□	□	□
7. 我相信自己能够应付生活的挑战	□	□	□	□
8. 我有足够的能力克服生活中的困难	□	□	□	□
9. 我总是有条不紊地处理生活中的问题	□	□	□	□
10. 我认为生活阅历对每个人都是重要的	□	□	□	□

（续　表）

题目	1	2	3	4
21. 家人的鼓励,使我更好地战胜挫折 …………………	□	□	□	□
22. 当我取得成就时,我可以和家人分享成功的喜悦 ……	□	□	□	□
23. 我能切实感受到家人的关心 ………………………	□	□	□	□
24. 我相信持之以恒是取得成就的基本条件 …………	□	□	□	□
25. 我认为坚定的意志对成功很重要 …………………	□	□	□	□
26. 家人会给我更多自主选择的权利 …………………	□	□	□	□
27. 家人经常会给我一些物质支持 ……………………	□	□	□	□

题目	是			否
28. 我从未拿过别人的东西 ……………………………	□			□
29. 我认识的人都喜欢我 ………………………………	□			□
30. 我从未想过死的事情 ………………………………	□			□
31. 我从没说过别人的坏话 ……………………………	□			□
32. 我所有的习惯都是好的 ……………………………	□			□

（三）计分规则与分数解释

以自评形式呈现条目,采用四级评分法,从"完全不符合""不太符合""基本符合"到"完全符合"分别记 1,2,3,4 分,选出最适合的一项,分数越高,表明心理承受力越强。总量表 Cronbach α 系数为 0.751,各因子的 Cronbach α 系数为 0.597~0.745。

根据全国人口普查资料,按我国六大行政区人口比例(1/10 万),以随机整群抽样法,在全国 18 省市分层抽取健康人 13 080 人,发放《中国心理承受力量表》,获得有效样本 12 260 人,有效率 93.7%,构建城乡和性别常模(表5-11 至表 5-13)。

表 5-11　取样的地区分布

行政区	全国人口学资料	本研究取样	
	%	n	%
华北地区	20.2	2460	20.0
东北地区	8.7	1080	8.8
华东地区	25.3	3085	25.1
中南地区	17.6	2171	17.7
西南地区	12.3	1485	12.1
西北地区	15.9	1979	16.1
合计	100	12 260	100

表 5-12　中国心理承受力量表的城乡常模结果($\bar{x}\pm s$)

组别	N	F1	F2	F3	F4	F5
城市	5129	18.67±4.06	19.73±4.10	18.28±3.88	14.26±3.23	11.67±2.72
农村	7131	19.23±3.99	19.95±3.93	18.51±5.62	14.17±3.21	11.70±2.63
T 值		−7.12**	−2.74*	−2.44*	1.48	−0.62

*$P<0.05$,**$P<0.01$。

表 5-13　中国心理承受力量表不同性别常模结果($\bar{x}\pm s$)

组别	N	F1	F2	F3	F4	F5
男	6981	19.08±4.32	19.54±4.23	18.47±6.02	14.33±3.37	11.69±2.81
女	5279	18.81±3.86	20.08±3.85	18.28±3.54	14.01±3.10	11.63±2.56
T 值		3.45**	−6.94**	2.00*	5.12**	1.18

*$P<0.05$,**$P<0.01$。

十一、中国社会支持量表(Chinese social support scale,CSSS)

(一)CSSS 简介

社会支持是一个复杂的概念,它涉及由个人、群体、社区和社会实际提供或可察觉到的支持性资源之间的关系。社会支持概念首次被提出后,人们便开始研究社会支持与个体心身健康的关系。

对孕妇的社会支持研究发现,女性在怀孕期间可以收到 8 种不同类型的社会支持,最常见的 4 种类型是:日常活动、信息、情感及物质方面的支持,社会支持的来源有母亲、姐妹和丈夫。孕妇的社会支持状况可以作为产前抑郁症的预测因素,同时产后抑郁症的研究也表明,社会支持水平与抑郁存在一定的关联。另外,Martins M. V. 等对 252 名不孕症患者的研究结果表明,社会支持可明显缓解不孕症患者的心理压力,

为此应加强患者的社会支持网络的建设和质量。

Poudel-Tandukar K. 等对 26 672 名男性和 29 865 名女性自杀的研究发现,社会支持对于自杀的预防具有重要的作用,避免社会孤立可以降低自杀的发生率。美国 Hirsch J. K. 等对 439 名大学生进行的研究认为,积极的社会支持,特别是有形的支持和消极的社会交往是大学生自杀重要的预测因素,较高的社会支持可以降低大学生自杀的风险,表明改善社会支持状况可能是一个重要的预防自杀策略。

现有量表存在的问题如下:①由于文化传统、价值观念及生活习惯的差异,国外编制的社会支持量表不宜直接用于中国人群社会支持评估;②SSRS 编制于 20 世纪八九十年代,年代久远,现阶段能否很好地评估社会支持状况,受到质疑;③量表测试过程中如何防范

胡乱填写或不真实回答？被试的掩饰问题难以解决？针对上述问题,在现有研究基础上,结合中国实际,对中国人社会支持进行新的理论建构,编制中国社会支持量表。CSSS 由全军心理疾病防治中心张理义教授主持研制,该量表包括主观支持、客观支持、支持利用度 3 个因子,另加一个含有 4 个条目的掩饰分量表,共 20 个条目。

（二）CSSS 基本内容（表 5-14）

表 5-14　中国社会支持量表

说明:本表主要了解您的社会支持状况,请根据您的实际情况认真填写每一条,并在最符合您情况的选项处打勾,请不要漏填

项目	没有	有时	经常
1. 我受到家人的冷落 ……………………………	0	1	2
2. 遇到困难时,得不到亲人切实具体的帮助 ……	0	1	2
3. 我远离家人或朋友 ……………………………	0	1	2
4. 遇到烦恼时只靠自己,不求别人帮助 ………	0	1	2
5. 领导、家人或同事对我的工作或做事放心不下 …	0	1	2
6. 从家庭成员中得不到安慰和关心 ……………	0	1	2
7. 我现在的工作环境缺乏和谐氛围 ……………	0	1	2

项目	是	否
19. 我从未贪图过分外之物,哪怕是一张纸 ……	☐	☐
20. 我所有的习惯一定都是好的 ………………	☐	☐
21. 我从来没有说过谎话 ………………………	☐	☐
22. 我从来没有背后说过他人坏话 ……………	☐	☐
23. 所有人都喜欢我 ……………………………	☐	☐

（三）计分规则与分数解释

以自评形式呈现条目,采用 3 级评分:"没有"计 0 分、"有时"计 1 分、"经常"计 2 分,每个条目均为反向计分,计算量表总分。分数越高,表明社会支持越低。依据探索性因素分析抽取主观支持、客观支持和社会支持利用度,另加一个含有 5 个条目的掩饰分量表,累计方差贡献率为 55.918%。总量表的 Cronbach α 系数为 0.821,各个因子的 Cronbach α 系数为 0.631~0.685。

根据全国人口普查资料,按我国六大行政区人口比例（1/10 万）,以随机整群抽样法,在全国 18 省市分层抽取健康人 13 080 人,发放中国社会支持量表,测验不要求填写姓名,以:①回答项目不全;②连续、胡乱作答;③掩饰量表得分超过（$\bar{x} \pm 1.96SD$）为标准剔除无效问卷,获得有效样本 12 260 人,有效率 93.7%,构建城乡、性别、独生子女常模标准（表 5-15 至表 5-17）。

表 5-15　中国社会支持量表的城乡常模结果($\bar{x} \pm s$)

组别	N	主观支持	客观支持	支持利用度
城市	5129	1.57±3.26	1.27±2.96	1.24±2.31
农村	7131	3.65±3.85	2.29±3.08	2.26±2.47
T 值		−4.67**	−3.42*	−3.36*

* $P<0.05$, ** $P<0.01$。

表 5-16　中国社会支持量表不同性别的常模结果($\bar{x} \pm s$)

组别	N	主观支持	客观支持	支持利用度
男	6265	3.67±3.72	1.14±2.81	2.28±2.16
女	5995	1.96±3.87	2.32±3.23	2.23±2.60
T 值		3.49**	−3.11*	1.23

* $P<0.05$, ** $P<0.01$。

表 5-17　中国社会支持量表是否独生子女的常模结果($\bar{x} \pm s$)

组别	N	主观支持	客观支持	支持利用度
独生子女	6257	3.80±3.99	2.46±3.31	2.34±2.68
非独生子女	6003	3.46±3.58	2.10±2.69	2.16±2.07
T 值		4.84*	6.62**	4.32*

* $P<0.05$, ** $P<0.01$。

第三节　自杀风险评估

自杀是故意伤害自己、结束生命的行动,非偶然或意外事件。CCMD-3 中根据自杀发生的情况,一般将自杀分为4 个形式。

自杀观念:自觉活在世上没有意思,还不如死了好,甚至做好了自杀的计划和安排,只是尚没有付诸行动。

自杀未遂:有自杀动机和可能导致自杀的行为,但是未造成死亡的结局。

自杀死亡:有充分依据可以判断死亡的结局是故意采取自我致死的行为所致,只有自杀观念而未采取行动或者误服剧毒药物、误受伤害者,伪装自杀者,均不作此诊断。

准自杀:又称类自杀,是一种呼救行为或威胁行为,试图以此摆脱困境,虽有自我伤害的意愿,但并不是真正想自杀,采取的行为通常不会导致自杀。

自杀在各年龄人群均可发生,并有年轻化的倾向,是现代社会人类的 10大死因之一,是 15−35 岁的青壮年人群前 3 位的死亡原因。自杀是抑郁症的主要症状,也是抑郁症最危险的后果。同时,自杀在一些慢性病或绝症的人群中也常见,需引起综合性医院其他临床科室的重视。

一、自杀危险性评估与判断

自杀危险评估是精神科医师和其他慢性病医师要求掌握的核心能力,目的是识别那些可改变、可治疗的危险因素及保护因素,以满足患者治疗和安全管理的要求。但是自杀的预测并没有医学标准,常识预测哪些人自杀可能导致假阳性和假阴性预测。自杀危险评估的标准是很难确定的,有很多被推荐的用于自杀危险评估的方法,但却没有一种方法经得住信度和效度的检验。

自杀者的动机包括以下几个方面:①摆脱痛苦,逃避现实,很多的自杀者是为了摆脱失控的境遇,逃避生活的责任。②呼吁或求助,为了表明自己的不幸,达到某种自我目标,希望得到关注、帮助、同情,多采取比较温和的手段。③攻击性,自杀也可能是潜在攻击性的表现,这种攻击性可指向外界,如报复他人,也可指向自身;自我惩罚,减轻内疚感和罪恶感。自杀通常是多种动机的集合,各种动机相互交叉重叠。

自杀前的心理状态通常具有以下3种特征:①矛盾性,多数意图自杀者实施自杀前的心情是矛盾和复杂的,渴望有好的生活,但是又行动力、意志力不足,难以忍受一些压力、苦恼和痛苦。②冲动性,自杀往往带有很强的冲动性,这时候的行为决策和实施往往不择手段、不顾后果。③僵滞性,很多人自杀前具有注意力狭窄、思路僵滞、思维灵活性下降,导致自己只看到自己的不幸、生活的负面和未来的绝望,无法自我调整,无法向其他方面转移,也无法考虑用其他手段解决困难、摆脱痛苦。最终选择自杀。

研究发现,自杀者在实施自杀前往往经历应激事件或生活挫折,如丧失(如丧偶、失恋、重大经济损失等),工作和经济状况(如失业、退休),重大打击(如被强暴),同时,自杀与人格因素有密切关系,比如边缘型人格、表演型人格往往是自杀的高危人群。

另外,自杀与多种躯体和精神疾病有关,比如癌症、癫痫、艾滋病、慢性疼痛、抑郁症、精神分裂症、酒精依赖等。其中抑郁症与自杀的关系最密切,抑郁症患者中自杀行为最多见,约有 15% 的抑郁症患者最终死于自杀。精神分裂症患者也是自杀的高危人群,有 65% 的患者自杀原因是妄想和幻听,精神分裂症自杀的危险因素还包括病情反复发作、伴有明显抑郁症状。

自杀发生前往往已经表现出现很多的线索,通过对自杀线索的分析,可以对患者的自杀行为作出预测,并采取防范措施:①流露出明显的消极、悲观、绝望、罪恶感等情绪,表达过自杀的意愿。如果表达过不良情绪和自杀意愿,但是突然不愿与别人讨论自杀,有意掩盖自杀意愿,这可能意味着更大的自杀危险。②近期遭受重大生活事件,包括亲人亡故、失恋、失业、创业失败等,这种情况下,特别是有自杀或自伤史、自杀家族史的患者,往往有更大的自杀风险。③慢性难治性躯体疾病患者突然不愿意接受治疗,或者反常性情绪好转,是自杀的高危人群,比如恶性肿瘤、多发硬化症、脑卒中、脊髓损伤、艾滋病、癫痫、药物滥用等。④精神类疾病,研究发现所有的精神障碍(精神发育迟滞除外)都与自杀危险性增加有关,有研究者比较了精神障碍患者自杀的实际值和预期值,计算每种精神障碍的标准化死亡率,发现进食障碍、重度抑郁障碍、双相障碍、精神活性物质滥用、心境障碍、强迫症等的标准化死亡率均超过10%。

二、自杀的三级预防

自杀即是个人心理健康问题,也是涉及国民经济、社会发展、社会安全的公共卫生、社会问题。与精神病的三级预防一样,自杀的预防也包括三级预防,自杀预防的基础是提高人群的心理健康素质,完善社会心理救助体系,同时,要大力加强精神卫生力量。

(一)一级预防

主要针对一般人群或自杀潜在人群,具体措施如下。

(1)减少自杀工具的可获得性,自杀高危人群精神疾病患者的治疗、枪支或刀具拥有的控制、家用煤气的去毒化处理、有毒物质(农药或灭鼠药)的控制、易燃易爆物品的管理、精神类药品管理。对各类新闻报道进行规范和监管,避免自杀诱导和暗示。

(2)普及心理健康知识,提高心理素质,增强适应能力,提高应对能力。

(3)提高对抑郁症、精神分裂症、物质滥用等精神疾病的识别和就诊率,避免讳疾忌医。

(二)二级预防

对自杀高危人群的早发现、早诊断、早治疗。具体措施如下。

(1)对医务人员、心理咨询工作者、社工进行培训,提高其对自杀危险信号的识别和应对能力。

(2)加强对自杀高危人群的心理健康维护,提高其心理健康水平;建立自杀监控预警系统,建立各部门联动机制,制定应急预案,加强自杀防范。

(3)积极自杀相关知识、信息的科普宣传,提高患者家属、照顾者对自杀的防范意识、加强社会支持。

(4)加强自杀及预防的相关研究工作,并积极推广相关科研成果,建立自杀预防机构,增加社会心理援助渠道。

(5)对有高自杀风险的患者,应住院治疗或者留观察室观察;制定系统、全面的干预方案。评估患者自杀风险,并采取必要的防范措施;加强对出院患者的随访。

(6)精神卫生工作者应该主动进入社区,主动为精神障碍患者及其他高危人群提供心理健康科普知识,并与心理咨询与教育工作者、社会工作者紧密协作,构建自杀的社区预防网络。

(三)三级预防

降低死亡率及自杀的善后处理,具体措施如下。

(1)建立自杀急诊救治系统,提高救治水平,降低致死率。

(2)对自杀未遂者,要积极沟通,寻找自杀的原因,采取必要的药物和心理治疗措施,消除危害因素,避免再次自杀。

(3)加强科普宣传,增加对自杀行为者的理解、同情和关爱,避免歧视和排斥,帮助自杀未遂者重新建立生活勇气,提高适应和应对能力。

(4)对环境中的自杀危险因素,要采取积极的态度和解决策略,避免患者再度自杀。

三、自杀的评估

(一)恶性肿瘤患者自杀风险评估量表(suicide risk assessment scale of cancer patients,CSRS)

1. CSRS 简介　CSRS 由周霜等于 2019 年编制,包括 4 个因子共 19 个条目,4 个因子分别为负性情绪、自杀态度、自杀准备和自杀动机,用于恶性肿瘤患者的自杀风险评估,经初步检验,该量表有较好的信效度指标,量表内容效度指 数 为 0.919,Cronbach α 系 数 为 0.876,分半信度为 0.874。

我国人口众多,癌症新发病例和癌症死亡病例约占全球的 1/4 和 1/3;国家癌症登记中心数据显示,2020 年我国约有 457 万例新发癌症病例和 300 万例癌症死亡病例,全国癌症发病率为 31.28/10 万。研究者发现,癌症患者是抑郁症、自杀的高危人群,癌症患者产生自杀意念的情况较普遍,其自杀死亡率达到了 1%～25%。

2. CSRS 基本内容　由患者根据自身情况,在每个条目相应的方框内划"√"(表 5-18)。

表 5-18　恶性肿瘤患者自杀风险评估量表(CSRS)

条目	完全不符合	比较不符合	不确定	比较符合	完全符合
1. 我有非常严重的精神压力	□	□	□	□	□
2. 我感到现在的自己毫无用处	□	□	□	□	□
3. 现在这样的我活着会让身边的人更痛苦	□	□	□	□	□
4. 我经常哭泣或总想哭泣	□	□	□	□	□
5. 我对自己失望或讨厌现在的自己	□	□	□	□	□
6. 我非常担心增加家人经济或生活的负担	□	□	□	□	□
7. 我感到忧愁和苦闷	□	□	□	□	□
8. 我认为癌症就等于绝症,没有办法或者很难治好	□	□	□	□	□
9. 我认为死亡可以结束当前的痛苦	□	□	□	□	□
10. 人应该有选择死亡的权力	□	□	□	□	□
11. 当生命已无欢乐可言时,选择死亡是可以理解的	□	□	□	□	□
12. 我认为死是解决问题的一种手段	□	□	□	□	□
13. 我想采取一些方法让自己睡过去不再醒来(如服用安眠药)	□	□	□	□	□
14. 我想静静地离开这个世界	□	□	□	□	□
15. 我开始准备处理一些事情,如着手写遗嘱、将心爱之物送人、同家人告别等	□	□	□	□	□
16. 疾病带来的不适让我难以忍受	□	□	□	□	□
17. 长期以来的各种治疗(手术、化疗、放疗等)让我非常痛苦	□	□	□	□	□
18. 我感到疲劳,活动减慢	□	□	□	□	□
19. 我感到非常疼痛	□	□	□	□	□

3. 计分规则与分数解释　各条目均采用自陈式结构，随机排序，以李克特 5 级评分法进行评分，0，1，2，3，4分，分别对应选项"完全不符合""比较不符合""不确定""比较符合""完全符合"。分数越高，自杀风险越高。

(二)自杀意念自评量表(self-rating ideation of suicide scale,SIOSS)

1. SIOSS 简介　SIOSS 由夏朝云等以国内应用 BDI,SDS,SAS,SES-D,SCL-90,MMPI 等问卷中有关自杀意念的内容以及对各类人群测查的数理

分析结果，并结合临床实践经验编制完成。采用自评式，适合具有小学文化程度的各年龄段和人群。量表包括绝望因子、乐观因子、睡眠因子、掩饰因子等四个因子。

2. SIOSS 基本内容　指导语：在这张问卷上印有 26 个问题，请你仔细阅读每一条，把意思弄明白，然后根据自己的实际情况，在每一条后"是""否"的方框内划"√"。每一条都要回答，问卷没有时间限制，但是不能拖延太长时间(表 5-19)。

表 5-19　自杀意念自评量表(SIOSS)

姓名：　　性别：　　年龄：　　受教育水平：　　职业：

条目	是	否
1. 在我的日常生活中，充满了使我感兴趣的事情	☐	☐
2. 我深信生活对我是残酷的	☐	☐
3. 我时常感到悲观失望	☐	☐
4. 我容易哭或想哭	☐	☐
5. 我容易入睡并且一夜睡得很好	☐	☐
6. 有时我也讲假话	☐	☐
7. 生活在这个丰富多彩的时代里是多么美好	☐	☐
8. 我确实缺少自信心	☐	☐
9. 我有时发脾气	☐	☐
10. 我总觉得人生是有价值的	☐	☐
11. 大部分时间，我觉得我还是死了的好	☐	☐
12. 我睡得不安，很容易被吵醒	☐	☐
13. 有时我也会说人家的闲话	☐	☐
14. 有时我觉得我真是毫无用处	☐	☐
15. 偶尔我听了下流的笑话也会发笑	☐	☐
16. 我的前途似乎没有希望	☐	☐
17. 我想结束自己的生命	☐	☐
18. 我醒得太早	☐	☐

（续　表）

条目	是	否
19. 我觉得我的生活是失败的	☐	☐
20. 我总是将事情看得严重些	☐	☐
21. 我对将来抱有希望	☐	☐
22. 我曾经自杀过	☐	☐
23. 有时我觉得我就要垮了	☐	☐
24. 有些时期我因忧虑而失眠	☐	☐
25. 我曾损坏或遗失过别人的东西	☐	☐
26. 有时我想一死了之,但又矛盾重重	☐	☐

3. 计分规则与分数解释　绝望因子分由 2,3,4,8,11,14,16,17,19,20,23,26 各条目分累计;乐观因子分由 1,7,10,21,22 各条目分累计;睡眠因子分由 5,12,18,24 各条目分累计;掩饰因子分由 6,9,13,15,25 各条目分累计。自杀意念总分由绝望因子分、乐观因子分和睡眠因子分相加。

条目均以"是"或"否"记分,得分越高,自杀意念越强。计分键 2,3,4,8,11,12,14,16,17,18,19,20,22,23,24,26,答"是"各计 1 分,答"否"不计分;1,5,6,7,9,10,13,15,21,25,答"否"各计 1 分,答"是"不计分。

根据 164 名正常样本(年龄 18－53 岁,平均年龄 23.71±7.21 岁)量表中的绝望因子分(2.89±2.59)、乐观因子分(0.39±0.78)、睡眠因子分(1.25±1.31)三者之和的总均值 5.02±3.55,以总均值加 2 个标准差得分 12 分,作为初步筛选有自杀意念者的量表划界点,以及掩饰因子(1.73±1.32)得分 4 分为测量不可靠的划界借

鉴值。

（三）住院患者自杀风险评估量表 (scale of suicide risk for inpatient,SSRI)

1. SSRI 简介　SSRI 由谭蓉等编制,用于评定住院患者的自杀风险,SSRI 有 18 个条目,分属于生理、心理、社会 3 个因子。

经过作者初步验证,SSRI 总 Cronbach α 系数是 0.779,各维度的 Cronbach α 系数为 0.605～0.743;内容效度指数是 0.92,各条目的内容效度指数为 0.83～1.00;各维度的相关性为 0.701～0.912;经探索性因子分析得出 3 个公因子累积方差解释率为 48.491%。利用 ROC 曲线确定住院患者自杀风险评估量表的临界值为 8 分,此时该曲线下面积为 0.748,灵敏度和特异度分别为 73.58%,67.60%。表明 SSRI 较好的信效度指标。

2. SSRI 的基本内容　在过去的 1 个月内,患者是否受到以下问题的困扰,请在相应的位置划"√"(表 5-20)。

表 5-20　住院患者自杀风险评估量表（scale of suicide risk for inpatient, SSRI）

科室：　　床号：　　住院号：　　性别：　　年龄：　　职业：　　文化程度：　　诊断：

条目	是	否
1. 患有难以治愈的严重躯体疾病（如恶性肿瘤、重要器官衰竭等）	□	□
2. 疾病或治疗所导致的严重并发症（如毁容、畸形等）	□	□
3. 严重或慢性躯体疾病引发无法耐受的剧烈疼痛	□	□
4. 严重或慢性躯体疾病所导致失眠	□	□
5. 患者经常觉得事情不可逆转，对未来悲观失望	□	□
6. 患者采取消极的（如逃避、自责）应对方式来应对困难和挫折	□	□
7. 患者对自我的评价（即自己对自己的看法、想法）是消极悲观的	□	□
8. 患者经常情绪低落、感到抑郁	□	□
9. 患者有精神方面相关症状（精神分裂症、焦虑症、边缘型人格障碍）	□	□
10. 患者经常表现得很冲动（即因微小刺激突然爆发冲动或攻击性行为）	□	□
11. 患者对任何事情都追求尽善尽美（即完美主义者）	□	□
12. 患者曾经采取过伤害自己的行为	□	□
13. 患者说过不想活了，觉得生活没有意义等	□	□
14. 患者生活习惯发生改变（如开始大量饮酒，使用药物助眠等）	□	□
15. 患者发生了严重的家庭矛盾	□	□
16. 患者家人或朋友曾经采取过伤害自己的行为	□	□
17. 患者遭受了重大挫折	□	□
18. 患者人际关系处于紧张状态	□	□

3. 计分规则与分数解释　每个条目均以"是"或"否"回答，"是"计 1 分，"否"计 0 分。得分越高，自杀风险越高。

初步确定自杀风险评估量表的临界值为 8 分，即得分≥8 分表明自杀倾向大，得分＜8 分表明自杀倾向小。量表的阴性预测值为 88.27％，阳性预测值为 30.00％。

第6章

抑郁症的药物治疗

第一节 抗抑郁药治疗目标与原则

一、抗抑郁药治疗目标

抑郁障碍的治疗要达到三个目标：①提高临床治愈率，最大限度减少病残率和自杀率，减少复发风险；②提高生存质量，恢复社会功能，达到稳定和真正意义上的痊愈，而不仅是症状的消失；③预防复发。药物虽非病因治疗，却可以减少复发风险，尤其对于既往有发作史、家族史、女性、产后、伴慢性躯体疾病、缺乏社会支持和物质依赖等高危人群的治疗有显著效果。

二、抗抑郁药治疗原则

抗抑郁药是目前防治各种抑郁障碍的最主要手段，可有效减轻抑郁情绪以及伴有的不安、焦虑和躯体症状。有效率为60%～80%。在使用抗抑郁药物时应注意以下几点。

1. 明确诊断，强调对抑郁症的正确认识。药物治疗主要是对症治疗。如果存在抑郁症，则必须予以抗抑郁药物处理，这和对患者同时出现的其他病症的处理并不矛盾。

2. 治疗前告知患者及其家属，说明药物的性质、作用、可能的不良反应及对策，争取患者积极配合，按时按量服药，以提高治疗依从性。

3. 要根据病人的症状特点、年龄和身体状况、对药品的敏感性以及并发症，个体化地合理用药。对于有自杀观念的患者避免一次处方大量药物，以防意外；考虑患者既往用药史，优先选择过去药物疗效满意的种类。

4. 用量从低剂量开始，逐渐增加。要尽可能选择最小的有效剂量，以降低副作用，增加药物治疗依从度。

5. 在小剂量效果不佳时，应根据副作用和耐受性增加至足够剂量（有效剂量上限）和足够长的疗程（4～6周）。结合耐受性评估，选择适宜的起始剂量，根据药动学特点制定适宜的药物滴定速度，通常在1～2周内达到有效剂量。如果服用抗抑郁药2周后没有明显改善（抑郁症状评定量表减分率＜20%），且药物剂量有上调空间，可以结合患者耐受性评估情况增加药物剂量；对表现出一定疗效的患者（抑郁症状评定量表减分率≥20%),可以考虑维持相同剂量的抗抑郁药治疗至 4 周,再根据疗效和耐受性决定是否进行剂量调整。

6. 如仍不起作用,可以考虑改为另一种同类药物或具有不同作用机制的药物。必须注意的是,在改用单胺氧化酶抑制药(MAOIs)前,氟西汀必须提前停药 5 周,其他选择性 5-HT 再摄取抑制药(SSRI)则必须停药 2 周。而 MAOIs 在停用 2 周之后才可转化为 SSRIs。

对于依从性好的患者,如果抗抑郁药的剂量达到个体能够耐受的最大有效剂量或足量(药物剂量上限)至少 4 周仍无明显疗效,即可确定药物无效并考虑换药。换药并不局限于在不同种类之间,也可以在相同种类间进行;但是如果已经使用 2 种同类的抗抑郁药无效,建议换用不同种类的药物治疗。目前临床上常用的换药方式有①骤停换药:立即停用原药,同时立即使用新药的临床有效剂量;②交叉换药:原药每 4~5 个半衰期减量 25%~50%,同时滴定新药,当新药达到临床有效剂量时,逐渐减停原药;③平台换药:维持原药完整的治疗剂量,同时滴定新药,当新药达到临床有效剂量时,逐渐减停原药。

7. 尽量单药治疗,应足剂量、足疗程。对难治性病例或换药治疗效果不佳时,也可以考虑联合使用两种具有不同作用机制的抗抑郁药,以增加疗效;伴有精神病性症状的抑郁障碍,应该采用抗抑郁药和抗精神病药物合用的药物治疗方案。

8. 提倡全程治疗。全病程治疗分为急性期治疗、巩固期治疗和维持期治疗,研究显示,抑郁障碍复发率高达 50%~85%,其中 50% 的患者在疾病发生后 2 年内复发,因此,抑郁症的全程治疗可以改善预后,防止复燃及复发。

急性期治疗(8~12 周):控制症状,尽量达到临床治愈与促进功能恢复到病前水平,提高患者生活质量;巩固期治疗(4~9 个月):在此期间患者病情不稳定,复燃风险较大,原则上应继续使用急性期治疗有效的药物,并强调治疗方案、药物剂量、使用方法保持不变;维持期治疗:维持治疗时间的研究尚不充分,一般倾向至少 2~3 年,多次复发(3 次或以上)以及有明显残留症状者主张长期维持治疗。

9. 在治疗过程中,严密监视患者病情变化和不良反应并及时处理。

10. 所有抗抑郁药在停药时均应逐渐减少剂量。不能骤然中止,否则可能会发生撤药综合征,表现为头痛恶心、呕吐乏力、烦躁和睡眠障碍等症状。任何的抗抑郁药物都可以引起躁狂或快速循环。对于双相情感障碍的抑郁发作,抗抑郁药物应与情感稳定剂联合使用。对再次发作风险很低的患者,维持期治疗结束后在数周内逐渐停药,如果存在残留症状,最好不停药。应强调患者在停药前需征求医生的意见。在停止治疗后 2 个月内复发危险最高,应在停药期坚持随访,仔细观察停药反应或复发迹象,必要时可快速回到原有药物的有效治疗剂量维持治疗。

第二节　抗抑郁药物的种类

一、传统抗抑郁药物

传统抗抑郁药包括三环类、单胺氧化酶抑制药（MAOI）和基于三环类药物开发的四环类药物，由于耐受性和安全性问题，被推荐为二线药物。

目前，在中国广泛应用的三环类和四环类药物包括阿米替林、氯米帕明、丙米嗪、多塞平和马普替林。许多研究表明，这些药物对治疗抑郁症有效，其中阿米替林的疗效略高于其他三环类药物。小剂量多塞平（每日 3～6mg）常用于失眠障碍的治疗，四环类药物氯米帕明的抗强迫疗效较为肯定。大量研究证明三环类抗抑郁药（TCA）和四环类药物对抑郁症疗效确切，其中阿米替林的疗效略优于其他 TCA。对于住院患者而言，阿米替林的疗效优于 SSRI，对于门诊患者两者间疗效无显著性差异，但 SSRI 耐受性更好。曲唑酮综合其疗效和耐受性，被作为二线推荐抗抑郁药，曲唑酮的抗抑郁效果优于安慰剂，逊于 SSRI，低剂量曲唑酮有改善睡眠作用，但长期使用需注意不良反应和药物耐受性问题。

MAOI 可以有效治疗抑郁障碍，通常用于对其他抗抑郁药物无效的抑郁障碍患者，由于其安全性和耐受性问题，以及药物对饮食的限制问题，作为三线推荐药物。国内仅有吗氯贝胺作为可逆性单胺氧化酶再摄取抑制药（RMAOI），其疗效与三环类药物相当。

二、选择性 5-HT 再摄取抑制药（SSRIs）

SSRIs 可选择性阻断 5-HT 再摄取。一般包括氟西汀、舍曲林、帕罗西汀、西酞普兰和氟伏沙明等。尽管其疗效未超过三环等抗抑郁药物，但其不良反应却较轻，特别是对抗胆碱能的不良反应较轻，心脏毒性作用也较轻，更适合老年或体弱的抑郁症。且多数为早间一次服药，用药方便。

1. 氟西汀　适用于各型抑郁症，尤宜用于老年抑郁症，也可用于强迫症，恐惧症，惊恐发作，神经性贪食症。

氟西汀口服后几乎全部吸收，一次服药 40mg 后达峰时间为 6～8 个小时，由于肝的首关效应，其口服生物利用度为 72%～90%，食物不影响吸收，但可能延缓吸收 1～2 个小时。肝功能与氟西汀代谢密切相关，一些肝硬化患者半衰期显著延长，肝硬化患者半衰期均值增加至 7.6 天，而健康人为 2～3 天，因此肝病患者给药剂量应减少。建议氟西汀治疗抑郁症的起始剂量是每日 20mg。治疗抑郁症有效剂量的报道，从每日 5mg 到每日 80mg 不等，在治疗儿童、青少年或老年患者时，通常每日 10mg 起始。基于临床疗效和对不良反应的耐受性调整剂量。

2. 帕罗西汀　主要用于防治重性抑郁障碍，对各种类型抑郁，包括老年抑郁、产后抑郁都有效。另外还可用于治疗惊恐障碍、强迫症、焦虑症、社交恐惧症、创伤后应激障碍、慢性疼痛、进食障碍。帕罗西汀每日 20mg 既是最小治疗量也是多数成年人抑郁的最佳治疗剂量。老人、肝、肾功能损害者初始量和维持量应小。

帕罗西汀口服吸收好，食物不影响吸收，服药后达峰时间约 5.2 个小时，帕罗西汀对伴焦虑的抑郁症以及惊恐症较适合。初始剂量为 20mg，根据情况每次加 10mg，间隔时间应不少于 1 周，老年人、合并躯体疾病或那些具有显著的肾或肝损害者每日 10mg 起始。

3. 舍曲林　主要用于治疗和预防各种抑郁障碍，包括心境恶劣障碍和非典型抑郁，还可用于治疗强迫症、焦虑症、社交恐惧症、创伤后应激障碍。

舍曲林口服吸收完全，每日 50～200mg 的剂量连续给药 14 天后，达峰时间为 4.5～8.4 个小时；与食物同时服用，服药 5.5 个小时后可达峰，而不与食物同时服用达峰时间为 8 个小时，建议舍曲林在餐后服用。肝疾病与舍曲林代谢减弱密切相关，由于肝硬化患者血浆清除延长，舍曲林的平均半衰期可增加到 52 个小时，因此肝损伤的患者应减少药物剂量，延长给药间隔时间。

抑郁症和强迫症初始剂量通常是每日 50mg，4～7 天后增加到每日 100mg，个别患者可能会在低剂量起始的情况下耐受性提高，此时需要增大剂量，大多数焦虑或心境障碍的患者剂量范围通常为每日 100～200mg。

4. 氟伏沙明　主要用于防治抑郁障碍，对各种类型抑郁，包括老年抑郁、产后抑郁等。另外还可用于治疗焦虑症、强迫症、社交恐惧症、创伤后应激障碍、躯体变形障碍、露阴癖。

氟伏沙明口服给药生物利用度为 53%，食物不影响其吸收，达稳态后用药 3～8 个小时达峰。抑郁症患者通常每日 25～50mg 起始，每日 100～300mg 剂量有效，治疗惊恐障碍最好起始剂量为 25mg，有效剂量通常为每日 100～200mg。

5. 西酞普兰　西酞普兰主要用于治疗抑郁障碍，对各种类型抑郁有效。另外还可用于治疗创伤后应激障碍、惊恐发作、躯体变形障碍、强迫症、经前焦虑和酒精滥用，西酞普兰对痴呆伴有的抑郁、激越和攻击同样有效，还能显著减少糖尿病神经性疼痛，因此是治疗老年抑郁患者的首选药。

西酞普兰口服吸收良好，不受食物影响，口服西酞普兰的生物利用度（40mg，单次给药）约为静脉注射给药的 80%。摄入 4 个小时后达峰。西酞普兰起始剂量每日 20mg，可增加至每日 40mg，初始治疗至少 1 周后进行调整。

急性期治疗中，众多随机对照研究支持 SSRIs 治疗抑郁症的疗效优于安慰剂，有 10 余篇系统综述和 Meta 分析显示 SSRIs 对抑郁症的疗效与 TCAs 相当。不同 SSRIs 药物间的整体疗效无显著性差异。2009 年 Lancet 发表了一篇 Meta 分析，比较了 12 种新型抗抑郁药的急性期疗效，结果显示,米氮平、艾司西酞普兰、文拉法辛和舍曲林的疗效优于度洛西汀、氟西汀、氟伏沙明和帕罗西汀;而艾司西酞普兰、舍曲林、安非他酮和西酞普兰的可接受性(中断治疗率)优于其他新型药物。艾司西酞普兰和舍曲林的疗效和耐受性最为平衡。在巩固期预防复燃方面,与安慰剂相比,使用 SSRIs 可有效预防抑郁症复燃,不同 SSRIs 类药物其预防抑郁复燃的疗效相似。关于维持期预防复发的研究较少,病例对照研究结果表明,与安慰剂相比,SSRIs 在预防抑郁症复发方面具有明显优势,可显著减低抑郁复发风险。有效治疗剂量分别为氟西汀每日 20~60mg,帕罗西汀每日 20~60mg,舍曲林每日 50~200mg,氟伏沙明每日 50~300mg,西酞普兰每日 20~60mg,艾司西酞普兰每日 10~20mg,均不能与 MAOI 类药物合用。

三、选择性 5-羟色胺和去甲肾上腺素再摄取抑制药(SNRIs)

代表药物为文拉法辛和度洛西汀。此类药物特点是疗效与剂量有关,低剂量时作用谱和不良反应与 SSRIs 类似,剂量增加后作用谱加宽,不良反应也相应增多,此时具有明显的去甲肾上腺素再摄取抑制作用。

文拉法辛一般用来治疗抑郁和焦虑障碍,包括强迫症和慢性疼痛。其优点是作用较快,治疗剂量效果和 TCAs 及氟西汀相当,对重度及难治性的抑郁症效果更佳。度洛西汀和其他双重作用机制的 SNRIs 治疗共病糖尿病或周围神经痛的抑郁患者比 SSRIs 更有优势,另外度洛西汀也能有效治疗纤维肌痛。

此药物特点是疗效与剂量有关,低剂量时作用谱和不良反应与 SSRIs 类似,剂量增高后作用谱加宽,不良反应也相应增加。度洛西汀和其他双重作用机制的 SNRIs 在治疗共病糖尿病性慢性疼痛性躯体症状的抑郁患者比 SSRIs 更有优势,另外度洛西汀也能有效治疗纤维肌痛。文拉法辛的常用剂量为每日 75~225mg,普通制剂分 2~3 次服用,缓释剂日服 1 次;度洛西汀常用剂量为每日 60mg。

四、去甲肾上腺素和特异性 5-羟色胺能抗抑郁药(NaSSAs)

米氮平就是这种药的代表,米氮平作用于中枢突触前 α_2 受体拮抗药,可增强肾上腺素能的神经传导。通过与中枢 5-羟色胺(5-HT$_2$,5-HT$_3$)受体相互作用起调节 5-HT 的功能。主要通过阻断中枢突触前 NE 能神经元 α_2 自身受体及异质受体,增强 NE、5-HT 从突触前膜的释放,增强 NE 及 5-HT 传递及特异阻滞 5-HT$_2$、5-HT$_3$ 受体,此外对 H$_1$ 受体也有一定的亲和力,同时对外周 NE 能神经元突触 α_2 受体也有中等程度的拮抗作用。米氮平对抑郁障碍患者的食欲下降和睡眠紊乱症状改善明显,较少引起性功能障碍。常用治疗剂量为每日 15~45mg,分 1~2 次服用。

其临床应用有:①适用于各种抑郁障碍,特别适用于严重且明显的焦虑、激越和失眠患者,也有助于减轻诸如快感减退、精神运动性抑制、睡眠欠佳(早醒)和体重减轻等症状。还可针对其他问题,包括兴趣丧失、轻生念头以及情绪波动,此药品一般使用1至2周开始生效。②其他:米氮平可用于治疗惊恐发作、创伤后应激障碍(PTSD)、睡眠障碍、妊娠呕吐,以及治疗癌症疼痛和其他疼痛症状的患者。

五、去甲肾上腺素和多巴胺再摄取抑制药(NDRIs)

代表药物为安非他酮。Meta分析也表明,安非他酮对防治抑郁症的效果和SSRI相当。对有焦虑表现的抑郁症患者,SSRIs效果优于安非他酮,但对倦怠和嗜睡等表现的改善效果要优于部分SSRIs。安非他酮对体重增加基本没有影响,甚至可能引起体重的减轻,可应用于超重以及肥胖症等患者。安非他酮也被用来治疗戒烟。但是,安非他酮不应在出现精神病症状的情况下使用。

其临床应用包括:①重性抑郁症可单独或与其他抗抑郁药联合治疗:TCAs与TCAs联合使用可增加TCAs的浓度;添加SSRIs可以减少性功能障碍,增强抗抑郁作用。当与心境稳定剂一起用于治疗双相抑郁症时,转相的可能性很低。②该药物的其他缓释剂主要用于戒烟,也可用于注意缺陷多动障碍和肥胖症。

Meta分析显示安非他酮治疗抑郁症的疗效优于安慰剂,与SSRIs相当,对于伴有焦虑症状的抑郁障碍患者,SSRIs的疗效优于安非他酮,但安非他酮对疲乏、困倦症状的改善要优于某些SSRIs。安非他酮对体重增加影响较小,甚至可减轻体重,这一点可能适用于超重或肥胖的患者,并且是转躁率最低的抗抑郁药物之一。与安慰剂相比,安非他酮可有效预防抑郁症的复燃和复发,安非他酮还应用于戒烟治疗。常用药物剂量为每日75～450mg,需分次服用。

六、5-HT$_{2a}$拮抗药和5-HT再摄取抑制药(SARIs)

代表药物为曲唑酮,是一种具有显著镇静作用的抗抑郁药,用来治疗抑郁症和伴有抑郁状态的焦虑症或药品依赖者戒断后的情绪障碍。起始用量为每日50～100mg(服用2～3次),之后每3～4日再增加每日50mg。门诊患者一般以每日200mg(2～3次)为宜,但住院患者较严重者用量可加大。最高使用量不超过每日400mg(分次)。通常的不良反应为嗜睡、乏力、头晕、恶心、失眠、精神紧张和震颤等;同时因为存在引发体位性低血压、心律失常、阴茎持续勃起的风险,曲唑酮不作为一线抗抑郁药。

七、褪黑素MT$_1$,MT$_2$受体激动药和5-HT$_{2c}$受体拮抗药

代表药物为阿戈美拉汀,多项临床研究证实阿戈美拉汀具有明显的抗抑郁作用,此外对于季节性情感障碍也有效。其作用机制为特异性的激动褪黑素MT$_1$及MT$_2$受体恢复正常的生物

节律,同时拮抗 5-HT$_{2c}$ 受体增加前额叶皮质 NA 和 DA 的释放,并诱导慢波睡眠协同 MT$_1$ 及 MT$_2$ 受体而产生抗抑郁作用。

由于其作用于褪黑素受体,阿戈美拉汀具有与褪黑素类似的调节睡眠作用,这种对睡眠的改善作用往往在用药第 1 周就会显现。用药剂量范围为每日 25～50mg,每日 1 次,睡前服用。使用该药物前需进行基线肝功能检查,血清氨基转移酶超过正常上限 3 倍者不应使用该药治疗,治疗期间应定期监测肝功能。

多项临床研究证实阿戈美拉汀具有明显的抗抑郁作用,此外对于季节性情感障碍也有效,由于作用于褪黑素受体,阿戈美拉汀具有与褪黑素类似的调节睡眠作用,这种对睡眠的改善作用往往在用药第 1 周就会显现。

八、选择性 NE 再摄取抑制药

瑞波西汀是此类药物的代表。在 SSRI 治疗无效的情况下,可选用该药。口服,4mg,每日 2 次,2～3 周逐渐见效。根据需要,给药 3～4 周后,可增加至 4mg,每天 3 次。每天最高用量不能超过 12mg。不良反应主要为口干、便秘、多汗、失眠、勃起障碍、排尿困难、尿潴留、心率加快、静坐不能、眩晕以及直立性低血压。

老年患者对该药的个体差异较大、剂量不易掌握,因此不推荐老年患者服用该药,与抑制 CYP3A4 酶药物合用需慎重,青光眼、前列腺增生、低血压及新近心血管意外者禁用。

九、单胺氧化酶抑制药(MAOIs)

MAOIs 主要分为两大类:一类为不可逆性 MAOIs,即以肼类化合物及反苯环丙胺为老一代 MAOIs,因副作用大,禁忌较多,临床实践中已很少使用;另一类为可逆性 MAOIs,吗氯贝胺为代表。

曾被用于治疗难治性抑郁症,但由于副作用以及与许多食物和药物的不良反应,现在很少使用。以吗氯贝胺为代表的新一代可逆、选择性单胺氧化酶抑制药,具有作用速度快、作用时间短、负面影响小的优点,有着更广阔的临床使用前景。它适用于所有使用三环类或其他抗抑郁药治疗无效的患者,尤其是患有精神运动迟滞、睡眠过多、食欲或体重增加的抑郁症患者。

吗氯贝胺不仅可以改善抑郁状态,而且对认知功能障碍也有好处。口服,治疗剂量为每天 300～450mg,分 3 次服用,从第 2 周起,逐渐增加剂量,最大可达到每日 600mg。但由于其严格的食品和药物配伍性,其临床应用受到限制。常用的疾病还有睡眠障碍、眩晕、头疼、口干、呕吐、震颤、心悸等。

十、A$_2$ 拮抗药和 5-HT$_2$,5-HT$_3$ 拮抗药

其药理作用主要是拮抗突触前 α_2 肾上腺素受体,以增加 NE 和 5-HT 的传递,还对 5-HT$_2$ 和 H$_1$ 受体具有阻断作用,因此,除抗抑郁外,还有很强的镇静、抗焦虑作用,有体重增加和过度镇静的副作用,少数患者有性功能障碍或

恶心、腹泻。米安色林适合于防治各种抑郁，特别是焦虑、失眠的抑郁患者，米安色林有引起粒细胞减少的报道，应检测血象。同时，对血压较低、白细胞计数低的抑郁症患者则禁用。

十一、中草药

目前，在我国获得国家食品药品监督管理总局正式批准治疗抑郁症的药物还包括中草药，主要用于轻度和中度抑郁症。包括：①圣约翰草提取物片，是从草药（圣约翰草）中提取的一种天然药物，每片路优泰含干燥圣约翰草提取物 300mg，其中贯叶金丝桃素含量不少于 9mg，总金丝桃素含量不少于 0.4mg。路优泰是治疗广泛性焦虑症和抑郁症的安全、有效药物，适应证为抑郁症、焦虑症。每片重 0.56g（含圣约翰草提取物 0.3g），用法为 1 次 1 片，每天 2 次或 3 次，其主要药理成分为金丝桃素和贯叶连翘。②疏肝解郁胶囊，是由贯叶连翘和复方刺五加制成的中成药胶囊，有疏肝解郁，健脾安神的功效，口服，每次 2 粒，早晚各 1 次，疗程为 6 周。治疗轻中度单相抑郁症属肝郁脾虚证者。治疗轻中度抑郁症的疗效与盐酸氟西汀相当，优于安慰剂。③巴戟天寡糖胶囊：治疗中医辨证属于肾阳虚者的轻中度抑郁症。④乌灵胶囊：该中成药是从我国珍稀药用真菌乌灵参中分离获得的菌种，经现代生物工程技术研制而成的纯中药制剂，含腺苷、多糖、甾醇类、多种氨基酸和维生素及微量元素，具有镇静安神作用，对抑郁、焦虑均有较好疗效，适应证为失眠、抑郁焦虑状态，偏头痛及神经症，每胶囊含 0.33g。用法为每次 0.99g，每天 3 次，6 周为 1 个疗程。⑤其他药物，如柴胡疏肝散、平心忘忧汤、解郁柴胡汤、解郁宁神汤、百合地黄汤等，具有补益肺气、清热润燥、疏肝解郁、养心安神、和解少阳、调达气机、清肝利胆、理气解郁等功效，在抑郁症临床治疗中发挥越来越大的作用。

十二、N-甲基天冬氨酸（NMDA）与谷氨酸受体拮抗药

氯胺酮为 N-甲基天冬氨酸（NMDA）谷氨酸受体拮抗药。最近的科学研究证实，氯胺酮有快速抗抑郁效果，可作用于大脑边缘系统，有致快感的作用，并抑制丘脑-新皮质系统，选择性地阻断痛觉，因此，一些学者认为"氯胺酮对难治性患者的快速抗抑郁作用是半个世纪以来抑郁障碍研究的最大突破"。然而，氯胺酮本身作为一种致幻剂具有成瘾性，因此，如何在临床上合理应用氯胺酮还有待于进一步的研究和探索。

第三节 抗抑郁药物常见不良反应及特殊病例用药

一、抗抑郁药物常见不良反应

药物不良反应会影响治疗的耐受性和依从性，需要在临床使用中注意观察并及时处理。因此，受到临床重视。

TCA 最常见的不良反应涉及抗胆

碱能（口干、便秘、视物模糊和排尿困难）、心血管系统（直立性低血压、缓慢性心律失常和心动过速）、抗组胺能（镇静、体重增加）和神经系统（肌阵挛、癫痫和谵妄），严重心血管疾病、闭角型青光眼、前列腺肥大、认知损害、癫痫和谵妄的患者不适用 TCA。但是，大部分新型抗抑郁药的总体耐受性要优于 TCA，治疗中断率更低，安全性更好。

SSRIs 最常见的不良反应是胃肠道反应（恶心、呕吐和腹泻），激越/坐立不安（加重坐立不安、激越和睡眠障碍），性功能障碍（勃起或射精困难，性欲丧失和性冷淡）和神经系统不良反应（偏头痛和紧张性头痛），SSRI 还会增加跌倒的风险，某些患者长期服用 SSRI 可能会导致体重增加。SNRI 的常见不良反应与 SSRI 类似，例如恶心、呕吐、性功能障碍和激活症状。SNRI 还有一些与去甲肾上腺素活动相关的不良反应，如血压升高、心率加快、口干、多汗和便秘。米氮平治疗中断率和 SSRI 相当，其常见不良反应包括口干、镇静和体重增加，因此较适合伴有失眠和体重下降的患者，但有可能升高某些患者的血脂水平。

需要注意的是，现在网络发达，患者就医前总是百度查查相关信息，往往会发现抗抑郁药的不良反应，加上容易消极自我暗示的性格特征，在服药之前已经有了顽固的信念。很多时候，服药之后的不舒服就是这种顽固信念的结果，总是去寻找药物副作用的蛛丝马迹，过度关注自己心身感觉的变化，并将其归因为抗抑郁药的不良反应，有些

不适可能就是抑郁症状或者是自然的生命过程。当然了，抗抑郁药是有不良反应的，在有些患者会产生不良反应，出现嗜睡、疲乏、无力、口干舌燥、性功能减退等。但是大部分不适可以于 10 天内逐步消失。这些心身不适与患者的服药态度、服药认知、自我暗示、期待、性格敏感性等因素有着千丝万缕的联系。

二、撤药综合征

抗抑郁药的撤药综合征通常出现在大约 20% 的患者中，在服用一段时间的抗抑郁药后停药或减药时发生。几乎所有种类的抗抑郁药都有可能发生撤药综合征。撤药综合征的发生与使用药物时间较长、药物半衰期较短有关。通常表现为流感样症状、精神症状及神经系统症状等，撤药综合征的症状有时可能被误诊为病情复燃或复发。证据表明，在 SSRI 中，氟西汀的撤药反应最少（主要代谢产物去甲氟西汀的半衰期较长），帕罗西汀的急性撤药反应最常见，高于舍曲林、西酞普兰或艾司西酞普兰。SNRI 中，文拉法辛（去甲文拉法辛）的撤药反应比度洛西汀更为常见。

三、自杀风险

2004 年美国 FDA 进行了一个荟萃分析，汇总了 24 项关于儿童和青少年服用抗抑郁药物和短期安慰剂的临床对照试验，发现服用抗抑郁药的患者有自杀意念或自杀行为的风险为 4%，服用安慰剂患者的风险为 2%，因此，

要求抗抑郁药厂商在药物说明书中就儿童和青少年服用抗抑郁药可能引发的自杀问题予以黑框警示。

要在用药的最初 2～4 周评估自杀风险,此时药物的不良反应与症状的叠加作用可能导致自杀风险增高,对自杀的评估应该贯穿于整个治疗过程中。同时,要对患者进行必要的心理教育,让患者指导在体验到自杀冲动、激越兴奋或坐立不安时该如何求助和处置;对患者家人要进行必要的培训,能够及时识别患者的一些自杀信号,学会一些必要的沟通策略。

四、致畸性

治疗在怀孕期间的抑郁症或其他精神科疾病是有争议的,尽管减少对胎儿的风险是一个明确的目标,但是需要提醒患者、家属及医生,抑郁症可能会对胎儿和新生儿产生不良影响,治疗妊娠期抑郁时,需权衡治疗和不治疗对母亲和胎儿的风险,向患者及家属详细说明抗抑郁治疗与不治疗的风险与获益,应根据抑郁的严重程度、复发的风险、尊重孕妇和家属的意愿来进行调整。

对于每个怀孕的患者,要制定最贴近患者实际情况的治疗方案,有数据表明,服用 SSRIs 药物患者胎儿先天性异常的发生率与服用安慰剂者无明显差别,但是也有研究发现,早孕期间服用 SSRIs 药物,尤其是帕罗西汀和氯米帕明,可增加心脏室间隔缺损的发生率;也有研究者数据表明,早孕期间服用抗抑郁药的新生儿肺动脉高压的发生率为孕后 20 周用药的 6 倍。因此,需要权衡服药致畸风险和抑郁、焦虑恶化的风险,因为孕期停药极易复发。

五、特殊病例的用药治疗策略

1. **伴有强迫症状的抑郁障碍** 临床研究发现伴有强迫症状的抑郁障碍患者预后较差。药物治疗可使用 SSRIs 中的氟伏沙明和舍曲林,以及三环类药物氯米帕明治疗。通常使用药物的剂量较大,如氟伏沙明每日 200～300mg,舍曲林每日 150～250mg,氯米帕明每日 150～300mg。

2. **伴有精神病性症状的抑郁障碍** 抑郁障碍患者可伴有幻觉、妄想或木僵等精神病性症状,针对该型抑郁障碍在使用抗抑郁药物的同时,可选择合用第二代新型抗精神病药,剂量可根据精神病性症状的严重程度适当进行调整,当精神病性症状消失后,继续治疗 1～2 个月,若症状未再出现,可考虑减少抗精神病药的剂量,直至停药。减药速度不宜过快,避免出现撤药综合征。

3. **伴有躯体疾病的抑郁障碍** 伴有躯体疾病的抑郁障碍,其抑郁症状可为脑部疾病的症状之一,如脑卒中,尤其是左额叶、额颞侧的卒中;抑郁症状也是冠心病、脑卒中、肾病综合征、糖尿病、高血压等的常见伴发症状。治疗可选用不良反应少、安全性高的 SSRIs 或 SNRIs 药物,如有肝肾功能障碍者,抗抑郁药的剂量不宜过大;若是躯体疾病伴发的抑郁障碍,经治疗抑郁症状得到缓解,可考虑逐渐停用抗抑郁药;若是躯体疾病诱发的抑郁障碍,患者的躯体不适主诉较多,躯体性焦虑较严重,应选用对抑郁和躯体性焦虑症状均有效的度洛西汀、文拉法辛等抗抑郁药物；若同时伴有躯体性疼痛症状应选用度洛西汀治疗，抑郁症状缓解后，仍需巩固及维持治疗。

4. 难治性抑郁症　难治性抑郁症指经过 2 种或多种抗抑郁药足量足疗程的治疗后，汉密尔顿抑郁量表（HAMD）减分率＜20％的抑郁者，在抑郁障碍患者中，有 20％～30％经抗抑郁药物治疗无效或效果不佳。对常规抗抑郁药有明显抗药性的抑郁症患者，通常有不规则或不充分的抗抑郁药治疗史，未经足量足疗程治疗的抑郁症患者不能认为是难治性抑郁。

对那些对治疗确实不敏感的患者或仅有部分疗效的患者，当药物治疗剂量还没有达到治疗上限时，提高药物剂量是合理的选择；可换用其他抗抑郁药，合并两种作用机制不同的抗抑郁药或应用增效剂，加用抗惊厥药、ω 用抗脂肪酸、叶酸、精神兴奋药，加用抗焦虑药或镇静催眠药，增效剂包括锂盐、甲状腺素或精神兴奋药；联合心理治疗、物理治疗。

5. 儿童青少年期抑郁症治疗　TCA 类、MAOIs 类抗抑郁药物对儿童抑郁症不良反应较多，目前，SSRI 类药物常作为儿童青少年抑郁症的首选药物，氟西汀是 FDA 最早批准用于治疗儿童青少年抑郁障碍的 SSRI 类药物，适用于 7 岁以上儿童，其疗效和安全性证据较为确切。艾司西酞普兰、舍曲林、氟伏沙明和西酞普兰疗效和安全性方面有循证医学证据支持，也是儿童青

少年抑郁症的常用药。

用药应从小剂量开始，缓慢加至有效剂量，用药须因人而异，以减少不良反应的发生，在临床实践中应坚持抗抑郁药与心理治疗并重的原则；治疗过程中应全程监测患者的自杀及冲动征兆。

6. 产后抑郁症　产后抑郁症是产褥期常见并发症，常在产后 4 周内抑郁发作起病，其症状与其他抑郁障碍基本相同，产后抑郁症的治疗原则仍遵循抑郁障碍治疗的一般原则，但必须考虑到患者产后的代谢改变及乳汁对胎儿影响。轻度抑郁症患者可选用人际心理治疗、支持性心理治疗、认知行为治疗、家庭治疗等；病情严重，伴有自杀、自伤、伤婴冲动者，应考虑药物治疗或心理治疗合并药物治疗，其中 SSRI 类抗抑郁药常作为治疗首选，全程监控其自杀倾向。

六、抑郁症的病程与预后

抑郁发作的平均病程为 6 个月，约 25％的患者有超过 1 年的发作，10％～20％出现慢性迁延病程，约 80％的重度抑郁患者会有再次发作，约 1/3 的患者在发作间期未达到症状完全缓解标准。一次发作超过 2 年的患者不足 20％，通过药物治疗，可将病程缩短到 3 个月左右，治疗开始越早，病程缩短越显著，因此，如果抗抑郁治疗不足 3 个月，几乎所有的患者都会出现抑郁症状反弹，随着发作次数的增加和病程延长，抑郁发作次数会越来越频繁，发作持续期也会越来越长。

经过抗抑郁治疗，大部分患者的抑

郁症状会缓解或显著减轻,但仍有约15%未达临床治愈。有随访研究发现,大多数经治疗恢复的抑郁症患者仍有30%在1年内复发,经过1次抑郁症复发的患者约50%会再次复发,有过2次复发的患者再次复发的可能性为70%,有过3次抑郁发作的患者再次复发的概率是100%。若第二次复发,主张维持治疗3~5年,若第三次发作,应长期维持治疗或终身服药。一项抑郁症发作的因素包括以下方面:①维持治疗的抗抑郁药剂量及时间;②生活事件或应激;③社会适应不良;④慢性躯体疾病;⑤缺乏社会和家庭支持;⑥有阳性家族史。

研究者发现,约10%的抑郁症患者最终出现躁狂症状,复发性抑郁障碍的长期预后在某些方面稍好于双相障碍,但是仍不乐观,仅有25%的单相抑郁患者达到5年的临床稳定,可以维持基本的社会和职业功能。抑郁症状缓解后,患者一般可恢复到病前的功能水平,但有20%~35%的患者会有残留症状以及社会功能或职业能力受到影响,抑郁症状残留会增加复发风险,其中焦虑和躯体症状是最为突出的抑郁障碍残留症状,除此之外,疲劳感、躯体性及精神性焦虑、主动性及快感缺失、睡眠障碍、性功能障碍、认知功能损害、内疚感或罪恶感等也是常见的残留症状。有报道显示,抑郁症患者在出院1年半后,仅有58%~84%的患者恢复了病前的心理社会功能,而有残留症状者心理社会功能损害则更为明显。

相当一部分抑郁症患者最终死于自杀,其标准化死亡率是普通人群的2倍,自杀率是普通人群的12倍,其中重度抑郁症是各诊断亚型中自杀率最高的,全程药物治疗是降低患者死亡率的有效手段,患者和医生都需要将抑郁障碍理解为慢性复发性综合征,需要整个而长期的维持治疗。

抑郁症的多中心序贯治疗研究发现,对一种治疗方法效果不佳的患者在换用另外的治疗手段后可以显著提高治疗效果,最终有67%的患者在换药、增强治疗后可以获得临床痊愈。各种证据表明电休克治疗对严重的、威胁生命的、顽固性的抑郁症患者可以取得较为理想的治疗效果。

第7章

抑郁症的心理治疗

第一节 概 述

一、心理治疗基本概念与体系

心理治疗是现代社会的一项专业性的助人活动,指专业人员和求助者双方互动的一个正式过程,其目的是经由精通人格源起、发展、维持与改变理论的治疗者,在专业、法律、职业伦理的范围内,使用逻辑上与该理论有关的治疗方法,来改善求助者某一或所有领域的能力下降或功能不良带来的苦恼:认知功能(思维异常)、情感功能(痛苦或情绪不舒适)或行为功能(行为不恰当),以增强患者适应环境、他人和自我的能力,最终实现人格的完善和心理素质的提高。

心理治疗的专业性体现在以下几个方面:①心理治疗的实施者应该是精通人格形成与发展理论、行为改变理论与功能、受过专门临床实践训练的专业人员。②心理治疗在专业的框架下进行,心理治疗须遵循基本的法律与法规、人类伦理规则、在固定的场所、有固定的程序、受行业规范的监管等。③求助者及受助的方面受限,求助者前来求助的原因是心理功能受损,如呆滞、学习、工作等方面遇到困难;心理治疗的焦点是协助求助者做出心理行为方面的改变,恢复或重建其受损的心理功能。

心理治疗领域还不存在一个统一的、有力量排他的心理治疗体系,心理治疗的理论庞大而复杂,且充斥一些神学和巫术的内容,研究和临床实践者认为严格意义上的心理治疗,应该符合两个标准:①在理论上将心理障碍看成与身体疾病不同的东西,其致病原因主要不是躯体或超自然的因素,而是心理因素;②治疗的策略和方法是心理学的,而不是医学的或巫术的。以此为标准,现代心理治疗的真正创始人是弗洛伊德,弗洛伊德创立的精神分析治疗也是人类历史上第一个正式的心理治疗体系,并在19世纪末到20世纪50年代前一直处于心理治疗体系中独尊的位置。但是人类心理的复杂性和巨大的社会需求,使心理治疗领域不断涌现出新的理论和方法,包括行为主义、人本主义、认知疗法、现实疗法、折中主义治疗、家庭治疗等，在心理治疗这一庞杂的体系中，人本主义治疗、认知行为疗法和家庭治疗是公认的较为重要的体系。

二、心理治疗的机制

心理障碍是脑活动和功能的障碍，语言和（或）非语言的刺激可以影响和改变大脑功能，但是不同的心理治疗体系的治疗机制存在较大的差异。

精神分析疗法主要是使患者被压抑的潜意识冲突浮出意识层面，然后在患者的意识层面重新评估、体验、认识自己的病症，最终达到改善心理功能的目的。

认知学派在侧重帮助求助者找出自己适应不良的认知偏向和逻辑错误，并帮助患者分析、矫正这些错误认知，从而消除情绪和行为障碍。

行为主义学派则通过强化、消退等技术消除病理性的条件反射和行为习惯，建立新的条件反射，达到矫正不良行为的目的。

人本主义心理学通过营造良好的沟通氛围和关系，使求助者能够重新评估、领悟自我与现实的差距，帮助其更好地发掘自己的潜能，增强适应环境和解决问题的能力，达到自我实现的目标。

三、心理治疗的实施程序

尽管心理治疗的理论体系和实践方法存在较大的差异，但是，其治疗程序大体一致，分为四个阶段。

（一）初始访谈同意与信息收集

此阶段治疗师的任务是了解求助者的情况，包括一般人口学资料及其心理问题所涉及的信息：发生了什么事情，什么时间、地点、情境下发生的；求助者对事件的知觉、评价是什么；求助者在事件中和事件前后的情绪反应及此时此地的情绪体验是什么；求助者在事件过程中、事件后做了什么及现在想怎么做等。另一个重要任务是与求助者建立相互信任的关系，良好的治疗关系是治疗的第一步，也贯穿整个治疗过程，是有效治疗的前提条件。

（二）目标建立

心理治疗的目标可以为治疗提供方向，引导治疗过程，便于治疗进展和效果评估，也有利于治疗师和求助者全新投入治疗程序中，治疗目标一般要求具体且可评估，治疗目标可以把一般目标和个别目标、终极性目标和过程性目标结合起来，由治疗师和求助者共同协商确定，治疗师起主导作用。

（三）制定方案与付诸行动

一般来说，对于同一个问题，可以有不同的解决途径、策略和方式，选择治疗方案是要根据问题的性质、程度、来访者个人和环境情况、治疗师的理论倾向、技术储备、临床经验等。心理治疗方案不求最佳，但求最适合，具有有效性、可行性和经济性。

（四）评估与结束

效果评估与结束是对整个治疗的结果和进步做一个总结性评价，同时终止治疗关系，是整个心理治疗过程的重要一环。评估与结束阶段的时机可能很复杂，有可能治疗目标未达到，治疗师或来访者主动提前终止治疗；

有可能是治疗双方均认为达到治疗目标,进而结束治疗关系。评估与结束阶段的主要任务是①评估目标收获:即对治疗效果进行总结性评价,这有助于求助者巩固治疗效果,也有利于治疗师专业能力的提升;②处理治疗关系并接受离别:治疗关系的结束,治疗师和求助者都可能会出现分离焦虑,处理分离焦虑,治疗师可以与求助者讨论分离问题,对求助者采取开放的态度,并提前告知结束治疗的时间,也可以逐步增加治疗的时间间隔;③帮助求助者运用所学的经验:即让求助者把治疗过程中学习的新经验迁移到生活情境中,并在生活中不断拓展和完善。

第二节　认知治疗

认知治疗是一组通过改变思维和行为来改变不良认知,从而达到消除不良认知和行为的短程心理疗法。始于20 世纪 70 年代,由美国学者提出用于纠正抑郁症患者的不良认知,其疗效得到世界范围内的认可。

一、概述

人类很早就认识到认知在行为中的动机作用,我国古代的思想家、哲学家提出"所以任物者谓之心""欲修其身者,先正其心;欲正其心者,先诚其意;欲诚其意者,先致其知。致知在格物",上述思想体现了情绪、情感与认知的密切关系。

20 世纪 60 年代,认知心理学诞生,使人们进一步认识到认知在人类情绪、行为中的重要作用,现代认知心理学认为,"认知"是信息被人接收后经历的转换、简约、合成、存储、重建、再现和使用的加工过程,心理学家拉扎勒斯批评了行为治疗中的机械倾向,认为对错误观念的矫正才能引起行为的改变,呼吁重视"内隐行为"思维在治疗中的重要性。

心理学家贝克被认为是认知疗法的代表人物之一,著有《抑郁症:原因与治疗》《认知治疗与情绪困扰》等,对人类不良认知、不良认知与情绪的关系、不良认知的矫正策略做了系统研究。贝克认为,心理问题源自一般认知过程,包括错误思维、在信息不足或错误信息基础上进行的不正确推理及不能区分现实与想象,情绪困扰和行为时常均与歪曲的认知有关,人们在成长的过程中,由于性格、家庭环境、成长经历、社会环境等因素的影响,每个人对生活事件、自我、他人的评价、解释和态度会有不同。

贝克将早年生活和成长经历中形成的认知模式称为"认知功能失调性假设",认知模式会进一步决定我们对事物的认知和评价,生活事件会诱发大量的负性自动思维,并可一定程度上支配情绪体验和行为,最终导致抑郁、焦虑。贝克提出了 7 种可导致不良情绪和行为紊乱的系统推理错误。①主观推断:在没有支持性证据的情况下做出结论,比如灾难化或大部分情境中想到糟糕至极的情况；②选择性概括：仅根据事件某一方面的细节形成结论，事件的其他信息和整体背景被忽视；③过度概括：由一个偶然事件得出一种极端信念，并将之不适当地应用于不相似的事件或情境中；④夸大或缩小：用一种比实际大或小的意义来感知生活中的事件；⑤个性化：个体在没有根据的情况下，将一些外部事件与自己联系起来；⑥贴标签：根据缺点和以前犯的错误来描述一个人的本质；⑦极端思维：用全或无、非黑即白的方式思考和解释，或按不是/就是两个极端来对经验进行分类。

二、五种认知治疗技术

(一)识别自动性思维

抑郁症患者的负性自动思维已经成为自动化的思维习惯，很难意识到不良情绪与这些自动化的思想有关，在认知治疗过程中，咨询师首先要帮助患者学会发掘和识别自己的负性自动化思维过程。

(二)识别认知性错误

抑郁症患者特别容易犯一些概念或抽象性错误，如任意推断、"全或无"等，心理治疗师要识别、记录患者的认知性错误及其产生情境，让患者归纳总结出自己思维过程的一般规律，找出共性。

(三)真实性检验

将患者的负性自动思维和认知性错误作为一种假设，鼓励患者在严格设计的行为模式或情境、现实生活中进行

真实性检验，从而认识原有观念是不符合实际的，并自觉矫正。

(四)去中心化

许多患者觉得自己是别人注意的中心，自己的一切都不时地受到关注，自己的行为举止稍有改变，就会受到别人的责难，并因此而感到无力、敏感、脆弱。咨询师要让患者去做出行为举止上的改变，并记录他人的不良反应，会发现很少有人注意他的言行举止变化。

(五)监控抑郁、苦闷情绪

患者会通常认为自己一塌糊涂，永远没有希望、快乐，自己的不良情绪会持续一生。但实际上，人的情绪总有一个开始、高峰、消退的过程，患者对情绪变化过程有所认识之后，便很容易控制自己的不良情绪，并对未来有更积极的期待。

三、认知治疗的实施

(一)建立咨询关系

良好的治疗关系是治疗存在并持续下去的基础，对于患者依从性、疗效、结局极为重要，认知疗法认为，咨询师要扮演诊断者和教育者的角色，对患者的问题及其认知问题有全面的认识，帮助患者识别、评价、检验其适应不良的认知过程，并做出积极的矫正。同时，要向患者介绍认知治疗的基本情况，争取其信任和合作；并初步拟订治疗计划。

(二)确定咨询目标

认知治疗基本的目标是识别并矫正适应不良的负性认知，以此为基础可进一步提出一些具体目标，这样有利于

认知治疗有层次地逐步展开,使每个治疗步骤更有针对性。

(三)确定问题:提问和审查技术

咨询师引导患者在一定的问题范围内,注意那些具体的问题和可观察的事实,通过提问(提出具体问题,把患者的注意投向与其情绪、行为密切相关的方面)和自我审查(鼓励患者说出对自己的看法,并对之进行再体验和自我反省),让患者重新体验和反省自己思维过程中的负性认知偏向。

患者:因为我爱我的孩子,我必须全心全意地照顾他们。

治疗师:那是个有趣的结论,但是它是如何从你爱你的孩子这个观念里得出来的呢?

患者:难道对孩子的关怀和帮助不是义务并符合伦理准则吗?

治疗师:当然是。你没有得到他们的允许就把他们带到这个世界,如果你不付出相当的时间和精力就显得太不负责任了,也不符合社会伦理准则。但是你为什么必须讲社会伦理呢?有什么放之四海皆准的法律要求你必须这样吗?

患者:我自己的规则是这样规定的,而且许多人也这样。

治疗师:好的,但为什么你总是遵守你自己的规则?实际上你是这样做的,对吧?

患者:不,不是,不总是这样。

治疗师:其他人总是遵守他们自己和文化的规则吗?

患者:不总是这样。

治疗师:显而易见,对你来说尽管照顾孩子是非常应该和符合道德的,但是,这样做绝对必要吗?

患者:不,我想不。

治疗师:但这仍是非常值得做的,喜欢做和值得做与绝对必要做之间有什么区别?

患者:我知道,区别很大。

……

(四)检验表层错误观念和核心错误观念

表层错误观念是患者对自己不良情绪和行为紊乱的直接、具体解释,抑郁症患者通常把自己的回避退缩解释为无能为力;把自己的坏情绪解释为生活太艰难等。对这些错误观念,可以使用以下技术。①建议:建议求助者去从事某一活动,自己活动的结果是否与持有的观念对应,比如咨询师可以让患者试着与家人、朋友聊聊天,并记录自己的体验、认识;②演示:鼓励求助者进入某种现实或虚拟的情境中,使他们能够对自己错误观念的作用方式及过程进行观察,通常以"心理剧"的形式进行,使患者通过自己扮演的角色表现出自己行为及其背后的认知过程,咨询师最后作必要的总结、提炼,从而使患者更客观、全面地看待自己。

核心错误观念,表示一些抽象的与自我概念有关的命题,抑郁症患者通常认为"我是无用的""我是个笨人",咨询师通常使用语义分析技术对患者的认知及其与不良情绪和行为之间的关系进行严密的逻辑分析,从而发现认知的逻辑错误和主观性,从而找到识别和矫正不良认知倾向的根源。

比如一位因创业失败而抑郁的患者,咨询师采用语义分析技术对其的治疗过程如下。

咨询师:你说自己是个笨蛋,一事无成,是什么意思?是否仅仅在某个事情上是个"笨蛋"?

患者:不是,我在很多方面都这样,包括学习、恋爱、创业、人际交往。

咨询师:可是你以前不是这样吧?

患者:是的,我以前很有能力,生活的各个方面都应付得很好。

咨询师:既然如此,是不是把"我是个笨蛋"改成"我现在是个笨蛋"更合适?

患者:嗯,或许是吧。

……

咨询师:另外,"我是个笨蛋"中的"我"是很抽象、很哲学化的,不太好被人理解,我应该是一些具体的形式,比如我做的每件事,我的每个动作,我的头发、我的呼吸等,正是这些具体的东西才构成了"我"的存在,脱离了具体内容的"我"就没有意义了。是这样吗?

患者:我想是这样的。

咨询师:换句话说,我们可以换一种方式来说"我是笨蛋",用刚才提到的具体内容来代替抽象的"我"。你可以试一试?

患者:那就是说,我的各种行为、每样东西和做的每件事都是笨蛋的行为……但是我的头发、呼吸……好像不能那样说了。

……

通过上述过程,患者可以学会以较为客观的标准来看待自己,从而使他用对具体事件的评价来代替对自我的整体评价。对自己的不适应行为和认知过程有更好的识别、再评价和矫正。

(五)进一步改变认知:行为矫正技术

认知理论认为认知过程决定行为,而行为的改变和行为结果反馈也可以引起认知的改变。错误的认知、信念导致适应不良的情绪和行为,这些情绪和行为也给原有的认知提供证据,并强化适应不良的认知过程,使之更为隐蔽和巩固。

行为矫正改变认知过程体现在以下方面:一是咨询师可以设计一定的行为情境,让患者产生一些通常被忽视的情绪体验,抑郁症患者的不良情绪仅仅通过思维和语言往往难以彻底改变,咨询师可以设置一些情境,患者一旦表现出一些积极的心情,立刻给予赞许和肯定,并提醒积极情绪背后的认知过程,这样可以促使患者主动发现并矫正不良认知;另一方面求助者可以学会如何获得积极情绪体验的方法,并将这些方法应用到现实生活中。

(六)巩固新观念:认知复习

通过上述过程,患者学会以新的思维方式来代替、评价旧的思想观念,并改善了不良情绪和行为习惯,至此,咨询的基本目标已经达成。但是,认知治疗还需要充分调动患者的内在潜能进行自我调节。所谓认知复习,就是以布置家庭作业或阅读有关认知治疗材料的方式给求助者提出相应的任务,从而巩固获得积极的思维倾向,并不断在生活中实践应用。患者可以根据表 7-1 进行负性认知自我矫正训练和认知复习。

多年的临床实践表明,认知疗法能有效挑战当事人的假设和信念,并能提供新的认知来改变不良情绪和行为,成为抑郁症心理治疗的主流方法之一。

表 7-1　负性认知自我矫正表

情境或事件	自主性思维	认知歪曲	情绪	挑战自我陈述	替代反应
丈夫回家比规定时间晚了 5 分钟	他违背了我,他不尊重我的地位,如果我不惩罚他,他会得寸进尺	无理由判断,极端思维、个性化	伤心、愤怒、生闷气	他回家晚了 5 分钟,并不意味着不在意我,更不意味着他要对抗我	我可以和他谈一下,而不是很快下结论,惩罚他,可能他确实忘记了或者确实有意外的事情要处理
……	……	……	……	……	……

第三节　叙事心理治疗

一、概述

叙事心理治疗是咨询者倾听他人故事并使用适当的方法帮助故事中的主人公寻得缺失的部分,把其中蕴含的问题显露出来,并引导咨询者重构积极的故事,以唤起改变的内在力量的过程。它的创始人是澳大利亚临床心理学家迈克尔·怀特以及新西兰的大卫·爱普斯顿,他们认为访客症状背后的原因很复杂,是访客自己主观构建的,问题保留在语言中,因此问题也可以在对话中解决。叙事疗法是基于社会建构主义展开的。

社会建构主义将心理现象视为一种社会文化、语言建构。一个人的自我认同是由文化血统、个人在社会中的地位和资源所决定的。任何社会建构都会对人们的思维施加限制,人们的思维被困在文化为人们创造的惯性和线性逻辑中。叙事疗法运用社会建构主义,借鉴结构主义叙事理论,并通过批判和解构现代心理治疗学派,"用故事的隐喻,把人当作故事,以有意义和实际的方式体验他们的生活故事,从而发挥治疗作用,用社会建构的比喻,人与人、人与习俗之间的互动,建立每个人的社会和人际现状,关注社会现状对人类生活意义的影响"。叙事疗法的本质是积极地去解释个体的体验,注重对个体经验的积极阐释,通过倾听访客的疾病叙事,并通过外化、解构、故事重构等步骤,帮助访客梳理积极的人生故事,以促进其改变,叙事疗法认为每个个体的生命经历都是独特的,通过人与问题的分离,充分给予了个人平等与尊重,让来访者感受到自身的能量;透过人们叙说故事、细查故事的根源,寻找故事独特之处,并发现故事可改变的部分,寻找故事新的意义,最后寻找可参与的观众来倾听这些新的改变与成长,叙说的过程当事人不仅仅是说说而已,而是真实地重新经验和整合过去时间或创伤。叙事治疗中,治疗师和来访者所面对的不是一种可以置身事外的"工具"或"技术",而是来访者的生命故事,反映着来访者的生命态度、生命要求和生命抉择,在这过程中,对待生命的积极态度很重要,因为同样的事实,不同的解读,就会释放出不同方向的力量,我们每个人都有历史的痕迹,有许多的故事,故事中积极的资产被发现,把逆境看成是磨炼,那么会成为成长的动力,向上的动力就会源源不断;如果只是看到负性的一面,是向下的沉沦。生命经验的转化,就在于对生命故事的咀嚼,正是这些咀嚼,使来访者发现生命的意义,在叙事治疗过程中,这种发现并非无中生有,是让来访者得以经验现身,让他们在自己经验中去发掘、发现。

基于此,叙事疗法一直被不断地应用于各种领域。当一个人将自身经历以叙事的方式表达出来,治疗师通过叙事方式来引导咨询者用另一种方式来代替隐藏在故事中的问题,来为其成长构建积极的目标。

二、叙事心理治疗技术要点

(一)将问题外化——勿将问题与个体混为一谈

外化强调人与问题的分离,即人不等于问题,问题就是问题,问题形成的过程是咨询者将问题内化为他自己的一部分并产生消极自我认同的过程。外化是一个问题形成的逆转过程,将问题与自我认同分开,使咨询者从问题中分离出来,此时他们才能看到自己的优势、能力和承诺,并开始与治疗师一起,反抗问题的存在,重新认识他们自身与问题的相互关系。外化打开了小的问题,描述自己,使人们更容易重新看待曾被困扰的问题。这样,人本身不是问题所在,人与问题如何相处才是关键所在。例如,对于一个抑郁症咨询者,治疗师会问:这个"抑郁"何时开始侵扰你,这个"抑郁"造成了何种困扰? 而不是问"你什么时候开始抑郁的"? 将"抑郁症"拟人化,咨询者会将自己与面临的问题分离开来,从而直面问题,客观地看待问题的存在——问题是可以来,也可以走的,那么咨询者会认为自己是有能力主动与问题抗争的。

(二)故事叙述——换种方式讲述和解释故事

叙事心理治疗的重点是让咨询者首先讲述他的生活故事作为主轴,然后与治疗师重写故事的同时将其内容丰富,即意义创造的过程,相关研究发现当事人对重大创伤事件赋予意义,有利于免疫系统功能的改善和长期健康状况,在标签、分类和赋予事件意义的过程中,其体验发生了变化,意义创造是当事人发现或创造出事件的意义,遵从该意义的价值体系,并以此组织行为和生活。意义创造是一种创造性的活动,因此,治疗必须为患者提供一种途径来引导意义的创造,这将成为解决心理创伤的重要内在资源。

对于普通人来说,讲故事就是要表达自己的一段经历,或者一个人听到或读过的东西,以供他人理解,但是心理学家认为,叙事可以带来变革,因为在复述自己的故事,甚至只是复述一个他人的故事时,人们可以发现新的视角,产生新的态度,从而催发新的重建力量,简而言之,好的故事可以产生洞察力,或者让只是模糊存在的感觉和生命力变得可见并强烈,并为人所感受。治疗师鼓励咨询者选择媒介(如写作、演讲、音乐、艺术、生命故事册)来创造性地建构自己对于抑郁症经历的叙述,不仅可以包括获悉诊断结果的故事,还可以包括与治疗相关的事件、人际关系的变化或抑郁症治疗对他们生活的影响等。同样,治疗师还可以鼓励咨询者创造性地讲述自己的"成功"故事,象征性表达他们的经历,可以把具有特殊意义的"成功"故事做成录像、录音、证明文件、各类型的故事、私人信件等,通过这个过程,来访者会被引导到事件的情感体验中。治疗师要注重建立融洽和信任的关系,树立支持性沟通的榜样,这不是一个强行让来访者参与的过程,而是邀请患者分享他们的情感体验,以突破患者的心理防御。然后,治疗师介绍重新评估的概念,并组织患者重新评估各个方面的经验,包括他们的应对能力和资源。重新评估遵循一个原则,即寻找或创造他们自己的"特殊意义事件"。

通过将患者的生活和历史置于不同的角度,可以将日常生活的痛苦、平庸或无聊"重新加工"成一个积极的个人故事,这可能会改变盲目和抑郁的心理状态。例如,对于一个逃学的孩子,叙事治疗师会问到:逃学的过程并不容易,你是如何很好地照顾自己的?这样一来,咨询者会转而去想原来自己"逃学"也是那么的艰难,从中学会了如何好好地照顾自己。"逃学"的故事得以用全新的方式来诠释,展现了有价值的一面。有了这种新的意义,咨询者就能更好地面对生活中的问题。

治疗师布置家庭作业,让患者通过不同媒介创作自己的"特殊意义事件",同时要告知患者这并不仅仅是纯粹的艺术制作,而是提高和完善自我的一部分。叙事心理治疗的故事不会导致一个封闭的结论,而是一种开放的感觉,有时需要在故事中加入"重要他人"的角色,以寻找新的意义和方向,让咨询者清楚地看到自己的生命过程。

(三)从薄到厚——形成积极有力的自我概念

叙事心理治疗的咨询方法,是寻找隐藏在消极自我认同中的积极自我认同。叙事疗法认为,咨询者的积极资产有时会被自己不断压缩,甚至到了看不见的地步。如果把薄片减薄,在意识层面加深自己的意识,从薄到厚,就可以形成一个积极而强大的自我观念。迈克·怀特喜欢在他的咨询中使用"信件"。在他看来,许多对自身充满负面评价的人会深觉自身的渺小,对于他们来说,仅仅收到一封专门寄给他们的信,就足以表明有人承认了他们在这个世界上的价值。其他方法,例如"预测信""特殊信"和"参考信",旨在增强来访者改变其在叙事心理治疗中的行为和信心。将问题具体化后,帮助来访者找到他或她生活的意义。

叙事治疗师的主要任务是发现、接受和解构有问题的故事的信仰、想法和实践,在这些故事中,个人经历、信仰和想法通常被认为是理所当然的常识。叙事治疗师以好奇的态度,从问题外化的角度质疑和挑战有问题的想法,打开故事,帮助访客链接到自己喜欢的想法、反思和生活方式,让访客看到特别有意义的事件,并通过见证、联系、搬迁、信件和仪式将它们串在一起,为来访者创造新的自我认同,从而完成他们重新的融入。在整个治疗过程中,为来访者营造一种透明、好奇、温暖的氛围,相信来访者是解决自己问题的专家,鼓励来访者以积极的视角来构建生活体验,从中获得内在的生命力量和美好感受,以及允许来访者在治疗之外治愈自己,这些都是叙事治疗有效的机制。

但是把问题当作需要解构的故事,却忽略了患者真正的心理冲突,这不会因为问题外化而使症状缓解。在帮助人们复述他们的经历时,叙事治疗师的行为往往很像认知行为学家,将不愉快的情绪——愤怒、恐惧、焦虑、抑郁等——视为需要逃避而不是尽可能去探索的症结。因此,叙事心理治疗需要更严格的研究来证明它的有效性,以及其最佳的应用场景和适用人群,以便科学和具体地应用这一方法。然而,作为一种新兴的心理治疗和后现代主义的心理治疗理论和技术,叙事心理治疗并不与经典心理治疗法发生冲突,而是取长补短,从而使此疗法获得更好的发展。

第四节　完形治疗

一、概述

完形治疗,也就是所谓的格式塔治疗。是弗里茨·皮尔斯于 20 世纪 50 年代创建的一种精神治疗学说。目的是让来访者对自己有更深刻的认识,逐步接受自己,熟悉自己的周围,认识自己和周围的环境。这种新的治疗思想与技术对五六十年代的精神疗法有很大的影响,七十年代以后,它的影响逐步扩展,渗入到精神疗法的各个方面,成为现代西方治疗的主要流派。皮尔斯相信一个人要想变得成熟,他就得在他的人生道路上找到他的责任。来访者最根本的目的是理解他们"体验"的是什么,他们"做什么"。治疗师协助他们提高认识、经历内在矛盾、处理矛盾和分歧,打破僵局,打破阻碍,以解决无法解决的问题。皮尔斯认为,心理咨询师要做的就是让病人主动地参加到心理治疗中去,学习了解自己,在治疗期间尝试一些新的行为,并且留意到自己已经改变了什么。另外,完形疗法具有即时性和情景性,在整个治疗过程中,治疗关系十分关键;这个"我和你"的谈话关系显示了心理治疗师与患者的关系。从现象学观点看,这种人际交往模式是一种对话关系,在整个心理疗法中有着很大的应用价值。格式塔治疗把意识和关系看作是两个不可分离的部分。

完形疗法认为人类有一种朝向整合的内驱力和追求完满的倾向,机体的自我调节功能会不断引导人朝向同化、成长和自我实现的方向发展,成熟的个体处于无限的潜能中,他所需要的是接受自己的本然状态,真实地面对自己的生活和周围环境。但是,即使个体有接受自己本然状态的倾向,这种倾向常被后天的教育和社会化过程否认和压抑,人们竭力去作他们被教导应该成为的样子,竭力实现一个虚假的自我形象,结果导致与真实自我的疏离和心灵的扭曲。最终发展为抑郁症、焦虑症、强迫症等心理病理症状。

二、治疗目标

总目标是提升个体的自我觉察能力,认识自我、环境及两者之间的关系,实现人格的整合和自我与环境的和谐统一。

自我觉察包括对意识内容的觉察和意识过程的觉察两个层次,任何一个层次的觉察都包含了解自我、接纳自我、了解环境中的各种选择、对选择负责等目标。治疗师以真实的自我与来访者接触,理解来访者的世界,尊重来访者作为一个平等而自主的人,而不是一个被解释、分析、分类和标签的物品,不仅强调治疗师对来访者的直接觉察和理解,更强调来访者对自己的直接体

验。重视让来访者觉察"自己正在做什么""如何去做的""自己正在遭遇什么""如何遭遇的",治疗师需要直接而及时地分享自己的观察,引导来访者的注意力,促进直接经验的扩展和自我觉察的深化。重视现时此地的原则,觉察的内容可以是过去的回忆或对未来的憧憬,但是觉察行为本身是现时此地的。

三、完形治疗的治疗阶段

格式塔治疗主要包含三个阶段,即发现阶段、适应阶段和同化阶段。不论处于治疗过程的哪一个阶段,来访者都应该处于中心位置,咨询师从旁起到协助和引导的作用,帮助来访者逐渐成长。

(一)发现阶段

在发现阶段,来访者会发现令他或她感到惊讶和新的发现,包括对他(她)自身的新见解,或对过去事件的不同方面的感悟,或对他(她)周围重要人物的新看法。

(二)适应阶段

在适应阶段,访问者会发现他(她)可以选择不同的方法来处理自身的行为及遭遇的事情,而不是受限于单一的方案。在咨询师的协助下,来访者尝试一些新的体验,逐渐掌握面对困境时可应对的诀窍,并更加善于观察自身所处的环境。

(三)同化阶段

在同化阶段,来访者学习如何改变他(她)的环境,觉得自己有能力处理每天可能发生的各种事件,并建立处理问题的信心,因为他(她)已经掌握了处理

问题的技能和方法。来访者能够主动处理事情，不再是环境的追随者，从环境中获得他（她）想到的资源和信息。他（她）能够在关键问题上采取自己的立场，对自己的事务做出选择，对自己的感受、思想和行为负责。

四、完形疗法的常用技术

完形疗法认为对真我的觉察可以使成长自然发生，但是缓慢而有限，于是格式塔治疗师需要在治疗过程中设计"心理实验"，要求治疗师创造出最适合当下的治疗情境，足以激发来访者被压抑的情感，但又要有足够的安全感，以帮助来访者自我意识到他在做什么，以及是如何做的。通过这种意识，来访者可以看到改变自己的可能性，并因此要求来访者积极地看待、感受、解释和为自己负责；使来访者可以增加对边缘意识的体验，看到旧行为的无效性，从而看到选择范围，发展更适应的反应模式。实验旨在帮助来访者做出良性改变，本身并不是治疗的最终目标，临床研究表明，采用实验的方法可以产生富有戏剧性的治疗效果，通过实验，治疗师让来访者对某些新事件有直接的体验，而不仅仅是谈论那些新的事件。此外，治疗师给来访者充足的时间来体验新的见解并接受实验产生的新行为。

（一）心理实验步骤设置

进行实验的前提条件是来访者有动机和意愿参与当下的感受、思考、行动和倾诉中，通过想象、躯体感觉、描述、动作、表演来增强他的觉察力。

实验步骤包括以下6步：①治疗师识别并描述来访者反复呈现的主题和情形；②治疗师向来访者建议实验，治疗师告知来访者实验的风险，以及实验过程中享有的权利（包括知情权、拒绝权、退出权等），治疗师的责任（包括鼓励、支持、帮助、安全感等）；③评估实验的风险和挑战，治疗师要根据来访者的反应来调整实验的风险系数；④展开实验，来访者被邀请进入实验，随着实验的进行，来访者越来越感受到被否认、压抑的行为感受，并因此而焦虑不安，产生危机感，对这一过程的充分的觉察可以改变来访者对自己和自我界限的体验，来访者也能够逐渐接纳被压抑的自我部分；⑤完成实验，此时来访者会选择终止实验；⑥吸收并整合实验，从认知和现实层面总结所发生事情的意义和影响，使来访者有充分的时间整合从实验中获得新领悟。

（二）心理实验的具体技术

格式塔疗法的一些实验方法包括空椅子法、圆圈法、"我负责"游戏、投影、反转练习、排练练习、夸张练习、感觉保持、角色反转、心理剧和完整的梦疗法。

1. 空椅技术　根据完形疗法理论，人格功能可分为"优势"和"劣势"两极。当个体为控制而斗争时，个体分裂为"控制者"和"被控制者"部分。咨询师应密切关注来访者人格的分离和两极分化，因此应关注人格功能两极之间的关系。空椅技术就是在此基础上发展起来的。空椅技术实际上是一种角色扮演，是一种让来访者的内心活动可见的方式。治疗师在处理来访者内心冲突时,用不同的椅子来代表来访者内心各个部分的冲突力量,并保持对话进行,使双方接触和互动。通过对话,不同的力量从冲突中调和起来,从而导致来访者的个性融合或与外部环境和平共处。空椅子对话的目的是将自我体验与内部评价联系起来,让来访者注意到双方,让隐藏的内部对话得以表达,增加来访者的自我接纳和发展新的认知图式。空椅技术不限于两把椅子;有时可以根据情况需要使用多把椅子。

一般来说,空椅技巧有"忏悔宣泄"、"自言自语""与他人对话"三种形式。"忏悔"技巧只是在来访者面前放一把椅子,来访者想象有一个人坐在他的对面,表达他想对他说的话,从而使他的心平静下来。"当来访者有很大的冲突不知道如何化解时,他可以坐在一把椅子上扮演自己的一部分,坐在另一把椅子上扮演自己的另一部分,以便进行对话和"与他人对话"主要用于自己与他人的对话,来访者面前可以放两把椅子,来访者可以坐在一张椅子上扮演自己,坐在另一把椅子上扮演他人开始对话,从而从他人的角度了解自己。

2. "绕圈子"法　"绕圈子"法主要用于完形团体治疗。小组中的一个成员被要求走在别人面前,与他们交谈或做一些事情,目的是达成当面质疑、冒险、表达自己、表达新的行为模式和促进他们的成长。当治疗师认为有必要向其他成员表达他的问题时,可以使用这种处理方法。

3. "我负责"游戏　完形疗法理论认为,人们对自己的生命负有基本的存在主义的责任,即每个人都对自己的死亡、情绪、精神等负责。我负责法就是基于此理论。"我负责"游戏是指咨询师在与来访者的对话中,适当地要求来访者在陈述中添加"我将为此负责"的陈述。

例如,"我觉得我的所作所为伤害了他,我会为我的行为负责"。"我负责"的方法有效地扩大了来访者的感受域,帮助他们接受和认识自己的情绪,从而防止他们将自己的情绪投射到他人身上。

4. 投影游戏　投射是个人否认或疏远的自我的一部分无意识地投射到他人身上。在玩投影的完形治疗游戏中,来访者在别人身上看到他或她不想看到或接受的东西。在表达他们对他人的看法时,参观者通常是在投射自己。投影游戏主要用于完形团体治疗。治疗师让说"我不能信任你"的来访者扮演一个不值得信任的角色,这样他就可以发现不信任是一种内部冲突。

5. 反转运动　来访者的某些症状、言语和行为往往是他或她潜在行为的逆转。逆转练习要求来访者表现出他们很少表现出的一面,以便他们能够识别并接受他们的"消极"和"积极"的一面。例如,咨询师可能会要求一位过于胆小和痛苦而无法尝试扮演一个善于表达的来访者。逆转练习要求来访者深入到引起焦虑和抑郁的事件中,并接触已经被掩埋而他不想接受的部分,以帮助来访者接受他以前的一些否认特质。

6. 排练　根据皮尔斯的说法,我

们的许多内心想法实际上都在排练中。我们经常在我们的想象世界中排练我们想在现实世界中扮演的角色。当实际表演开始时，由于害怕打得不好或不符合别人的期望而产生恐惧和焦虑。内在的排练需要大量的精力，这会抑制我们尝试新行为模式的主动性。在排练中，来访者和治疗师共享一个排练情境，在该情境中，来访者意识到他或她如何满足他人的期望，以及他或她实际上被他人接受的程度。

7. 夸张练习　夸张练习要求来访者夸大他们想要表达的动作，使他们对肢体语言所传达的微弱信号、暗示等信息更加敏感，从而更清楚地表达自己的内心想法。夸张练习也可用于口头表达，咨询师让来访者重复他们试图隐藏的内容，以便他们能够听到他们真正的想法。

8. 感觉保持　在面谈中，咨询师发现来访者通过非语言表达流露出某些情绪。与情绪保持一致意味着咨询师要求来访者在他们不愉快，并想逃避时保持这种感觉。当面对可怕或不愉快的感觉时，大多数来访者都想逃避，但治疗师要求他们留下来分析这些不愉快感觉的原因。只有直面和坚持可能遇到的痛苦，才能实现成长。

9. 角色互换　角色转换法主要用于完形团体治疗。角色互换是指当一个群体中的两个成员之间出现问题时，他们互换座位，扮演另一个人的角色，互相体谅，理解对方的想法和困难，从对方的立场和观点出发去思考，看问题。

10. 心理剧　心理剧是一种角色扮演形式，其中来访者或团体成员扮演现实生活中的完整角色以达到治疗目的。通过扮演一个角色，来访者可以体验角色的情感和思想，以及自我的各个方面，从而增加他们的自我意识和责任感。每个心理剧环节由三个部分组成：热身、动作和分享。

11. 完形梦境疗法　虽然精神分析疗法认为梦可以被解释，但格式塔疗法并不提倡解释梦，而是将它们带入生活并再现它们。在梦工作的格式塔方法中，治疗师要求来访者将梦表演出来，并将自己融入梦中，这样来访者就可以将碎片整合成一个完整的人。梦的治疗包括展示梦境，回忆梦境中出现的人、事、物、情绪和感受，并引发对话。

梦的每一部分都是自我的投射，而投射的概念是皮尔斯梦理论的核心；梦中所有的人和物都代表着梦者投影的对象。皮尔斯认为，来访者不是探索梦境，而是把梦境当作剧本，实验是通过梦的各个部分之间的对话进行的。来访者会为梦中的每一个人物或情景创作一个剧本，梦的不同部分是他或她内心矛盾和不一致的表达。通过这些对立维度之间的对话，来访者可以逐渐意识到他或她的内心世界。而且，在皮尔斯看来，梦是人类自发的表现，它不仅代表未完成的事件，而且可能远远超出这些未完成的愿望。如果梦的全部内容都能够被理解和同化，那么梦中的一切就很容易被感知。如果来访者不愿意进入梦境，那么可以假设他们拒绝面对生活中的问题。因此，治疗师应该让来访者谈谈他们所怀念的梦想。

五、完形疗法的应用评价

整体论的基本目标是达到一种自觉的状态,通过自觉,获得更多的选择,承担更多的责任。包括了解环境、了解自己、接受自己以及能够与他人交往。提高认识和丰富本身被认为具有治疗性意义。没有意识,这个人就没有改变性格的工具。有了觉知,他们就有了宽容去面对和接受自己之前拒绝的部分,并充分体会到那些部分的主观性。然后它们变得统一和完整。当来访者处于有意识状态时,重要的未完成事件总是会出现,并且可以在治疗中得到解决。完形疗法旨在帮助来访者注意到自己的感知旅程,以便他们能够承担责任并做出过滤性选择。这种意识是在来访者和咨询师之间真诚交流的前提下完成的。

从完形疗法的理论和治疗实践看,具有鲜明的综合性的特点,从中可以发现其他心理学流派的影子,它整合了各家的特色,然后自成一体,实现了整体大于各部分之和的目标。同时,在博采众长的同时,又有所侧重,在治疗取向上是一种存在主义特点,强调每个人作为过程存在,完形疗法中强调现时此地的体验、当下的觉察、选择有意义的生活并自我负责等都受到存在主义心理学的影响。在治疗方法方面强调现象学的探索方法,治疗师尽可能关注来访者当下的直接体验,帮助来访者探索和觉察"自己是谁及自己是如何成为自己的"。

第五节　认知领悟疗法

一、概述

认知领悟疗法是我国精神病学家、心理学家钟友彬在心理分析疗法的基础上发展出来的一套心理治疗理论和实践体系。钟友彬将心理分析理论与我国特有的文化背景、个性心理特征相结合,摸索出一套适合在中国人中应用的心理分析疗法,他于 20 世纪 60 年代开始运用心理动力学原则,尝试对强迫症、恐怖症患者进行治疗,其后逐渐进行理论总结,1988 年钟友彬的《中国心理分析——认知领悟心理疗法》出版,标志着认知领悟疗法的正式诞生。

认知领悟疗法本质上是一种心理分析治疗,也可以视为传统的心理分析疗法在中国的应用和发展的某种融合。主要适用于治疗强迫症、恐怖症和某些类型的性心理障碍。抑郁症是精神心理科常见病,具有高发病率、高致残率、高复发率的特点,每年造成巨大的人身财产损失和巨大的医疗开支,受到社会各方的高度关注,抑郁症患者的消极情绪、烦躁易激惹、回避退缩、慢性疲劳、孤独、无助、对未来的悲观失望、缺乏安全感等都可能与童年期创伤和不良育人环境有关。

钟友彬对弗洛伊德的理论和疗法有相当深入的研究,并在此基础上,立足于临床实践中的亲身感受,对传统的精神分析学说进行了再认识,从心理分析和现代心理动力学疗法的治疗机制中获得自己独到见解,逐渐形成认知领悟疗法的理论原则和治疗方法,并在工作实践中对这些理论进行验证,从而形成了中国人的第一个现代心理治疗体系。

二、基本理论

认知领悟疗法从心理分析疗法演变而来,所以它承接了心理分析理论的若干概念,同时又有自己的独到见解,与精神分析理论一脉相承之处有以下四点。

(一)承认无意识心理活动

认为人人都存在无意识的心理活动过程,因此,某些变态行为背后的心理原因,当事人是不能意识到的,也是无从理解的。个体的发展是一个时间进程,不同时期的角色、身份、行为标准都是不同的,幼稚的情绪和本能冲动必然为社会所不容,甚至可能受到社会的排斥、批评、指责甚至制裁,因此,精神结构中代表理性和审慎的自我力量如果足够强大,便可把这些幼稚的情绪和本能冲动压抑在无意识中,使人自己不能觉察。为了避免焦虑,自我只好运用心理防御机制把童年期性冲动改组成外表看来和性无关的心理症状,以伪装的形式在意识中表达出来。

人们幼年期的精神创伤或幻想引起的恐惧体验,虽然被潜抑到无意识而被遗忘,但是并没有消失,成年后在一定诱发因素的作用下,这种幼稚的情绪会再现出来,并不自觉的以幼年的方式排解这种幻想和恐怖情绪。

(二)承认精神结构理论

弗洛伊德晚年修正了他的潜意识理论,提出人格结构理论,用本我、自我、超我三个层次的结构来阐释人的精神世界,其中本我是人格结构中最原始、与生俱来的部分,由先天的本能和欲望组成,是无意识、无理性的,奉行快乐原则,要求无条件的即刻满足,本我是心理能量的源泉。自我是现实环境的反复教训下从本我中分化出来的部分,是现实化了的本我,它在现实原则的指导下,力争既回避痛苦,又能得到满足,在人格结构中代表着现实、理性和审慎。超我是理想化了的自我,通过家庭、学校、社会教育获得和发展出来,是人格结构中道德和准则的代表,其作用是按照社会道德标准监督自我的行动。

焦虑是自我的一种功能,它促使人们警觉并做出相应的反应,个体可以通过心理防御机制来控制和改变动机冲突的状况,消除焦虑,认知领悟疗法认为心理防御机制(如压抑、退行、反向形成、合理化、认同等)是人们不自觉的用于应对心理冲突的方式,自我防御机制的共同特征是:①都是在无意识水平上进行的,个体无法意识到自我防御机制的运作过程;②他们都通过伪装或歪曲事实,从而减轻个体的焦虑和罪恶感,如抑郁症患者不明原因的躯体不适,可能是缓解愧疚、逃避责任的心理手段。

(三)承认当事人患病后的两种获益

比如获得帮助、关系、同情,也可以

逃避、减少、免去生活中该承担的责任。尤其是当事人患病后受到周围人的关怀、关注、同情，使来访者心理障碍的自我改变和治疗变得非常困难。

(四)承认幼年生活经历

认为幼年的创伤性生活经历影响个性的形成，并可能成为成年后心理障碍的种子。当人们遇到挫折和心理冲突时，会借助心理防御机制，在大多数情况下都可以逐步适应，使烦恼、痛苦和焦虑情绪逐渐减轻，保持心理平衡，在某些人身上或者受到的挫折、压力引起的负性情绪、心理冲突过分强烈，超过其应对能力，便会出现适应困难，最终导致心理障碍，进一步分析发现，最终引起心理障碍的并不是完全取决于个体所受的挫折、经历的困境和压力，早期经验才是患病的根本原因。

在心理学家以系统科学的方法研究幼年经验对个体发展的影响之前，人们很早就开始重视童年期的经验对个体情感、作风、行为模式的影响，幼年期受环境和关系密切的人潜移默化的影响，到成年后除了先天性之外，在兴趣、爱好、性格、习惯、态度等方面，常可看到幼年时期的影子，自幼在溺爱、娇生惯养中长大的孩子，容易形成"自我中心"的不良人格，如没有有效的再教育和自我教育，很难成为一个有责任、有担当、为别人着想、利他主义、意志坚定、艰苦奋斗的人，遇到挫折、困境更容易情绪化和退缩。

20 世纪初，生物学家开始对鸟类、禽类进行早期"印刻"现象的研究，证明动物在生命的某个特定时期，某种刺激能建立起一个固定的行为模式。发展心理学的研究也表明，人类个体也有一个特定的时期，机体对某种环境刺激极为敏感，被称为"敏感期"或"关键期"，包括语言习得和个性形成都有其敏感期。

随着研究的深入和临床治疗实践的开展，心理学家不再同意把致病的早期经验都概括为性的内容，发现焦虑是多种情感障碍和神经症的核心症状之一，抑郁症患者对社交、未来都有一种不明原因、不可理解的焦虑情绪，追根溯源可发现这种焦虑都有童年期的根据或前例，这种焦虑大致包括以下五个方面的来源：①失去父母或哺育者的保护，处于无助状态；②与关键人物的分离，失去安全感；③父母的不恰当关系和教养方式；④身体的各种疼痛性威胁，如疾病、外伤、饥饿、手术或其他躯体不适；⑤其他可引起恐惧或情绪困扰的事件，如断奶、入学、小弟妹降生等，这些童年期的初期焦虑是多种心理障碍的内部原因，可能成为精神疮疤。

除此之外，钟友彬还提出了以下 4 条自己的独到见解。

1. 认为心理障碍的症状是童年期恐惧在成年人心理的再现，并呈现幼稚与成熟并存、冲突、矛盾的的心理特点。

钟友彬提出时间年龄、生理年龄、智力年龄、情绪年龄的概念，大多数心理障碍患者的时间年龄、生理年龄、智力年龄是基本协调的，但是情绪年龄往往落后于其他三种年龄，因此，在遭受重大心理冲突时，患者的情绪反应往往像儿童一样幼稚,但是又由于成年人生活经历、社会标准的影响,情绪的内容往往是成年人的,因而使得人不容易理解。

认知领悟疗法认为,通过把无意识的心理活动变成有意识的,使当事人真正认识到症状的意义,以得到领悟,这是认知领悟疗法与传统心理分析相通的地方。但是如何领悟、领悟什么,则有所不同,传统心理分析要经过长时间的自由联想,了解症状的象征意义,除去心理防御机制的伪装,让来访者领悟到幼年期未满足的心理症结;让当事人尽量回忆过去各种精神创伤的经历,进而找出心理症状的无意识根源。认知领悟疗法并不把回忆、挖掘幼年症结作为治疗重点,而是和来访者一起分析症状的幼稚性,用启发式谈话反复讨论,使其领悟这些情感、行为是童年期的心理和行为模式,与实际年龄和身份、角色不相称,当前应该用成年人的眼光和态度重新审视和评价这些想法和行为,使之达到"顿悟"的目的,并主动放弃幼稚的情感体验方式和行为模式。

2. 强调意识层面的领悟,不注重无意识领域的挖掘。

钟友彬认为,心理分析学派注重发掘患者无意识冲突和当前症状的联系,但是这种联系未必就是客观存在的。针对中国人的心理特点,只要是合情合理、符合常识的解释,患者都容易接受,因此,认知领悟疗法更强调医师帮助患者在意识层面来解释和理解病症,而不是去发掘患者的无意识内容,不去分析患者无意识冲突的本质,也不去重视当前症状的象征意义。

认知领悟疗法被看作是来访者在治疗师的指导下进行的自我教育,是对幼稚心理的改造。来访者在接受治疗前,对病态行为的幼稚性和儿童式行为模式的不自知,通过治疗师的解释、分析、相互的讨论,并联系自己的生活经验深入思考后,真正领会到病态行为的幼稚性,领悟到是儿童期留下的心理痕迹,是成年人不应该再保持的幼年心理和行为模式。随着情感和行为的改变,心理症状会自然消失。

3. 把患者的相信和接受作为解释的重点,而不是把解释的客观性作为重点。

钟友彬认为领悟的关键在于相信,心理分析治疗中医师对患者进行旷日持久的解释、修通工作,主要的价值在于最终使患者深信不疑地接受医师的解释,因此,只要解释符合患者的心理特征,听起来是合情合理,即使是杜撰的故事也照样有效。认知领悟疗法认为,医师的权威性,加上医师对患者亲切、关怀、真诚的态度,均有助于加强对医师解释的接纳和相信。

钟友彬认为,认知领悟疗法的目的,在于消除来访者的症状,而症状的消除就需要当事人对治疗师解释的领悟。来访者的领悟是在治疗师的引导下达成的,因此,疗效的取得不在于揭示童年期的心理创伤,而在于来访者对治疗师解释的信任,这才是领悟的本质。领悟的内容是由治疗师灌输给来访者的,当来访者自感以前想法和行为的可笑、幼稚时,才能逐步放弃原有的态度、情感和行为,使症状得以消除。心理治疗的过程是治疗师与来访者交互作用的过程,也是来访者主观努力的结果。

4. 重视自我教育和自我修通的作用。

钟友彬认为,中国人有主动吸收外部信息并联系实际、自觉消化、为我所用的传统,医师在治疗中可以运用让患者写日记、治疗体会等方式来强化某个解释,达到自我修通的目的,从而起到见效快、缩短疗程的作用。

认知领悟疗法自始至终强调当事人的主动性,强调“师傅领进门,修行在个人”,要求来访者不但要写体会,还要暗中调查其他成年人对自己恐惧的事物、认为有意义事物的看法,以消除某些不正确的错误观念,强调“要下决心不做儿童心理的奴隶”,这要求来访者有一个消化、吸收的过程,使治疗师的信念转变为当事人的信念,最终放弃病态行为达到治疗目的。

三、认知领悟疗法的治疗过程

认知领悟疗法的治疗重点是使患者相信和接纳解释,从而达到领悟和缓解病情的目的,既然分析和解释的效果不在于解释的客观真实性,而在于来访者的“信以为真”,那么,心理分析过程中重点关注的就是如何让患者接纳和相信解释,为此,认知领悟疗法的解释要符合来访者的文化背景、知识水平、理解领悟能力,医师必须尽可能多地运用中国人习惯的常识、常理来说明和解释来访者的病因、症状等,受教育水平

高的患者可以加强解释的逻辑性,受教育水平低的患者尽量做到通俗易懂、深入浅出。认知领悟疗法的具体治疗过程如下。

(一)采取直接会谈的方式

每次会谈时间设置为 60～90 分钟,必要时可以请患者家属陪同,对受教育水平高的患者,医师可以要求每次会谈后需结合自己的心得体会,记录自己的疑问,并写出对医师解释的不同想法、意见。两次会谈时间间隔、疗程由治疗师和来访者协商决定,要求来访者在每次会谈后尽可能写出书面“作业”,包括对治疗师谈话的理解、体会、领悟,并提出新的思考和问题。

(二)初次会谈侧重点

了解症状表现形式及症状产生、发展、演变的全过程,同时进行常规的精神检查,以便确定是否适合认知领悟疗法的治疗。医师要仔细、认真地倾听来访者的叙述,可以适时插问,避免会谈偏离主题,尽量在 1 小时内把病史了解清楚。

在进行认知领悟疗法治疗之前,医师需向患者简要介绍该治疗方法和注意事项:①树立战胜疾病的信心,让患者知道医师和患者积极合作、共同努力,一定可以战胜疾病,治疗师可以对来访者的症状、病情等作初步的解释,同时告诉他们认知领悟疗法不同于躯体治疗只是被动地接受,要对治疗师的解释做认真地思考,不理解的地方要积极地提出来共同讨论,不能勉强接受,疗效的好坏与自己的能动性和努力程度有直接的关系;告诉来访者,他们的

病态心理症状与幼年的恐惧体验有关，是幼年情绪体验在成年人身上的再现，或用幼年的方式来应对成年人的心理困难。②介绍该治疗方法的基本特点，治疗效果与医师的努力、患者的积极配合、积极参与等因素有关系，强调患者在治疗过程中参与、合作、积极、主动的重要性。③说明具体的合作方法，认知领悟疗法中特别强调患者需要对医师关于病症的解释进行积极思考、联系自己的实际、认真体会。

(三)医师可根据患者病情作出诊断

比如，某种病症是童年期的恐惧体验在成年人身上的再现，或者是用童年、幼年的方式来应对成年期的心理困难、现实压力。诊断需要在初次会谈结束前就提出，可以为下一步的治疗提供一个中心主题。

(四)询问式谈话

在诊断的基础上，医师可以进一步询问患者的生活史和容易回忆、印象深刻的有关经验、梦境，可以暂不做深入挖掘，主要的是通过会谈与来访者建立相互信任的关系，使来访者真正地相信治疗师的解释。

(五)引导患者分析症状性质

重点向患者说明以下三点：①这些症状是幼稚的，符合儿童的思想水平和行动特点；②这些症状不符合成年人的认识水平和行为特点；③某些症状，如强迫、恐惧、自卑、回避退缩、躯体不适等，实际上是无意识地运用幼稚的手段来消除同样幼稚的想法。

对于来访者的敏感性关系妄想(认

为别人都已经看出他们表情的不自然和内心里有"可耻"的想法)，单靠解释是无法使来访者有所改变的，治疗师要鼓励来访者勇敢地向周围人调查询问，用客观的调查结果来矫正自己的错误信念和判断，这一步非常重要，往往是来访者病情好转的开始。

(六)与患者共同找出病症根源

当患者对医师的分析和解释有了初步的认识和体会后，可以向患者进一步解释其病症的根源在于童年期的心理创伤，早年的心理创伤引起的强迫、焦虑、自卑、恐惧情绪在大脑中留下了深刻的痕迹，具体事件虽已忘却或者大部分忘却，但是留下的印迹并未消失。在成年期遇到挫折、困难时会再现出来影响人的心理活动，包括感受、行为、应对方式等，以至于用儿童的态度和方式对照成年人看来不值得恐惧和烦恼的事情。同时强调患者现在已是成年人，能够明白自己行为的荒唐可笑之处，如果患者能充分认识、接受并相信这些解释，一定可以逐步摆脱病症的困扰。

以上的解释、讨论往往需要进行多次，钟友彬称为"扩通"，由于来访者的幼稚想法与成年的心理活动相互交织在一起，在这次会谈中已经明白了症状的幼稚性，情绪焦虑减轻，病情可能好转几天，但是下次会谈时，认识、情绪状态可能又回到了之前的状态，出现病情波动，治疗师需要再举各种形象的例子仔细解释，让来访者提出问题，并共同讨论，直到完全理解为止。

第六节　简易森田疗法

一、概述

森田疗法（Morita therapy, MT）是日本学者森田正马于 1920 年左右创立，并逐渐发展起来的一种治疗神经症的心理治疗系统，森田疗法根植于东方文化，但是已经被证明在多个文化背景下均有效，从 20 世纪 50 年代开始，森田疗法开始传入中国，在众多医疗机构中越来越多地应用，对神经症、心身疾病、躯体形式障碍等有较好的治疗效果。森田疗法在中国的发展过程，从最初的介绍、引入，到对神经症治疗的初步尝试，逐步使森田疗法与中国古代哲学思想相结合，在临床实践中，治疗范围扩大，广泛应用于心身疾病、抑郁症、精神分裂症、酒精依赖的干预，逐渐成为我国主流的心理疗法之一。

森田正马认为，神经症的发病基础是疑病素质，这种素质表现为性格内向、孤僻、敏感、多疑、内省力强、易受暗示，来访者有强烈的自我意识、过度地追求完美、过度地担心自身健康的人格倾向，对自己的心身活动状态、异常感受特别关注和敏感。疑病素质的个体在生活中一旦遇到社会心理应激刺激，就会出现一些心身不适，将自己的注意、精力过度地转移到自己的不适感受，会对自己的不适感受更加的敏感，并加剧焦虑不安；越是试图将自己的注意力从症状转移出来，注意力反而越固定在症状上，形成恶性循环，森田正马将这一过程称为精神交互作用，森田疗法的治疗原理就在于通过"接受症状、顺其自然、为所当为"，来打断精神交互作用，从而达到治愈疾病的目的。

抑郁症患者通常存在多种无病理基础的躯体不适、疲劳、活力减退，并随着生活境遇和精神状态的改变而出现波动变化，因此，森田疗法也是抑郁症的常见辅助治疗策略。需要注意的是，实施森田疗法治疗抑郁症的时候，需要严格评估患者的精神症状和自杀风险，避免出现自杀、自伤的意外，处于急性期有明显自杀倾向的严重抑郁症患者是森田疗法的禁忌证。

二、基本原理

（一）疑病素质假设

森田正马认为，神经症的发病原因是个体的疑病素质，在先天素质基础上，受到幼儿期生活环境、教养条件的影响，个体心理活动形成两种倾向：一是外向性，心理活动的目的受到外界的支配；二是内向性，目标指向自身，侧重于自我内省，对自己身体、精神的异常感觉特别的敏感，由于长期忧虑、担心、联想导致形成对心身健康的疑虑、不自信，称为疑病素质。

（二）精神交互作用假设

疑病素质导致心理症状的机制是精神交互作用，某种不适感（头晕、头胀、心慌、肢体麻木等）偶尔出现并引起来访者的注意,这种感觉会变得更加敏感,可进一步吸引注意力集中于此,感觉和注意相互促进、交互作用,致使感觉越来越强烈,成为心理症状出现的直接原因,疑病素质使来访者把本来人人都有的一些正常感觉或体验当作病态的异常表现,并出现恐惧、焦虑等心理反应,精神交互作用则使感觉和不适体验逐步加深、强化、固着。

(三)治疗起效的机制——顺其自然,为所当为

症状的存在,并不是通过自己人为的意志可以控制的,只有坦然地面对和接受,不管情绪是好是坏,以行动为准则,每个人的头脑中都会出现各种想法,是人的正常心理活动,心理障碍患者经常主观地认为自己对某件事物只能有某种想法而不能有另一种想法,有了就是不正常或不道德,要改变这一特点,就得让来访者接受"人非圣贤"这一事实,接受每个人都可能存在邪念、嫉妒、狭隘、懒惰之心的事实,认识到人的意愿、理智、意志不能改变和决定心理活动的基本规律;让来访者认识到很多的心理症状是自己僵化的标准定义的,采取接纳、不评价、不抗拒、不批判的态度,则可以达到症状的减轻和消除。森田疗法把与人相关的事物分为可控制(通过个人的主观意志和行动可以调控和改变)和不可控制(个人的主观意志不能决定)的两大类,要求来访者不去控制不可控制之事,对可控制的事物,采取建设性的态度,去追求自己的生活目标,这样才能打破"思想矛盾"、阻断"精神交互作用"的发生。

三、森田疗法的实施

(一)森田疗法的治疗要点包括以下三个方面

①改善来访者的疑病素质,加深其对疑病素质的了解和认识;②打破精神交互作用的病理心理机制;③促使求生欲望的精神活动指向外界环境,提高环境适应能力,改善社会功能。

(二)森田疗法的治疗方法

森田疗法可以分为门诊治疗和住院治疗,早期的森田疗法只在住院条件下进行,近年来,我国的很多医疗机构开展门诊森田疗法,均取得了较好的治疗效果,先分别介绍如下。

1. 门诊治疗　门诊森田治疗多适用于症状轻微的患者,门诊森田疗法的对象具备以下特征:内向性格或内省倾向;从症状中可见明显的"思想矛盾"和"精神交互作用";现实的自我评价低下;对森田疗法的原理能理解并配合。

门诊森田疗法以定期门诊的方法进行,治疗时以言语指导为主,要求来访者接受内心浮现的思想和情感,将其看作是自然的生命存在状态,全面接受并允许其存在,不作任何价值判断。在此基础上,要求来访者逐步进入现实生活,摒弃患得患失的观念,从力所能及的小事做起,过正常人的生活。

来访者在接受治疗师指导的同时,来访者阅读《森田疗法入门》《行动改变性格》等相关图书,并写下读书笔记,根据书中的理论分析自己遇到的心理困扰及受到的启发,每本书阅读周期为4周;并在整个治疗过程中坚持写日记详

细记录自己的感悟和病情变化,日记由治疗师定期批阅、点评,并及时反馈给来访者,纠正其对自己病情和治疗方法的各种误解,消除其对心理症状的对抗心理,达到顺其自然的目的;医师要每2周安排1次森田疗法要义讲座,共4次,解答患者阅读和治疗过程中遇到的问题或疑惑。

在森田疗法实施的过程中,治疗师需要争取来访者及家属的积极配合,家属不能向来访者讲病、问病,不要把来访者当病人对待,以健康人的态度对待来访者,暗示、鼓励来访者正常的生活和工作。

门诊森田疗法的疗程通常需要2～6个月,每周复诊2次,每次需30分钟到1小时。

2. 住院森田治疗　住院森田治疗主要是在医院的特殊环境下,让来访者按严格的规定安排生活,逐步切断精神交互作用,体验顺其自然的生活态度。住院期间,治疗师不与来访者进行说教式的会谈,来访者在诉说自己的心身痛苦和担忧焦虑时,告诉他们应该顺其自然,接纳痛苦和不安,其余工作都放在安排住院期间的生活规定上,一切的领悟都在来访者遵守规定生活中自然发生,让来访者逐步养成按自己的目标去行动的修养习惯,带着症状面对现实,反复体验成功的感受。

首先是治疗导入,开始森田疗法前,需要做一些准备工作,选择具有神经质个性特点的来访者作为对象,用森田疗法的原理对来访者的症状是如何产生的作一些解释,获得患者的理解和共鸣,并建立起良好的医患关系,告知患者森田疗法的注意事项和要求,并对来访者的疑问作适当的解释说明。

住院治疗分为以下四期。

第一期:绝对卧床期。一般为4～7天,在此期间禁止来访者会客、读书、说话、吸烟等活动,除进食和如厕之外,保持绝对卧床,主治治疗师每天查房1次,每次5分钟,不过多地询问症状,也不能对其痛苦和不适进行安慰,只是鼓励和支持患者坚持下去。

来访者在此期常产生复杂的想法,有些可能陷入更深的痛苦之中,但是又必须忍受这种痛苦、郁闷,一切听之任之,不能采取任何的应对措施,只能默默地承受。一般情况下,来访者刚入院时情绪相对稳定,但是随着绝对卧床,各种烦闷、苦恼会如潮般地涌入大脑,对森田疗法产生深深的质疑,甚至难以忍受,渴望起床,但是无法逃避,只好让症状自行发展,发展到顶点,症状反而会减轻。随着时间的推进,来访者的情绪有恢复平静的倾向,此后可能出现一种无聊的感受,渴望立刻起床去做点什么。

此阶段的目的包括以下几个方面:在安静的环境中使来访者的疲劳得到休息;培养对焦虑症状的忍耐能力;体验烦闷心境及解脱的过程,即如果无与之相适应的条件,烦恼则不可能无限制地发展;激发活动的欲望,以便向作业期过渡。

第二期:轻微工作期。轻微工作期持续3～7天,在此期间允许来访者白天可在室外活动,做些轻微的劳动,晚上写日记。从第 3 天开始,逐渐放宽工作量的限制,让来访者做各种体力劳动。但是仍不允许过多地与别人交谈,禁止外出、看书等,夜间卧床时间规定为 7~8 小时。

这一阶段,患者首先会体验到从无聊中解脱的愉快感,但是慢慢会觉得被愚弄,甚至动摇继续治疗的信心。同时因为限制,患者感到无聊,可进一步激发患者自发活动的欲望,消除预期焦虑,减少对症状的注意。

第三期:普通工作期。此期持续时间为 3~7 天,来访者不要理会自己的不适和消极情绪体验,可以逐步开始读书,全身心地投入工作及体验完成工作后的喜悦,培养忍耐力、信心和勇气,工作强度需要加重,可以从事园艺、农活、手工、体育锻炼、绘画、音乐欣赏等活动,避免阅读哲学、文学类书籍。在不知不觉中养成对工作的持久耐力,有了信心的同时反复体验成功的快乐。

内容安排的原则:根据条件组织安排各种作业,指导来访者组织起来开展作业;定期进行团体心理治疗;定期举办演讲会;坚持记日记。

患者的指导原则:对精神交互作用的认识;关注现实生活,使来访者从"情绪准则"到"行动目标准则";认识焦虑、恐怖、烦恼等情绪存在的必然性;分析当前行为方式的必要性;带着症状行动,养成合乎目标的行为模式;通过与现实的接触,对"理应如此"的观念引起注意,并予以矫正。

第四期:生活训练期。生活训练期持续时间 1~2 周,作为出院的准备期,来访者的工作量、阅读量可以适当加大,可以允许外出,在实际环境中巩固前三期获得的体验,逐步适应一般的社会生活,为回归社会做准备。每周 1~2 次与患者交谈,修改日记,针对现时的治疗目标及存在的问题,进一步深化体验,鼓励继续行动。

第七节　理性情绪疗法

一、概述

理性情绪疗法(rational-emotional therapy,RET)是美国心理学家艾利斯于 20 世纪 50 年代创立的,属于认知治疗的一部分,是一种积极的、直接的、有心理教育作用的、充满哲学色彩的、多模型的认知行为疗法。理性情绪疗法具有鲜明的特点:①有鲜明的人本主义倾向,认为人从其本性出发具有追求充实和自我实现的倾向,在人生目标和价值问题上,人仅仅因为他活着或存在着,就完全可以做他自己,而不用非要做出什么业绩来证明自己的价值,理性情绪疗法的目标是帮助人们克服消极、自损的行为,获得生命的最大价值,追求长期的幸福,而不是眼前的短暂快乐。在治疗中重视和信赖个体自己的意志和理性选择能力,强调人能够自己解救自己,而不必去仰赖超自然的魔力。②理性情绪疗法有很浓厚的教育色彩,强调理性认知的意义,治疗师通常运用解释、说服、辩论的方式引导来访者以理性的信念和认知方式代替非理性信念,认为人的情绪并非源自事件本身,而是人们对事件的信念、评价或哲学观点,心理问题解决的关键在于抓住来访者的认知曲解,理性的分析并控制自己的情绪。重视处理想法和行为,而非重视感觉的表达,把治疗看作一个教育过程,治疗师在指派家庭作业及教导直接思考的策略上,扮演教师的角色,来访者则是学生,应把治疗过程中所学的思维和行为功能在日常生活中演练。

二、基本理论

(一)理性情绪疗法的人性观

人具有成长和自我实现倾向的同时,还具有与生俱来的、非理性的、适应不良的倾向,艾利斯对人性有 4 个基本假设:①人具有"庸人自扰"的本性,每个人都可能被情绪困扰,困扰来自认知曲解和信念,很少是外界因素直接造成的,情绪困扰与不合理、不合逻辑的思维有关;②人是有思考的能力,只是在思考自己问题的时候常表现出损害自己的生物学和社会学倾向,成为自我困扰的主要原因,也就是说任何人都不可避免地具有或多或少的不合理思维和信念;③人凭借想象就可以形成信念,人的信念时常是没有现实基础的,恰恰是想象力让人处于愈想愈苦恼的境地,并不断地用内化语言重复某种不合理信念,使情绪困扰积累、维持、加剧;④人具有破坏性和建设性两种力量,理性情绪疗法的目的就是挖掘建设性力量,发挥理性思考能力,来克服适

应不良的倾向。

(二)理性情绪疗法的 ABCDE 理论

艾利斯认为,一些错误的思考方式和不合理信念是心理障碍、情绪和行为问题的症结,并将治疗中的有关因素归纳为 A-B-C-D-E,即诱发事件(activating event)-信念(belief)-后果(consequence)-诘难(dispute)-治疗效应(effect)。诱发性事件(A)只是情绪、行为反应的间接原因,人们对诱发事件所持的信念、看法、解释(B)才是引起情绪及行为反应的直接原因。

(三)不合理信念及其特点

不合理信念指一些涉及生活各个方面的抽象的非理性信念,艾利斯认为不合理信念是引起情绪、行为失调的重要原因,并总结归纳为对自己、对他人、对周围事物和环境的不合理信念。①对自己的不合理信念,通常表现为对自己提出一些不合理的要求,比如完美无缺、受到普遍赞扬和好感,否则,人生就毫无价值,很明显这是一种非理性的信念,理性情绪疗法就是要鼓励、引导来访者摆脱以某一种具体事件来评价整体的思维模式,培养理性、客观、全面的思维认知方式;②对他人的不合理信念,通常表现为对他人的不合理要求,认为他人的言语、行为是不符合道德规范、不符合自己意愿的,并为此而苦恼、愤怒;时常抱怨别人不理解、不体谅自己,并因此而认为别人人品、修养不够,人性是阴暗的。而理性的人会尊重人,对他人不苛求,不吹毛求疵,不以偏概全;③对周围事物及环境的不合理信念,人的生存和发展离不开自然、社会

环境,人类的发展是改造和适应环境的统一,人类在大自然面前通常是渺小的、脆弱的,如果一味地抱怨环境,将自己的不顺心归咎于环境,会让自己的情绪越来越糟糕。

不合理信念具有以下几个典型特征:①绝对化要求,指人们以自己的意愿为出发点,对某一事物怀有认为其必定发生或不会发生的信念,通常以"必须""应该"字眼表达,如"我必须获得成功""他应该理解我的苦衷"。怀有这些信念的人容易陷入情绪困扰中,因为客观事物的发生、发展都有其规律,是不以人的意志为转移的,一个人不可能永远成功。当某些事物、事件的发生与其绝对化的要求相悖时,就容易陷入难以接受和情绪困扰中。②过度概括化,是一种以偏概全的不合理思维方式,过度概括化是不合逻辑的,一方面是对自己的不合理评价,以自己做的某一件事情的结果来评价自己的整体,评价自己作为人的价值,比如面对一次偶然的失败,便认为自己一无是处、一钱不值,结果常常会导致自罪自责、自卑自弃、焦虑、抑郁;另一方面是对别人的不合理评价,因为一点点差错就认为别人一无是处,总是一味地责备他人,对他人产生敌意、愤怒的情绪。③糟糕至极,认为一件偶然的不良事件发生将是非常可怕、非常糟糕的,甚至是一场灭顶之灾的想法,导致个体陷入极端不良的情绪体验中,如耻辱、郁闷、焦虑、自责、悲观,并恶性循环。糟糕至极常常与个体对自己、他人及环境的绝对化要求联系起来共同出现,即以人们绝对化要求下

"必须""应该"发生的事情,并未像他们所期待的发生,因此而感到难以接受,认为事情也糟糕到了极点。

三、理性情绪疗法的治疗过程

理性情绪疗法广泛应用于抑郁症、心因性反应、焦虑症的治疗,其安全性、有效性具有坚实的循证医学基础。其治疗过程分为以下四个阶段。

(一)心理诊断

治疗师通过与来访者的会谈交流,收集基础信息,作出初步心理诊断,发现并向来访者指出存在的非理性信念,并理清非理性信念与不良情绪之间的关系;向来访者说明治疗策略和治疗计划,与来访者建立信任的工作关系;引导来访者积极参与治疗过程,树立战胜心理困扰、走出困境的信心;摸清来访者所关心的问题,并根据这些问题的性质进行必要的分类,从其最迫切需要解决的问题入手;并做必要的精神检查,排除重性精神病、躯体器质性疾病等。

(二)领悟阶段

挖掘诱发事件、不合理信念与情绪困扰、行为紊乱之间的关系。治疗师挖掘来访者对诱发事件持有的信念,进一步分析哪些信念是不合理、非理性信念及如何导致情绪困扰的。并与来访者讨论不合理信念形成的原因,使来访者充分领悟并坚信通过改变自己的不合理信念就可以最终走出情绪困扰。此阶段要达到的目标是:让来访者领悟到自己的情绪困扰不是环境诱发事件直接引起的,而是自己的非理性信念导致的;情绪困扰的产生、加重、维持是因为

自己在不断使用、强化过去的不合理信念;只有改变不合理信念,情绪困扰才能消除。

寻找不合理信念,并对其进行分析的步骤如下:①了解有关诱发事件 A 的客观证据;②来访者对诱发事件 A 的感觉体验和行为反应;③让来访者回答产生恐惧、悲痛、抑郁情绪的原因,找出造成这些不良情绪的不合理信念 B;④分析来访者对诱发事件 A 存在的不合理、非理性信念;⑤将来访者的愤怒、抑郁、焦虑等情绪困扰与无助感、负性自我评价、绝对化要求等不合理信念区分。

(三)修通阶段

治疗师指导来访者利用认知、行为的方法逐步建立对诱发事件的理性信念,并抛弃非理性信念。这个过程中,治疗师用辩论的方法动摇来访者的不合理信念,用夸张或挑战式的发问让来访者回答对诱发事件持有与众不同看法的证据,通过反复的辩论,让来访者理屈词穷、领悟、信服,不能为其不合理信念自圆其说,真正认识到他的不合理信念是不现实的、不合逻辑的、没有事实根据的,分清理性与非理性信念。

(四)再教育阶段

治疗师针对来访者建立的新信念,反复地分析、再教育、暗示、强化,使理性信念固着下来,形成来访者新的自我语言。为了进一步帮助来访者摆脱旧的思维方式和不合理信念,还要探索是否存在与本症状有关的其他不合理信念,并与之辩论,使来访者学习并逐渐养成与不合理信念进行进行辩论的方法,用理性思维认识、体验诱发事件,同时,需要必要的解决问题训练和社会技能训练,以进一步巩固治疗效果。

理性情绪疗法常要求来访者进行必要的认知家庭作业,将他们的问题列出来,找出绝对化信念,并加以质疑,使来访者进一步领悟到内化的自我暗示中蕴涵了那些“应该”“必须”的非理性信念,治疗师时常要求来访者填写自助表格,并在治疗师的鼓励下把自己放进冒险的情境中,以便能够挑战自我设置的信念;也可以鼓励来访者阅读一下自助书籍或观看、聆听并评价心理治疗中的影像资料,一方面可以看到自己的进步,重新体验成长的快乐,另一方面可以进一步强化非理性信念与不良情绪之间的关系,更好地区分理性和非理性情绪。

使来访者逐步改变非理性的自我暗示内容,理性情绪疗法认为不明确的语意是扭曲思考的原因,因为语言塑造思维,而思考也可以塑造语言,来访者学习用“较喜欢”代替“必须”,用“最好……”代替“应该……”通过改变语言形态和实践新的自我暗示,来访者可以用不同的方式去思考和行动,往往也会开始有积极的情绪体验。

通过上述治疗过程,最终达到以下目标:关心自己、具有社会兴趣、自我引导、容忍、弹性、接受不确定性、承诺、科学思考、自我接纳、敢于冒险、不要太理想化、高度地容忍挫折、为自己的困扰负责,这也是理性情绪疗法认为心理健康的人应具有的一些特质。

第八节 心理疏导疗法

一、概述

心理疏导疗法由南京医科大学附属脑科医院鲁龙光教授于 1984 年创立。1987 年该疗法荣获部委级科技进步奖,1988 年被评为国家科委科技研究成果,是我国建国以来唯一荣获国家奖的、具有中国特色的心理治疗方法。心理疏导疗法的理论是多学科交叉的一种创新模式,其以辨证施治为原则,以中国传统文化和古代心理疏导的思想和方法为主导,40 年来,通过心理疏导治疗实践的情况看,心理疏导疗法对各类神经症、心身疾病、精神病康复期预防复发及青少年适应障碍等疗效显著。

心理疏导疗法具有以下特点:①多学科交叉。心理疏导疗法具有多学科综合性、多层次性的结构,具有严谨的科学性和逻辑性,将中国传统文化和西方多种心理治疗方法进行综合,并加以创新和发展,通过将临床医学、基础医学、心理学、社会学、教育学、人文学、行为学等,引入心理疏导疗法的领域,经过不断的临床实践,形成了心理疏导疗法本土化的强大基础。②适应性广。心理疏导疗法是通过临床实践总结出来的,是中国产生的本土化治疗模式,心理疏导疗法提倡通过对自身和社会的认识和了解,着眼于完善自身的个性,提高心理素质,增强人们的社会适应性,它的适用范围广泛,不光在于有

心理障碍的人群,甚至是整个中国的社会人,打破了在一般治疗模式中消极的、教条的、单调的单向传输模式,应用效果显著。③强调自我的认识和完善。现代社会不断提出"性格决定一切""个性决定命运""细节决定人生"等,充分说明不断完善自身的个性的重要性,心理疏导疗法强调"修身",认为心理障碍的根源是内因,即不良个性,不应过多地归咎于他人和环境,以"认识个性、改造个性"为主线,要求来访者正确认识自己,剖析自己的行为和心理实质,从而不断改造个性,逐步提高心理素质。将认识和实践相结合,通过"习以治惊"的方法,充分调动来访者的主观能动性解决自身的问题。④心理疏导疗法的目标是长期的。所谓"冰冻三尺非一日之寒",心理障碍或者心理疾病的解决也不是一朝一夕能完成的,整个心理疏导过程是连续的"认识""实践""再认识""再实践"的过程,随着时间的推移不断提高认知水平,改变自我;同时,心理疏导疗法的最终目标是改造个性,通过心理疏导,不但克服心理障碍、消除症状,还要通过不断的自我认识、实践、领悟,从根本上提高心理素质,提高社会适应能力。⑤心理疏导疗法强调最优化。心理疏导疗法以最少的信息实现最优的控制,达到最佳的疗效,即疗程短、疗效好、效果巩固;其次,心理疏导疗法提倡患者少想多做,想到就做,要求患者尽量恢复社会活动,通过"做"

来减少病态思维的产生次数,这样有利于促进患者的适应社会,增强心理素质;最后,心理疏导疗法强调个性改变的主线,避开了误导视线的树叶(症状),直面树干(怕)和树根(个性),从而达到了时间和疗效的最优化。

二、基本理论

(一)辨证施治的治疗原则

心理疏导疗法以辨证施治的方法为原则,提倡每个案例都从其本身出发,事实求实,详尽地询问患者及家属关于个案的资料,用心搜集个案的历史资料或者病例,保证各类信息的真实性;通过观察患者的外显行为,听取各方面的病程资料,询问发病过程中的疑点,用心仔细感受患者的状况;最后对个案做出详尽系统的分析,并针对个案的不同制定差异化的疏导模式、治疗方法。打破当初僵化地引进西方心理学治疗方法的模式,反对用单一、固着的分析治疗方法,提倡一切以实际出发,施用恰当的心理疏导,实现对心理治疗模式的完善创新。

(二)心理活动的控制论-信息论-系统论模型

心理疏导治疗系统在理论上可以归纳出一个信息和控制的科学模型,心理疏导与治疗主要通过医患互动实现治疗信息与反馈信息转换,达到患者认知结构的改变、优化的目的。

人类心理活动是一个多层次、多侧面、错综复杂的运动过程,用信息论的方法可以揭示人们心理活动的过程,人之所以能够保持心理活动的内在稳定性是由于大脑具有取得、贮存、使用和传递信息的功能,作为生命有机体,人的任何一个局部系统都可以看作一个子系统,一旦机体出现心理、生理病态,即某一局部系统偏离了稳定状态,表明其有序性、复杂性发生变化,运用信息方法可以对机体的有序性、复杂性进行定量分析,描述、判断各个系统的稳定程度和变化趋势,把信息方法引入心理疏导疗法,有效地揭示了心理、生理、病理的转化关系,针对某一环节的问题,可采取相应措施加以疏通、调节,使机体心理、生理转化,达到心身状态稳定的目的。

在心理疏导疗法过程中的心理结构活动都是信息活动,可归结为信息输入和信息反馈过程,医师与患者之间相互信息输出、传递、转换、加工并接受和贮存,不同心理疾病的治疗方式都可以改变这些信息活动,信息活动的共同规律就是心理疏导疗法过程的心理结构的动力基础,整个疏导治疗过程的疗效倾向是由心理、生理、病理三种变量与疗前、疗中、疗后三种信息变量互相转化所组成。

心理疏导及治疗模式是:不知→知→认识→实践→效果→再认识→再实践→效果巩固。这种治疗是一个循环往复、逐步深入的认知改变过程。通过医师的疏导信息和患者的反馈信息实现信息转换,从而优化认知结构,改变与社会文化背景相关的病理心理问题。其效果不仅仅是求得症状的消失,而是以远期效果的巩固为最终目标。

(三)重视"疏通"与"引导"的辩证关系

"疏通"指医患之间广开信息交流

之路,通过信息收集与信息反馈,有序地把患者心理阻塞症结、心灵深处的隐情等充分表达。"引导"即在系统获取信息的基础上,抓住主线,循循善诱,改造患者的认知结构,把各种不正确认识、病理心理引向科学、健康的轨道,病理心理向正常生理心理的转化过程。"疏通"是为了正确的"引导",是"引导"的前提;"引导"是"疏通"的目标,是"疏通"的继续,只有疏通与引导达到统一,才能使治疗沿着正确、健康的方向发展。

这一诊疗过程可产生良性影响,对来访者阻塞的病理心理进行疏通引导,使之畅通无阻,达到治疗和预防疾病、促进心身健康的目的,针对来访者不同的病症和病情阶段,以准确、鲜明、生动、灵活、亲切、适当、合理的语言分析疾病产生的根源和形成过程、疾病的本质和特点,教以战胜疾病的方法,激励来访者自我领悟、自我认识和自我矫正,促进来访者自身心理病理的转化,减轻、缓解、消除症状,并帮助他们认清疾病的发展规律,改造个性缺陷,提高主动应付心理应激反应的能力,巩固疗效。

三、操作程序和要点

(一)信息反馈

反馈是一种促进自我探索的重要手段,要求患者根据医师的疏导内容,结合自己的情况写出新的认识和体会,个别疏导遵循"医师疏导-患者实践锻炼与认识转化(信息加工处理)-患者反馈-医师接收-反馈分析与讨论-医师整

合-再次疏导-患者再次实践与认识"的程序,往复循环,直至最优化。集体治疗按照"医师疏导-患者交流-患者间协同实践锻炼与认识转化(信息加工处理)-患者分别反馈-医师接收-集体反馈分析-集体讨论-医师整合-再次疏导"的程序,往复循环。

心理疏导治疗信息流程:①患者输出信息,提供真实、翔实的病情材料;②根据患者的材料进行分析,作出初步诊断;③治疗信息输出,讲述所诊断疾病的可能原因、本质、特点和治疗方法,取得患者配合,树立信心;④患者接受治疗信息,争取做到认识与实践一致,并写出反馈(体会)材料;⑤根据不断变化的反馈信息,输出新的治疗信息;⑥整个治疗信息流程,循环往复进行,由浅入深,螺旋式上升,消除症状,完善性格,巩固疗效。

(二)疗法整合

疏导疗法重视各疗法的整合,认为一切对患者有利的方法和理念,都可以整合到心理疏导治疗系统之中,以更好地达到最优化的治疗目标。患者接受治疗信息后,通过认识与实践,写出反馈材料,反馈给医师后,医师会根据不断变化的反馈信息,输出新的治疗信息。从医师接受反馈信息到再次输出治疗信息的过程中,医师会引入一切有利于帮助患者的心理理论、理念和方法,将其整合到心理疏导治疗过程中,改善疗效。

例如,在心理疏导治疗过程中,可以引入心理动力学对心理问题的解释,以帮助患者自我认识;可以引入人本主

义心理学对于人性和自我实现的理解，以帮助患者发现和整合内在资源和潜能；可以学习和引入各类行为主义心理学的操作技术，以更好地帮助患者调整行为模式，促进领悟。

（三）心理教育

心理疏导疗法重视对患者的心理教育，在个体或集体疏导中，获取充分的信息对患者进行评估和诊断后，借助图片、模型向患者讲述心理生理的一般知识，讲述心理疾病的病因和一般规律，并重点阐述心理障碍的本质和特点，可以让患者做到心中有数，相信心理治疗有效性，是建立良好的治疗关系和取得疗效的基础，也有利于培养患者自我认识和自我矫正能力。

（四）案例示范

案例示范指在疏导实践中，可以列举同类典型病例，具体地介绍各种同类病例的病情、症状与治愈的过程和情况，也可以分享其他患者的反馈材料，让患者从他人的反馈和心路历程中，汲取经验和力量。这些典型病例常常比患者的症状更为严重，典型案例能够治愈的事实，不但能让患者产生同病相怜，并肩战斗的感受，而且能极大地鼓励患者治愈的信心和治疗能动性；能起到很好的榜样作用，便于患者模仿实践；还能帮助启发患者自我认识过程中的领悟，促进认知结构的转变。

（五）知行合一

知行合一即从疏导治疗模式可知，疏导疗法非常强调认识与实践同步，认识一点做一点，认识是实践后发自内心深处的领悟，认识与实践并重，治疗才能取得进展。在心理疏导治疗过程中，由于不良性格的顽固性，某些不良行为模式会反复出现，患者往往会由于恐惧而无法面对现实和面向未来，进而出现逃避现象，如抑郁症患者的回避退缩、躯体化症状、意志减退等。

疏导疗法非常强调医师陪同患者一起实践，在良好的治疗联盟和患者对医师充分信任的基础上，患者可以逐步提高自信心，会鼓足勇气，挑战平时恐惧和逃避的事物，通过"行为"进一步转化"认知"，获得理性疗效，这种陪同实践的方式往往能起到事半功倍之效，比如医师可以与抑郁症患者一起讨论，制订生活规划和成长计划，并积极地采取行动，通过行动的结果形成积极反馈，逐步打破负性自我图式，提高行动的兴趣和意志力。患者能将陪同实践的方式迁移到个人生活实践中，进一步巩固疗效。

（六）外化技术

外化技术指人的心理问题不像躯体疾病，可以通过仪器检测等直观地看到病灶，倘若能将心理问题外化，理解和处理起来会容易很多，疏导疗法通过各种方式将心理问题具体、形象地呈献在患者面前，本来很难理解的非理性思维，经过外化，容易被患者理解和掌握，可以方便患者理解、领悟、实践，比如该疗法还常把治疗过程比作导弹发射的控制过程，将心理治疗的过程比作登山之路，将心理治疗比作走独木桥等；常将心理障碍比喻为一棵树，树根代表不良性格，树干代表因不良性格而滋生的各类"怕"字，树叶代表因"怕"而产生的各类症状。

第九节 现实治疗

现实疗法由美国精神病学家威廉姆·格拉赛于 20 世纪 60 年代创立，1965 年《现实疗法》一书问世标志着现实疗法的诞生，经过 60 年的演变，现在发展为新现实疗法，成为当代重要的心理治疗理论。

一、概述

现实疗法认为心理困扰来自失败的统合感，具有失败统合感的人感到自己没有人喜欢、孤独、渺小、无为、自卑、自责、一无是处；认为自己的行为没法满足基本的生活要求，进而感到无能为力、难以改变局面、不能承担责任，倾向于让步、妥协、逃避。自我与环境的不良互动，最终导致抑郁症。成功的治疗则是行为的统合，涉及行动、思考、感觉、生理反应四个要素。

现实疗法挑战了传统的心理治疗理论，在很多领域提出了自己的新见解。①拒绝医疗模式：格拉赛的选择理论拒绝接受精神疾病概念和以此为基础的医疗模式，主张精神疾病是患者选择了一种逃避责任的思维方式，表现为不愿意承担照顾自己的责任，并以此作为引起别人注意的有效方法，他聚焦于"心理健康"，强调既然当事人的本质属性是社会人，就要建立一种积极、信任的关系。②强调选择和责任：本质上说，人们选择了所做的一切，就要对自己的选择负责任，明智的治疗师不会去与患者辩驳选择病态的观点，而是把注意力集中于当事人可能做的选择上，包括选择的结果和行为的责任，现实疗法十分强调责任，认为学习负责任是人终生的任务，教导负责任的行为是现实疗法的重心，比如投入有意义的工作是赢得他人尊敬的最好方式，而且工作也可以帮助他们满足权利的需要。③避免症状聚焦：格拉赛认为，症状聚焦会"保护"当事人面对当前不满意的关系，而只有当事人的人际关系改善了，症状才能消失。④关于移情：格拉赛认为，移情是当事人逃避成为自己的方式，现实疗法欢迎治疗师负责任地卷入当事人的生活，认为这是最好、最快、唯一的方式来教给当事人与他所需要的人建立关系，但是治疗师要努力坚持自我。⑤将治疗聚焦于当前：格拉赛同意我们是过去的产物，但是认为过去没法改变，他认为不管过去犯过什么错误，它们与现在无关，治疗应着重于"当前行为"，只有现在和未来方能把握，协助当事人以负责、正确及符合现实的行为面对当前的现实世界。我们所能做的就是改变目前的行为，以便能与真正需要的人融洽相处。

格拉赛认为，人所有行为的目的都是为了满足其五种基本需要：生存、爱与归属、权力、自由和快乐。人的生存需要是有限度的，但人总是希望不断地满足其他四种心理需要，这就是人"成长的动力"。后期理论中，格拉赛将"爱与被爱的需求、期望自己和他人都觉得自己有价值的需求"合称"认同需要"，被爱与被接纳使个体获得"成功的认同"，反之则是"失败的认同"，导致个人心理的矛盾、困惑、冲突、障碍，出现逃避和不负责任的行为。

现实疗法从理论倾向看，属于认知-行为疗法，强调人的理智和逻辑能力，以问题为中心，以现实且理性途径求得问题的解决，注重思维和行为，较少直接针对情绪、情感，立足于现在和将来，而不纠缠于过去，强调来访者的自主自律自立，自己对自己负责，重视怎么办，而不是"为什么"。

二、现实疗法的实施

(一)基本原则

现实疗法要求治疗师必须实行相互卷入式的人际关系，用真诚、理解、尊重的态度使来访者体验到价值感。同时，治疗师和来访者一起分析哪些行为是无效、无益、不适合的，并强调来访者对自己的行为负责，鼓励、帮助来访者选择负责任的行为，制订有建设性的行动方案，以便逐步达到对生活的有效控制，体验到成功的统合感。

整个治疗过程中，治疗师需分阶段、分步骤完成各项计划，谈论和分析当前行为前，要避免不良情绪的干扰，始终把注意力集中在当前行为上。让来访者认识到自己的行为是否能够满足自己的需要，支持和鼓励来访者对自己的行为做出客观、准确的评价，要求来访者正视自己的不适应行为。在选择和履行新的行为方案时，治疗师及时肯定来访者对自己行为的评估，并继续鼓励选择有益、有效、负责任的行为，坚持不懈地履行自己的行为计划。当来访者在履行行为计划遇到困难的时候，治疗师要和来访者对治疗计划进行重新评估，修正的确不可行的方面，除此之外，不能接受来访者的其他借口，治疗师要不含糊地鼓励来访者坚持下去，不能轻言放弃，但治疗师不能使用惩罚手段或生硬语言，既要有百折不挠的精神，又要有必要的鼓励、包容、肯定、支持、尊重。

(二)常用技术

余祖伟(2001)、郑日昌等(2006)对现实疗法的常用技术进行了总结，包括以下 9 个方面。

1. 角色扮演 角色扮演指在咨询师与来访者设计一个未来的生活情境，让患者对未来成功行为初步尝试或者是为来访者即将要做的行为进行角色扮演，以体验成功的感觉，形成自我成功的认同。

2. 制订计划 来访者一旦评价自己的行为不负责任后，接下来要做的就是制订并执行计划，如使抑郁症患者将不负责任的行为变为负责任的行为，比如自暴自弃、自怨自艾变为积极向上、勤奋进取，这是咨询中最有意义的工作。在那些来访者的自我概念中，已有一部分是失败认同，因此，咨询师的任务是帮助来访者拟定一个现实和适应的计划，帮助患者根据自己的动机水平、能力限制，建立较小而易达的目标，以免导致失败，循序渐进，由成功的经验来获得成功的自我认同，逐步达到最终目标。

计划可以给当事人一个起点和生活的落脚点,同时计划也可以根据需要作出调整,一个好的计划必须是简单的、可行的、可测量的、及时的、由计划者控制的、承诺不断执行的。伍伯丁认为,计划需有以下特点:①应该在当事人动机和能力范围内;②是简单且容易理解的;③应该涉及积极的行动理由;④咨询师应当鼓励当事人制订出自己可以独立执行的计划;⑤是重复的、每天都执行的;⑥执行计划越早越好,治疗师可以问:"你今天愿意做什么来开始改变生活?"⑦有效的计划是以目标为中心的活动。

3. 承诺 承诺是现实疗法的一个关键技术,现实疗法认为当计划被执行而且完成后,来访者会慢慢地由对咨询师作出承诺自然而然地转移到对自己作出承诺,当来访者能维持对自我的承诺时,表示来访者已经逐渐获得了自我价值和成熟感;如果来访者未作出坚定的承诺,一个计划再好,也注定会失败。

因此,咨询师应努力使来访者承诺完成一定行为的契约,为了帮助来访者投入计划,让他们把计划坚定地写下来是有用的;当事人在开始制订计划之前,最好和咨询师一起讨论、评估计划是否现实可行,是否与他们的愿望和需求相关。对那些难以下决心的当事人,咨询师要帮助他们识别、表达、探讨对失败的恐惧。如:

王女士:……但是,我怎么能?

治疗师:(强调地)你怎么不能?为何还在等待?我知道你在害怕,每个人都害怕尝试新事情,因为它们可能解决

不了什么问题,但是这次不一样了,你不是一个人尝试,我在这儿,我将帮助你。我已经与很多人共同经历过这一过程,并且几乎所有的人都能够做让你觉得如此害怕的事情,因此,我说让我们继续下去……

4. 拒绝借口 如果有来访者回来报告,承诺完成的计划未真的被成功地执行或根本未去实施,咨询师应拒绝接受来访者的任何借口,也不必探究失败的理由,咨询师的任务是协助来访者重新拟定并承诺完成一项新的计划,这个计划可能是将原计划加以修改或是一个较小且易达到的目标。如:

……

王女士:噢,你看上去并没有使我有所好转。

治疗师:你看上去也没有使你自己有所好转,为什么不试着对自己做些事情呢?我们曾经谈及你为自己做些事情,但是你所想要的是告诉我你是如何不幸,以及我是如何无能,是时候停止抱怨或相互抱怨,做点对自己有利的事情了。

……

5. 运用幽默 现实疗法注重运用幽默,认为幽默在咨询中传达着教育、正确、形象、更易理解的信息,可以帮助来访者更好地洞察自己的问题并把握未来的方向。

6. 提供榜样 现实疗法强调咨询师的榜样作用,认为咨询师必须是一个行为负责的人,必须以身作则,才能垂范来访者以负责的行为来满足自身的需要。

7. 语言刺激　即使用语言震惊治疗法或以适当的讥讽来应对来访者的不切现实的需要和行为,这是现实疗法中推动来访者坚定执行计划的有效手段。如:

王女士:昨晚实在是太糟糕了,都是些可怕的感受。

治疗师:(打断)……出汗、心悸、对即将毁灭的害怕,你昨晚上所有的痛苦。如果说说在你的39年里学习了一些事情,我相信那就是如何去恐惧,难道你不认为这是你在晚上学习到更好东西的时候了吗?

8. 步步跟进　是咨询师紧盯来访者制订的计划中的那些行为目标细节,被认为是现实疗法中咨询师帮助来访者最具体的技术。如果对来访者可能改变的一些行为细节,咨询师问得越清楚,"跟进"得越迫切,来访者成功地实现计划目标的可能性越大。

现实疗法的核心是让来访者进行以下自我评价:"你当前的行为有助于得到你现在所想要的吗?它能够带领你走向你想去的方向吗?"咨询师可以通过询问以下问题帮助当事人对目前的行为及方向进行评价:①你现在做的事情是在帮助你还是在伤害你? ②你现在所做的事情是你想做的事情吗? ③你的行为能够帮助你吗? ④你所做的事情与你所想的一致吗? ⑤你所做的事情违背了规则吗? ⑥你想要的现实吗? 能够得到吗? ⑦你这样想对你有帮助吗? ⑧你是如何投入治疗过程以改变你的生活的? ⑨认真检查了需要之后,你认为它们对你和他人都是最有利的吗?

9. "反论"技术　"反论"技术即咨询师鼓励来访者夸大甚至强化他们的问题行为,是现实疗法的一个重要技术之一。譬如回避退缩的来访者,可以让他们永远不出门;那些情绪低落的人让他们永远保持不良情绪等。通过"反论"技术,可以使来访者很快发现情绪和生活并不是不可改变,感受到自己能控制自己的行为并不再感到无助。并能自发地对自己的问题行为产生抵触,从而不仅能够控制该行为,而且还会消除该行为。

第十节　团体治疗

一、概述

是一种在团体环境中提供的心理治疗,用于需要长期的、个性改变的临床服务,在一个比较正式的、受保护的团体中进行,目的是帮助个人进行个性和行为的改变。团体心理治疗一般由一到两名治疗师进行,可以由6～10名具有相同或不同问题的成员组成。治疗以会议形式进行,每周1～2次,每次1.5～2小时,会议次数可根据患者的具体问题和情况而定。在治疗过程中,小组成员讨论共同关心的问题,观察和分析有关自己和他人的心理和行为反应、情绪体验和人际关系,导致自己行为的改善。在帮助有类似心理困扰和精神疾病的人方面,团体是一种经济而有效的方法,这已经成为临床心理学家的共识。

二、操作程序和方法

(一)形式

由一名或两名心理治疗师担任组长,根据小组成员问题的相似性,组成一个治疗小组,通过共同讨论、训练和指导,解决小组成员共同的发展问题或类似的心理障碍。小组的规模少则3~5人,多则10人以上,有几次或10次以上的活动。间隔时间为每周1~2次,每次活动时间为1.5~2小时。

(二)治疗目标

一般目标:减轻症状,培养与人相处和合作的能力,加深自我了解,提高自信心,加强团体的归属感和凝聚力。

具体目标:相互了解,增加信任,自我认识,价值探索,提供信息,解决问题等。

(三)治疗过程

团体心理治疗要经历一个启动、过渡、成熟、结束的发展过程。团体的互动过程会有一些独特的治疗因素,产生积极的影响机制。

团体创建前阶段,团体小组长需要对每个成员进行一次面对面的个体会谈来评估抑郁症病情,了解每个患者抑郁症的相关因素,让每个团体成员了解团体治疗的原理及意义,如果成员愿意参加团体治疗,小组长需要帮助他们制定治疗目标,增强信心和动力,小组长和成员应有固定的联系,以让成员及时了解治疗的进程,并对抑郁状态进行评估和检测。

1. 开始阶段 一个定向和探索的时期,基本任务是接受和认同。要和团体成员互相介绍自己,提醒团体注意保密,泛谈抑郁症,具体描述抑郁症状,明确团体成员的共同动机和目标,避免和消除病耻感;灌输希望,让成员明白抑郁症的可治疗性。让每个成员回顾自己的问题和加入团体的目标,谈论生活中的问题,并寻找抑郁症发生、进展的蛛丝马迹。

进一步明确团体规则,让团体成员明确团体治疗的目标是帮助人们找到抑郁症及相关问题的解决办法;保证自己的出勤;同时,如果有退出团体的意愿,需要在团体中提出来,大家一起讨论,找到团体中存在的问题。

此阶段团体成员极容易出现焦虑、担心、犹疑、防卫、观望、拘束等心理困扰。团体小组长需要发挥真诚、温暖、关怀、尊重、包容、开放的人格力量,多运用同理心、支持、澄清、倾听等技术,去营造宽松、开放、温暖的氛围。

2. 过渡阶段 协助团体成员处理他们面临的情绪反应和冲突,促进信任和关系的建立。继续让每个团体成员在团体中感到舒适,并让所有的团体成员继续讲述他们的抑郁症状,以及他们是如何尝试克服这些症状的;让成员相互倾听,并提出解决问题的建议;鼓励团体成员尝试新的态度和解决问题的方式;鼓励团体成员相互关心,善待彼此;给予成员必要和及时的鼓励、支持和肯定,增加其战胜抑郁的信心。

此阶段,团体成员还不够熟悉,成

员之间还不够彼此信任,分享不够充分,人际互动比较形式化,成员心理反应差异比较大,团体组长需要以开放、真诚、温暖、尊重、包容的态度与成员互动,可以选择增加团体信任感和凝聚力的活动来催化团体动力。

3. 工作阶段　探讨问题,采取有效的行为,使团体的行为发生改变。团体进入此阶段后,团体成员的信任感增强、凝聚力建立,成员渴望在团体中学习、成长、解决问题、找到方向,团体组长可以减少掌控行为,多给予成员自由互动和成长的空间,注意设计引导成员深层次的自我表露,增加正向和负向两个方面的反馈,增加输出信息的全面性和深刻性。

4. 最后确定阶段　总结经验,巩固成果,处理好离别情绪。

团体组长以身作则,保持开放、包容、尊重、积极负责的态度,在活动设计上应回到中层、表层自我表露,让团体成员有回顾团体成长经验的机会,使成员可以彼此给予和接受反馈,让团体成员自我评价进步程度,处理离开团体的情绪及未解决的问题。

欢迎团体成员,明确这是最后一次会谈了,检查评估每位成员的症状和心境,回顾症状心境的改变过程,目标是否达到了,哪些是需要做的。询问、了解团体成员对结束治疗的感受,担心、激动、自豪还是伤心,团体组长也要表达对结束团体治疗的感受。讨论一些在近期可能出现问题的来源及团体成员可以用来防止抑郁复发的技巧。对症状没有得到改善或部分改善的成员

给予支持,确保他们有机会表达对此的感受,并进行必要的个体沟通,并一起讨论接下来的处理方案,告诉他们并不是抑郁症不可治疗,而是团体治疗不适合每个人的情况。

小组长的责任:注意激发小组成员的参与热情;适度的组长的职责是激励小组成员参与;参与和引导;提供适当的解释;创造和谐的气氛。

(四)具体技巧

1. 确定小组的性质,如结构化或非结构化,开放或封闭的小组,同质或异质的成员。

2. 确定小组的规模。以治疗为目标的团体治疗成员一般为 5～8 人;以发展为目标的团体治疗成员一般为 8～15 人;以训练为目标的团体治疗成员一般为 6～12 人。

3. 确定小组活动的时间、频率和地点。视对象和目标而定,一般认为团体治疗实施 8～15 次为宜,活动间隔 1 周 1 次或 2 次都可以,每次时间 1.5～2 小时,针对心理障碍患者(抑郁症、强迫症)可能会持续半年到 1 年。团体治疗场所的要求如下:避免不必要的干扰因素,让团体成员在无干扰的环境里能够集中精神投入团体治疗活动;有安全感,能够保护团体成员的隐私,不会有被别人偷窥、监控的感觉;有足够的活动空间;环境舒适、温馨、优雅,使人情绪稳定、放松;交通便利,位置适宜。

4. 招募团体成员参加团体心理治疗。通过各种媒体招募或者个体治疗中发现的一些有共同心理方面困扰的人,征得同意后可以加入团体治疗。

5. 协助团体成员参与团体活动。常用的技术包括：寻找相似性、彼此交谈、专心聆听、运用练习等，使每个成员都有机会表达自己的观点和爱好，使每个团体成员都有平等的时间和空间，拥有团体归属感。

6. 促进团体互动。

7. 小组讨论的技术，如：头脑风暴法；耳语会；菲利普的 6-6 讨论法；揭示法。

8. 其他常用技术，特别是表达性艺术治疗方法。

三、预防措施

团体心理治疗特别适用于不适应人际关系的人。但是，应注意以下局限性。

1. 深层次的个人问题不容易暴露。

2. 个体差异难以适应。

3. 一些团体成员有可能受到伤害。

4. 在团体心理治疗过程中获得的个人隐私可能在以后无意中被披露，给当事人带来不便。

5. 不称职的组长对小组成员产生消极的影响。因此，团体治疗并不适合所有人。

6. 有以下情况的人不应该被纳入团体治疗：精神病症状；攻击性行为；社会退缩但缺乏个人改善的动力；过于自我中心的倾向和强烈的操纵欲望。这些情况有可能大大影响团体心理动力学过程。如果这些情况在治疗中才被发现，就需及时处理。

7. 在团体治疗中使用表现艺术疗法的技术时，必须注意艺术和雕塑的结合。防止触犯伦理问题，要防止出现强烈的情感反应失控、非常意识状态（或意识改变状态）；避免在治疗者与被治疗者之间产生过度依恋的情感；不可引入超自然和神秘主义的理念和方法；过多的身体接触是不允许的。

第十一节　生物反馈疗法

一、"反馈"

"反馈"这一概念为许多学科所使用。心理学上是指对自己行为结果的了解。"我希望得到反馈"，这句话表示主体希望了解别人对自己的意见、行为。神经学上是指大脑中枢根据来自神经末梢感受器的传入冲动，调整身体运动器官的活动与动作。机械、电子系统中，指连接输入和输出以调节机器运转的一种自动化手段。例如，电子恒温器就是根据环境温度、控制加热系统，使温度保持恒定的一种装置；只有依据反馈信息，才能正确地升温或降温。

反馈在人的生命活动中具有重要的意义。人对一切身体过程和活动的调节之所以成为可能，是由于无数复杂的反馈回路的相互作用。例如，温度变化时引起的出汗反应；身体受伤时或不舒适时引起的痛反应；光线加强、减弱时瞳孔的调节。这些都是反馈过程。也有不少生理过程，变化缓慢或生物电反应微弱，不能被我们直接觉察到。生物反馈技术就是为了解决这个问题而在 20 世纪 60 年代发展起来的一门学科和医疗技术。

生物反馈是在电子仪器帮助下，将我们身体内部的生理过程、生物电活动加以放大，放大后的机体电活动信息以视觉（如仪表读数）或听觉（加蜂鸣音）形式呈现出来，使主体得以了解自身的机体状态，并学会在一定程度上随意地控制和矫正不正常的生理变化。生物反馈仪可以反馈给人的信息包括肌肉的紧张度、皮肤表面的温度、脑电波活动、皮肤导电量、血压和心率等。

身体的每一部分都影响着人的松弛感。一个人的肌肉松弛，皮肤温暖，还不一定完全松弛；也许心跳还是快的，脑电波频率是高的。生物反馈可以帮助人们发现神经系统哪一部分没有放松，提高对身体松弛状态的全面觉察。

打字、打球、弹钢琴等技能学习，成功的关键在于获得反馈信息，从反馈信息中了解前一动作的准确与错误，离目标的远与近，不断修正以后的动作，最终使动作达到正确熟练。一个初学投篮的人，如果被蒙住了眼睛，那么不管他练习多少次，由于得不到视觉性反馈信息，不知道投的球偏离目标多远，不知道投篮的姿势和力量该做怎样的修正才能接近目标，他就不可能学会投篮。技能学习中需要反馈，但这种反馈不是生物反馈。生物反馈专指对人体难以察觉的生理活动的了解，对脑电活动和植物神经控制的、内脏器官活动的

了解。这些生理活动的信号，没有高保真电子放大器的放大，是不可能被准确觉察的。

生物反馈像打字、打球一样，是一种学习过程。利用生物反馈技术控制某一生理活动的过程是一个学习过程。病人必须了解生物反馈的原理、仪器的使用方法、视觉形式或听觉形式反馈信号的意义，必须坚持练习，探索学习成功的经验、失败的原因。在用生物反馈技术治病过程中，患者（而不是医师）是治病的主体，患者自己对疾病治疗的快慢、疗效负责；医生起教师的作用，帮助的作用，强化病人动机的作用。例如，高血压患者从医生讲解示范知道：血压反馈仪发出的声音信号强，表示血压高；渐弱，表示在下降；消失，表示已达到预定的阈值。那么就可用放松、想象等方法探索降低血压的可能性，通过多次尝试学习，找到一种最适合自己的控制血压的方法。同样，通过多次尝试练习，可以找到血压升高时机体的微小征兆或内部线索，以便平时血压升高时不用仪器也能立即觉察，设法降压。所以，与医院里常用的治疗仪不一样，生物反馈仪不能直接治病；它只是告诉你身体的状态，改变或维持这种状态要患者自己寻找适当的方法。

生物反馈的学习成效，除了患者的练习和探索，也取决于从成功或正确反应得到强化。例如，高血压患者，由于缓慢腹式呼吸，反馈仪的反馈声由强变弱至消失，这种信号变化本身成了一种强化物，一种慰藉，使患者了解缓慢腹式呼吸是降低自己血压的有效方法，有

利于腹式呼吸习惯的形成。在医生陪伴患者进行练习的场合,对于正确的反应,医生可以用"嗯,好,不错"等词加以肯定,或以表扬给予强化;如果是儿童患者,还可以对正确的反应许以物质奖励,强化其行为。但患者在未学会之前,反馈仪显示出失败信号时,则应发出安慰的指导语:"请注意!"生物反馈之所以能帮助人控制自己的生理过程,对行为的强化是重要的因素。

生物反馈在医学上的应用可以分为两大类:一类是利用反馈仪的信号来补充、完善体内的反馈联系通路,以达到加强对骨骼肌运动的调节能力和内脏器官活动的随意性调节;另一类是间接作用,即通过反馈训练,改变个体的行为模式,以达到抗应激的作用。并非所有控制失调性疾病都能使用生物反馈来治疗,只有因反馈联系障碍所导致的控制失调性疾病才能用生物反馈术治疗。也就是说,只有反馈仪信号能可靠地反映控制失调状态的那些疾病,才能作为矫治对象。反馈仪能提供的反馈信号包括肌电、皮肤温度、皮肤电阻反应、脑电波、心率、血压、血管容积、胃肠活动产生的压力和胃酸度等。对于某些反馈障碍来说,可以从上述反馈信号中找到特异性信号,例如肌电信号对应于骨骼肌运动障碍,血压值对应于高血压病,心率信号对应于心律失常。有些反馈障碍找不到特异性反馈信号,只能通过非特异性信号的反馈训练,间接地获得治疗。例如皮温反馈仪治疗偏头痛,肌电反馈仪治疗高血压。

生物反馈训练是通过影响整个应激系统而发挥其抗应激作用的,因此由于长期、过强应激反应而形成的疾病,例如大多数心身疾病和神经精神科疾病,都能通过生物反馈得到治疗或缓解。

生物反馈训练过程是一种学习过程。许多疾病和不良行为习惯的形成,是通过不良学习所形成的病态性条件联系(由于对不良行为的强化)。生物反馈的学习过程实际上是学习正确的操作性条件反射,是对病态性条件联系的对抗、纠正或逆转。因此,应用生物反馈技术可以矫正不良行为和习惯(如酒癖、药瘾、咬指甲、手淫等)。

二、生物反馈

(一)概述

传统的医学观念把人体的活动分为两大类。一类是可以随意控制的骨骼肌运动,它的指挥中枢在大脑皮质;另一类是不能随意控制的内脏和腺体活动,它由自主神经系统支配,其指挥中枢位于皮层下。

这种经典理论受到了一些事实的挑战。瑜伽是印度一种古老的健身治病之术,高明的瑜伽师可以随意地改变自己的心率、体温,甚至能使心跳达到每分钟300次,持续十多分钟且平安无事。显然,所谓随意神经与不随意神经之间并没有截然的界线,在一定的条件下,自主神经也可能被个体随意控制。

最早发现动物内脏条件反射的是巴甫洛夫。后来,他的学生贝科夫在此基础上进行了更深入的研究,于20世纪50年代提出著名的皮质内脏相关学说。他用大量的实验资料说明：大脑皮质与各内脏、腺体之间存在着十分密切的功能联系，可以相互影响。

1960 年后，美国的实验心理学家米勒（Miller）致力于如何用主观意志控制自主神经的研究。实验是在白鼠的身上进行。如何辨别白鼠有无改变内脏活动的主观意志呢？米勒认为，所谓的自主神经活动改变，通常只能由巴甫洛夫的经典条件反射引起，而随意活动则由斯金纳的操作性条件反射引起。如果能用操作性条件反射方法引出自主神经活动，那么主观意志对它的控制作用就能得到证明。

米勒给白鼠注射箭毒，有选择地使其随意肌全部松弛。那么此时，心脏跳动便完全置于自主神经的单独控制之下。他用电刺激鼠脑的"愉快中枢"作为正性强化物奖励白鼠，训练其加快心率或减慢心率。结果表明，经过几次奖励，白鼠就能在短时间内达到预期要求，不论是加快或减慢心率。换句话说，白鼠为了得到奖励，可随意地改变心率。这一切，都是在没有随意肌的参与下完成的。

最先将生物反馈应用于临床的是夏皮诺（Shapiro）。他和他的研究人员将被试者随机分为两组，分别训练血压增高和血压降低反应。当被试者出现符合要求的反应时即给予奖励。结果，两组被试者都学会了控制自己的血压。

生物反馈疗法是从 20 世纪 20 年代，利用监测到的肌电活动，帮助病人进行放松训练开始的，至今已发展到使用肌电反馈、皮肤温度反馈、脑电反馈、心电反馈、血压反馈等多种生物反馈技术。生物反馈疗法作为一种心理治疗，其应用范围也在逐渐扩大。20 世纪 80 年代起我国许多医疗、科研单位应用了这种治疗方法，疗效可靠，病人易于接受，未见不良反应的报道。

（二）基本原理

人体器官的活动都受心理、社会因素的影响，故器官活动情况的信息所反映的就是生理情况，同时也反映了心理变化。传统的医学观念认为，人体的活动可分为随意活动和不随意活动。所谓随意活动，就是接受人的主观意志控制的活动，例如，我们想做某些动作：举起右手、握拳、叉腰、合掌、站立、跳跃等，随时都可以做到。但人体内有些活动并不是我们自己能随心所欲、随意控制的，如心搏、胃肠蠕动等，这些活动通常称为不随意活动。尽管不随意活动的生物信息通常以大脑皮质不易感知的形态存在，但我们可以通过人工方法将这些信息加以记录、放大，并处理成大脑皮质容易感知的信号，如以视觉或听觉的形式呈现出来，让人们能觉察到体内某些微妙的心理、生理变化的动态过程。

生物反馈疗法就是通过现代电子仪器（如多功能心理治疗仪），将病人体内的心理生理活动的某些生物信息（如肌电活动、皮肤温度、心率、血压、脑电等）记录下来，并同时转换成声、光或屏幕图像等直观的反馈信号，病人根据不断显示的反馈信号学习调节自己体内的生理功能，使其生理功能恢复到或保持在一个合适的水平，从而达到防治疾病的目的。

我们将这些能记录并显示体内某种大脑皮质不易感知的心理、生理活动的生物信息仪器,称为生物反馈仪。生物反馈仪不仅仅是记录、处理和显示这些信息,而且还让人们能动态地察觉和掌握这些信息,并通过主观努力来调节自己的心理、生理变化,变化后的某种生物信息再次反馈给自己,如此循环往复,可以建立器官活动与大脑皮质之间的反馈联系,为个体对内脏器官的不随意活动进行随意调节提供了条件。针对不同的心理、生理障碍,医生可以选择适当的生物反馈治疗技术来达到调理和治疗心理、生理障碍的目的。

三、治疗方法

生物反馈疗法一般在安静、独立的治疗环境内进行。治疗前应向病人说明治疗的具体方法、疗程等情况,要取得病人的充分配合。

(一)肌电反馈疗法

肌肉的运动是由来自中枢神经系统复杂的冲动引起的。这些冲动从脑、脊髓通过运动神经的通路最终达到肌肉纤维。当这些冲动连续不断地发生时,肌肉收缩。当这些冲动减少时肌肉松弛。伴随肌肉松弛或收缩的生物电活动称为肌电,肌电反馈仪可以准确地记录和清晰地显示这些生物信息。它通过电极将测得的肌电活动信号输入反馈仪,然后放大、整合成声、光或数字显示在荧光屏上,使我们能监测到自己的肌电活动和细微的变化。这些变化在通常情况下我们是察觉不到的。通

过反复的体验和训练,我们能逐步领略到在什么情况下肌电活动增加,在什么情况下肌电活动可以降低,最终可以掌握自行调节肌肉紧张程度的方法。一旦具有这种以前所不能控制的能力,我们就能有效地调节自己进入肌肉紧张状态或肌肉松弛状态。

一些研究表明,肌肉的紧张程度常常与人的整体生理警醒水平有关。例如,当一个人突然面临危险处境时,就会表现出全身肌肉紧张、呼吸急促、心搏加快、机体的整体警觉性增高。通常情况下,人们的心理紧张程度与肌肉紧张是消长平行的。因此,我们可以通过肌电生物反馈疗法来进行肌肉松弛训练,从而达到缓解心理紧张的治疗作用。

肌电生物反馈疗法是最常用的生物反馈疗法。目前主要用于治疗焦虑症、抑郁症、恐怖症、紧张性头痛、神经衰弱、应激障碍及某些心身疾病,亦可用于肌肉萎缩、肌无力等病症的辅助治疗,因为肌电生物反馈治疗训练肌肉紧张状态有利于肌萎缩和肌无力的恢复。

(二)皮温反馈疗法

当人的情绪发生变化时,皮肤血管也出现相应的变化。当交感神经兴奋时,皮肤血管收缩,导致皮肤温度下降;当副交感神经兴奋时,皮肤血管扩张,皮肤温度升高。通常情况下,皮肤温度的细微变化我们是察觉不到的,所以难以通过主观意志来调节皮肤温度。实际上,许多心理疾病的皮肤温度表现出不同寻常的变化,只是我们大脑皮质没有感知到。通过皮温反馈疗法,我们可

以掌握和调控自己心理状态与皮温间的相关变化。

皮温反馈治疗的具体操作方法是：将电极固定于右手的手指掌面，正常情况下，该处温度为 $31.6 \sim 32.2$℃（$89 \sim 90$℉）。可根据患者的病情进行指导训练，逐步达到患者能将皮温调控在正常范围内。

皮温反馈疗法主要用于治疗血管性头痛、雷诺现象、自主神经功能紊乱等。

(三)皮电反馈疗法

皮电反馈疗法是根据人体皮肤电阻会随情绪波动而变化的原理来设计的。在紧张、恐惧或焦虑的情况下，皮肤的汗腺分泌增加，然而心情越紧张，皮肤汗液越多，皮肤的导电性也就越强，皮肤电阻就越小。皮电反馈仪就是利用这一心理、生理变化规律，通过测量皮肤两点间的导电性，反映受测者的心理和情绪的变化。

皮电反馈仪有 2 个电极，分别置于患者右手（左利手者为左手）的示指和环指的掌面。一般情况下，皮肤电阻为 $5 \sim 10$kΩ。医生可根据患者的病情进行有针对性的指导训练，以使患者学会自我调控皮肤电阻的方法。

皮电反馈疗法主要用于焦虑症、恐惧症及部分心身疾病。

(四)脑电反馈疗法

根据脑电图显示，人的脑处于不同状态时，脑电波也会显现不同的变化。当人在思考状态时，脑电图会显示出 β 波成分增加。当人处于轻松状态时，α 波便明显增加。当人处于昏昏欲睡时，

δ 波成分增加。脑电反馈仪通过安放于受试者头皮的若干个电极随时收集这些脑电信号，并及时输送至反馈仪，让受试者一目了然，然后通过受试者学习并调节自己的脑电活动，达到调整心理活动，改善症状的目的。

脑电反馈疗法常用于失眠症、抑郁状态、神经衰弱等患者。也有研究者试用于治疗癫痫，但疗效尚待评价。其原理是：如果癫痫病人通过脑电反馈疗法学会控制自己的脑电活动，就有可能避免阵发性棘-慢波等异常放电现象，达到防治癫痫发作的目的。

四、工作程序

(一)治疗前准备

1. 设立治疗室。要求环境整洁安静，光线柔和，不应有噪声和其他外来干扰，保持适宜的温度和湿度，让求助者感到轻松、舒适。

2. 咨询师熟练掌握反馈仪的使用方法。

3. 求助者参与治疗是治疗成功的必要条件。

(二)诊室训练

1. 在非常安静、光线柔和、温度 26℃ 左右的治疗室内，求治者坐在一张有扶手的靠椅、沙发或是呈 45° 角的躺椅上，解松紧束的领扣、腰带，穿换拖鞋或便鞋，坐时双腿不要交叉，以免受压。软垫宽椅使人感觉舒服，头后有依托物更好。

2. 第一次治疗与以后每次治疗前的 5 分钟，记录安装电极所获基线数据（baselinedata）或检查患者"家庭作业"

所获成绩。

3. 训练患者收缩与放松前臂肌肉,训练面部肌肉活动令患者抬额、皱眉、咬牙、张嘴,然后一一放松。告诉患者观察肌表面电位微伏器上指针变化及其转动方向,与此同时,倾听反馈音调变化并理解其信号的含义。

4. 给患者增加精神负荷,如连续计算 $100-7$,回忆惊险和痛苦经历。此时观察肌电、皮肤电导、指端皮温、脉搏、血压等的变化,找到最敏感的反应指标,作为下一步训练的选择指标;在精神负荷下无显著变化的生物反应指标,以后训练中亦无法判定疗效,故不宜选择。

5. 全身肌肉放松程序。根据 Jacobson 方法,依次为上肢、下肢、躯干(腹部、腰部、肩背部)、颈部、面部肌肉。首先做收缩与放松交替的练习,最后做全身肌肉放松练习。

6. 呼吸要求自然、缓慢、均匀。请受试者设想鼻孔下面有兔子,呼吸不能吹动兔毛。

7. 尽量保持头脑清静。排除杂念,不考虑任何问题,使自己处于旁观者的地位,观察头脑中自发地涌现什么思想,出现什么情绪,这叫作被动集中注意(passiveconcentration)。如无法排除杂念,可在每次呼吸时,反复简单数数字如"一、二",或是默念:"我的胳膊和腿部很重,很温暖。"达到自我暗示作用(Bason)法。此时,也可想象躺在有温暖阳光的海滩或乡村草地上,由施治者描述视觉景象及鸟语、涛声与温暖感觉。入境好的可达思维停止,万念俱

寂。患者可嗜睡,但应避免完全入睡。

8. 施治者注意调节反馈信号,调节阳性强化的阈值,阈值上下的两种信息用红绿灯光或不同频率的音调反馈,务使阈值调整恰当,使患者获得自控生物指标的阳性信号占 70%,阴性信号占 30% 左右。当阳性信号达 90% 以上甚至 100% 时,即提高阈值的标准要求;当阳性信号只在 50% 左右时,降低阈值标准的要求,使训练循序渐进。每次练习完毕,指出所获成绩,布置家庭作业并提出下次实验室练习任务,例如额肌松弛的表面肌电指标,由开始治疗的 $5\mu V$,通过每次练习,达到如 $4.5\mu V$、$4\mu V$、$3.8\mu V$、$3.4\mu V$ 等。每一次练习 20～30 分钟,反馈信息亦可中途关闭,只在开始与结束时检查肌电指标,每次治疗结束后,让患者做几次肢体屈伸运动,使患者感到轻松愉快,再离开治疗室。

9. 在没有仪器监测的情况下,要求患者每日做"家庭作业",比较方便时(如中午、晚上睡觉前或清晨),自己练习,每次 10～30 分钟,每日 1～2 次,并持之以恒。

10. 治疗一个疗程为 10 次左右,可以每周 2 次,其余 5 天都在自己家里练习。

11. 如果通过多次练习每种反馈性生物反应指标,并无明显变动,应该与患者交谈是否已了解练习的目的与方法,如果不理解与技术相关的问题,应考虑另择反馈性生物指标。还有一种情况是通过治疗,生物反应指标有明显变动,自我调节良好,但临床症状仍

无明显进步。例如肌肉松弛很好,而焦虑依然如故,亦可另择其他生物性指标进行训练,或改用其他治疗方法。但应注意有求全责备性格的患者,以及对现实生活有许多不满或歉疚者,包括对疗效的低估,并非治疗实际无效。

12. 治疗前、中、后,由观察者分别填写记录,患者自填症状变化量表,这样可作出对比,确定有无疗效。

(三)家庭训练

为巩固在诊室训练中所取得的疗效,将诊室所习得的体验用于日常生活之中,求助者在生物反馈治疗期间,应主动配合进行家庭训练。

开始取坐位或仰卧位,环境要安静。训练前的准备同诊室训练。要求求助者意念导语,重复在诊室训练中学到的放松体验,即在脱离反馈仪的条件下进行放松训练。并记录家庭自我训练日记,内容应包括症状的变化、情绪、睡眠状况、每日的训练次数、遇"生活事件"时的放松体验等。

开始时每天 2~3 次(如晨起后、中午、晚睡前),每次 20 分钟。熟练后,每日的练习次数增加而练习的时间缩短,最后能做到于数分钟内,即可达到诊室训练后的目标状态。

在诊室训练疗程结束后,求助者也应在相当长的时间内(或持之以恒)坚持家庭训练。久而久之逐渐做到遇到引起精神紧张、焦虑不安的生活事件或处境时,便能进行自我调节,使情绪反应较弱或使心情较快恢复平静。

第8章

抑郁症的物理治疗

抑郁症是现在最常见的一种精神疾病,以连续且长期的心情低落为主要的临床特征,是现代人精神疾病最重要的类型。其致残率高,自杀率高,对患者的社会功能和身心健康具有相当严重的损害。在抑郁症的相关药物治疗方面,存在着两个问题,一是起效慢,二是复发率高。相对于药物治疗,应用物理治疗可弥补其相对的不足,为抑郁症的治疗提供更多的选择,其包括电休克治疗,重复经颅磁刺激,经颅直流电刺激,迷走神经刺激,深部脑刺激,磁休克治疗和光照治疗等技术。本书将从临床疗效、作用机制、缺点弊端几个方面分别对这几种物理治疗技术进行介绍。

第一节 电休克治疗

一、概述

电休克治疗(electric convulsive therapy,ECT)给予中枢神经系统的适量电刺激会触发大脑皮质同步化电活动,此时患者会出现短暂的意识丧失和全身性抽搐,对患者的精神症状有治疗作用。ECT 主要用来治疗抑郁发作,也可用于心境障碍、精神分裂症以及抗精神病药导致的恶性综合征的治疗。

1934 年,匈牙利神经精神病学家 Ladislas Joseph von Meduna 在临床工作中发现精神分裂症患者在自发的癫痫发作后,症状有短暂的改善,从而提出假说认为引发惊厥可以缓解症状。

20 世纪 50 年代开始,在电刺激前应用静脉麻醉或注射适量的肌肉松弛药会使全身性抽搐的发作减轻,并增加了全程给氧和惊厥发作的监测,此种方法称为改良电休克治疗(modified electric convulsive therapy,MECT),这些技术的改进减少了 ECT 造成的骨折,也减轻了患者的预期性焦虑。我国精神病学界在 21 世纪初逐步引进 MECT 治疗技术和设备,开展并推广 MECT 的临床应用和研究,至今已逾 10 年,现今 MECT 已取代 ECT 成为临床应用的主要形式。

二、作用机制

ECT 与 MECT 的具体机制尚不明确,许多研究指出其对抗抑郁作用可能与患者的中枢神经系统在 ECT/MECT 治疗前后的变化具有相关性，研究显示，ECT/MECT 能增加如 DA 和 5-HT 等单胺类神经递质的释放，增强 GABA 的传递功能，增加患者体内 BDNF 的浓度，对中枢神经系统具有一定的营养效应。

对比应用 ECT/MECT 患者治疗前后的功能性磁共振成像（functional magnetic resonance imaging，fMRI）可见，患者左背外侧前额叶皮质内整体的连接性随抑郁症状的改善而降低，正电子发射断层显像（PET）检查证实 ECT/MECT 有效地抑郁症患者的扣带回皮质和后额叶部位的代谢有所降低，此种改变与使用抗抑郁药物进行治疗对患者大脑的改变相似。

三、适应证与禁忌证

(一)适应证

在抑郁障碍中，ECT/MECT 的适应证包括①严重抑郁，有强烈的自伤、自杀未遂及行为者，明显自责自罪者；②拒食、违拗和紧张性木僵者；③极度兴奋、躁动，冲动伤人者；④抗抑郁药物治疗无效或对药物治疗不能耐受者。

(二)禁忌证

电休克治疗的禁忌证包括①脑器质性疾病：脑血管疾病、颅内占位性病变、中枢神经系统炎症和外伤，其中脑肿瘤或脑动脉瘤尤应注意，因为当抽搐发作时，颅内压会突然增加，易引起脑出血、脑组织损伤或脑疝；②心血管疾病：冠心病、心肌梗死、高血压、心律失常、主动脉瘤及心功能不全者；③骨关节疾病，尤其新近发生者；④出血或不稳定的动脉瘤畸形；⑤有视网膜脱落潜在危险的疾病，如青光眼；⑥急性的全身感染、发热；⑦严重的呼吸系统疾病，严重的肝、肾疾病；⑧利血平治疗者；⑨老年人、儿童及孕妇。

四、治疗程序

(一)治疗前患者准备

ECT 治疗师需要检查患者是否存在精神状态、临床症状的明显变化；确定治疗参数；ECT 治疗师和麻醉师需要共同回顾上一次治疗以来的躯体状况的变化；治疗团队还需要探查患者的不良反应，是否存在特殊的影响 ECT 疗效和不良反应的事件。

(二)气道管理

麻醉师负责 ECT 过程的气道管理，在每一例患者在注射肌松药前，用面罩以每分钟 5L 的流量加压给以 100% 纯氧，呼吸频率控制在每分钟 15～20 次，持续至自主呼吸恢复前。

(三)术前用药

给予抗胆碱能药物可以减缓短暂的心动过缓，伴有房性或室性逸搏，还可以减轻呼吸道的分泌物。为了诱导短暂的睡眠使用麻醉药，以便进行随后的肌肉松弛和电刺激。肌松药的使用能够改善气道、减轻运动发作的强度，从而避免了肌肉、骨骼损伤。预防性使用短效的 β 受体阻滞药，如静脉注射拉贝洛尔，可以降低心血管事件的风险（ECT 期间出现的过度低血压、血压急剧升高、各种心律失常）。

(四)刺激电极放置

ECT 设备输出的电流通过 2 个电

极(涂抹导电胶)传导到头颅。

(五)电刺激量

稳能输出的 ECT 设备采用固定剂量法,即所有患者使用同一个剂量,多为仪器能够输出的剂量的 50%～100%。

(六)生理指标检测

ECT 期间需要监测:生命体征、血氧饱和度、ECG 以及 EEG。EEG 监测是关键,EEG 是 ECT 治疗师判断大脑惊厥发作起始和终止的主要依据,EEG 惊厥活动一般比运动发作长 10～20 秒,也可以显示是否出现惊厥延迟发作。

(七)惊厥发作后恢复

惊厥发作后继续加压给氧,保持气道通畅,直至自主呼吸恢复、生命体征平稳。转入观察区仍需要保持静脉通道,以便在出现躯体或精神异常时及时处置。

五、不良反应及处理

(一)心血管并发症

短暂的电刺激后,发生强直发作的第一阶段,此时副交感神经兴奋 15～20 秒。这种效应可导致心律失常,包括伴或不伴低血压的心动过缓、房性期前收缩、室性期前收缩、房室传导阻滞和心脏骤停。因此,建议患者进行在 MECT 过程中监测生命体征和心电图。

(二)呼吸系统并发症

被用于 ECT 的肌肉松弛药琥珀酰胆碱缓慢代谢的迟发性呼吸暂停患者,可能出现发作后延迟性呼吸暂停,但这种反应相对罕见。在这种情况下,保持足够的氧气供应十分重要,普通患者将在 30～60 分钟内自行缓解;吸入性肺炎未空腹的患者有出现吸入性肺炎的风险。

(三)惊厥延迟

ECT 死亡的原因之一是惊厥延迟(惊厥发作长达 3 分钟)或癫痫持续状态(惊厥发作时间长于 30 分钟,或癫痫发作复发,进展期间失去知觉)。如 5 分钟内惊厥发作不能被终止,则会增加发作后意识丧失、遗忘的可能性。由于 MECT 使用了麻醉药和肌松药,惊厥延迟并不一定有躯体的强直阵挛发作,故在 ECT 中须监测脑电图(electroencephalogram,EEG),以便监测电刺激后惊厥发作的时间。一旦出现惊厥延迟,需立即终止,方案为半量——全量具有抗惊厥作用的麻醉药或苯二氮䓬类(BZs)药物肌内注射。

(四)头痛、肌痛和恶心

头痛是 ECT 最常见的不良反应,其发生率为 45%。大多数患者有轻微的头痛,在严重的情况下,对症治疗措施可包括口服阿司匹林、对乙酰氨基酚或布洛芬口服药。

有患者反应 ECT 后有全身性的肌肉疼痛。如果肌痛是由于去极化肌肉松弛药的作用引起的,那么随后的治疗应该是使用另一种类型的肌肉松弛药。如果肌肉疼痛是由于发作时强烈的肌肉收缩所致,那么随后的治疗可能需要增加肌肉松弛药的剂量。

一过性恶心在治疗后很常见,可由麻醉(麻醉药)或减少精神药物的剂量引起;ECT 后出现严重恶心和呕吐的患者可通过静脉注射昂丹司琼 4mg 进行预防性治疗。

(五)诱发躁狂症

与抗抑郁药一样,ECT 在抑郁症或混合型发作的患者中可能表现为躁狂症或轻狂躁。一些医生倾向于在有狂躁症或轻狂躁的情况下继续进行 ECT 治疗,以减轻残留的狂躁症症状。其他人则倾向于中断 ECT,并监测患者的病程,大多数患者会在没有任何特别干预的情况下自发地缓解相关症状。

(六)认知障碍

认知障碍是限制 ECT 使用的最重要的并发症之一,大多数患者在 ECT 期间会出现轻度至重度的认知障碍。其严重程度取决于电极的位置(单侧＜双侧)、刺激的类型(方波＜正弦波,直流＜交流)和数量(低电刺激＜高电刺激)、治疗的频率(每周 2 次 ECT＜每周 3 次 ECT)、麻醉(不同的诱导麻醉)以及治疗前患者的认知状态。

ECT 导致三种类型的认知障碍:急性谵妄,即发作后谵妄,前向遗忘和逆向遗忘。

(七)其他

改良型 ECT 引起骨折的可能性要小得多,但严重骨质疏松症患者的骨折风险仍高,对于这些患者,需要调整肌肉松弛药的剂量,并需要更加注意确保 ECT 期间肌肉的良好放松。如果没有正确使用保护牙刷,没有提供足够的保护,也可能发生口腔损伤。

六、总结

在抑郁症的治疗中,MECT 治疗的次数通常在 8～12 次。MECT 的即时效果很明显,但由于其作用时间短,必须与抗抑郁药联合使用,以防止治疗中止后症状复发。另一项研究发现,MECT 应每月进行 1 次;5 年内仍可发生抑郁症,但症状的严重程度会降低。一些精神药物改变了收缩阈值和收缩时间。例如,大多数抗抑郁药会降低收缩阈值,但有些会产生相反的效果。在 MECT 期间通常不使用增加癫痫发作阈值的药物,如锂、苯二氮䓬、丙戊酸和卡马西平,以免神经毒性。第二代抗精神病药物可以不减量地使用,因为它们对癫痫发作的影响很小。

第二节　重复经颅磁刺激治疗

一、概述

重复经颅磁刺激治疗(repetitive transcranial magnetic stimulation treatment,rTMS)是一种非侵入性的神经刺激技术,基于电磁感应和电磁转换原理,经颅磁刺激的线圈通电后产生感应电场,线圈周围可产生感应磁场,磁场透过颅骨作用于大脑皮质,具有改变皮质兴奋性,大脑神经元可塑性及调节多巴胺等神经递质的释放作用。已被广泛用于神经学、精神病学和心理学领域,例如研究感知、注意力、学习记忆、语言、意识、皮质功能连接和可塑性。

从 rTMS 的早期开始,神经生物学家和临床医生就考虑将 rTMS 应用于神经精神疾病的临床治疗和改善大脑功能缺陷的可能性。已经进行了许多 rTMS 的应用和临床研究,包括运动障碍、癫痫、抑郁症、焦虑和狂躁症、口吃和精神分裂症。TMS 的关键参数包括刺激频率、刺激强度、刺激时间、脉冲数量、间歇时间等可根据治疗的疾病种类及患者的个体差异性等因素组合成多种不同的刺激模式。

二、原理与作用机制

(一)原理

rTMS 的主要原理是法拉第的电磁感应理论,即一个随时间变化的均匀磁场 B 在它所经过的空间产生相应的感应电场 E,而与该空间的导电性不相关。磁场对神经元的影响取决于许多因素,如线圈的形状和方向、神经元的密度以及轴突和树突的方向。最终的效果可以是对大脑功能的暂时性兴奋或抑制,也可以是对皮质可塑性的长期调控。

目前有三种主要的 TMS 刺激模式:单脉冲 TMS、成对脉冲 TMS 和重复性 TMS。TMS 有几个调制参数:刺激频率、刺激强度和间隔时间。刺激频率的范围一般为 $1\sim25$ Hz,刺激强度的范围一般为运动阈值(MT)的 $80\%\sim110\%$。

(二)作用机制

rTMS 治疗心理障碍的确切机制尚不清楚,但现在普遍认为其机制可能与改变大脑中的单胺类神经递质水平有关,正如 ECT 一样。研究发现,经颅磁刺激治疗 20 天后,5-HT 转运体的 mRNA 水平下调,5-HT 的摄取和结合减少,DA 和 NE 转运体的 mRNA 水平升高,有研究发现,经颅磁刺激组大鼠额叶皮质 5-HT、海马 5-HT 和 DA、纹状体 DA、下丘脑 5-HT 均显著高于抑郁模型组,提示 rTMS 能调节抑郁模型大鼠多个脑区内单胺递质水平,是 rTMS 治疗抑郁症的机制之一。抑郁症患者的血清中脑源性神经营养因子(BDNF)水平较低,而抗抑郁药可以通过提高该因子的水平来改善抑郁症状。研究发现,经颅磁刺激治疗后,抑郁症患者的血清 BDNF 水平可明显提高,提示经颅磁刺激可诱导 BDNF 水平提高,从而改善抑郁症状。

另外,有研究发现,rTMS 可以促进脑缺血神经功能的改善,脑梗死大鼠学习记忆功能的恢复,抑制大鼠缺血再灌注损伤急性期单胺类神经递质的过量释放,从而减少其对神经细胞的毒性作用,保护脑组织。也成为 rTMS 改善抑郁症认知受损和不良情绪的机制。

rTMS 应用于抑郁症治疗具有副作用少的优势,很少见到服用抗抑郁药常见的不良反应。同时,rTMS 属于门诊疗法,长期费用较低,在治疗过程中患者不需要麻醉、镇静,可以保持清醒状态。

rTMS 对于常规抗抑郁药疗效不佳或无效的患者是不错的选择,但是二者各有优势和适用人群,很难相互取代。事实上,rTMS 和药物治疗并不矛盾,rTMS 联合药物治疗具有起效快、用药剂量小、不良反应小等优点。

三、治疗脑部疾病的试验基础

(一)人类相关研究

在一份关于经颅磁刺激对大脑皮质影响的报道中,除描述了一些影响,包括癫痫发作,还提到高频经颅磁刺激(5Hz 或更高)可以减弱皮质网络的抑制能力,使皮质兴奋性增加,这表现在刺激序列完成后肌肉的诱发电位活动从兴奋性的低阈值(手)向高阈值(肩)扩散。自发性痉挛是持续的。这种兴奋性的增加可能持续数分钟。在 5Hz 的短程 rTMS 刺激序列后立即记录,可以观察到 MEP 振幅的轻微增加。研究还发现,在 5Hz 和 15Hz 的 rTMS 治疗后,使用配对刺激观察到运动皮质脆弱性的变化,正如 Kujiral 等所提出的,这些数据为经颅磁刺激用于治疗神经元激活疾病(如抑郁症和帕金森病)时的应用提供了生理学支持。

低于 1Hz 的低频经颅磁刺激可抑制运动皮质的兴奋性,从而产生更明显和持久的效果。还有证据表明,经颅磁刺激对其他脑区也有类似的影响,如视觉皮质和额叶。与高频刺激一样,这些结果可以作为低频 rTMS 刺激治疗皮质过度兴奋的证据。低于 1Hz 的低频 rTMS 刺激可以抑制运动皮质的兴奋性,效果更加明显和持久。也有证据表明,经颅磁刺激对其他脑区,如视觉皮质和额叶有类似的影响。与高频刺激一样,这些结果可作为低频经颅磁刺激治疗皮质过度兴奋性疾病的证据。

高频和低频 rTMS 刺激产生的效果可能分别类似于长期突触电位和长期突触抑制。然而没有证据表明人类在经颅磁刺激后有突触变化。初步研究表明,在放松状态下出现的 PEM 波幅的明显抑制在肌肉主动收缩后消失。如果 PEM 抑制与整个皮质-肌肉通路的突触效率有关,这种变化在肌肉主动收缩时也应该可检测到,并表现为 PEM 波幅的下降。在这一途径中,神经元兴奋性的变化,如抑制性输入,在活跃的兴奋性输入使相同的神经元除极时消失。虽然在短期给药后没有观察到突触效率的变化,但不能排除在多次重复给药后可能发生这种变化的可能性。

Kedzior 等对共包含 40 项 RCT 研究的 13 篇 Meta 分析进行了再分析,发现 rTMS 同伪刺激比较能够减少抑郁症状的评分,其中 32 项研究使用的参数为高频(>1Hz)rTMS 刺激左侧 DLPFC,且提示女性患者使用 rTMS 治疗显示出更好的疗效。Berlim 对 8 项 RCT 试验进行的分析显示,低频($\leqslant$1Hz)rTMS 刺激抑郁症患者的右侧 DLPFC 同样具有改善抑郁症状的作用。

(二)动物研究

与越来越多的临床试验相比,关于经颅磁刺激的基本作用机制的动物研究非常有限,这也阻碍了临床试验的进展。尽管如此,目前关于经颅磁刺激效果的动物研究记录为经颅磁刺激的生物效应提供了宝贵的信息。当然,这些研究只是探讨不同磁刺激参数的组合,而且所获得的结果很少能被严格的可重复性验证。

一些研究报道说,TMS 在许多方面与电休克疗法和其他抗抑郁药产生的行为和生化效应相似。由于大多数研究是在啮齿类动物中进行的,因此在将结果推广到人类时有一定的局限性。由于刺激线圈的尺寸有限,经颅磁刺激在啮齿动物中无法准确定位。经颅磁刺激对啮齿动物行为方面的可能影响已有报道,包括在 Porsolt 游泳试验中的抗抑郁作用、阿朴吗啡诱导的刻板运动以及在安非他明狂躁症模型中可能的抗躁动作用。

大多数研究表明,高频经颅磁刺激表现出与电休克相似的抗惊厥作用。高频经颅磁刺激在适当的剂量下,对动物和人类的癫痫发作有预防作用。经颅磁刺激的抗惊厥作用可以通过比较刺激参数与可靠的动物模型,以澄清诱发癫痫发作的风险,最重要的是要促进 rTMS 的临床应用。

四、适应证和禁忌证

(一)适应证

1. 非精神病性抑郁症、难治性抑郁症或重度抑郁症患者(有强烈自杀念头的患者除外)。

2. 焦虑症。

3. 狂躁症。

4. 强迫症患者。

5. 创伤后应激障碍。

6. 有明显幻觉的I型精神分裂症者。

7. 急性应激障碍,适应障碍。

(二)禁忌证

1. 颅内压升高

2. 颅内出血。

3. 心功能不稳定的心脏病、心力衰竭、心肌梗死等。

4. 生物设备的磨损,如心脏起搏器。

5. 有癫痫病史的人禁止使用高频刺激。

6. TMS/rTMS 使用的禁忌证为靠近线圈的作用部位有金属或者电子仪器(如颅内埋置有电极者、电子耳蜗等)。

7. 严重的脑部疾病,如脑肿瘤、脑外伤、脑炎、脑血管疾病、脑代谢性疾病。

五、治疗参数

(一)抑郁症

很多研究发现,抑郁情绪与左前额叶皮质功能有关,抑郁症患者左前额叶皮质糖代谢水平与抑郁评分负相关;功能影像学检查发现,抑郁症患者左前额叶皮质局部血流灌注降低,并与病变程度相关。临床研究发现,左前额叶卒中患者发生抑郁症风险增大,抑郁症电抽搐治疗中左侧电抽搐比右侧有效,上述结果表明,rTMS 治疗抑郁症选择左侧前额叶皮质是理想的刺激部位。

(1)高频一:部位为左侧背侧前额叶,20Hz,100% MT,1.2 秒/串,50 串/日,间期 20 秒,5 日为 1 个疗程,共 2 个疗程。

(2)高频二:部位为左侧背侧前额叶,10Hz,100% MT,5 秒/串,24 串/日,间期 35 秒,5 日为 1 个疗程,共 2 个疗程。

（3）低频：部位于右侧背侧前额叶，1Hz，100％MT，60 秒/串，5 串/日，间期 60 秒，5 日为 1 个疗程，共 2 个疗程。若 MT 达 45％最大值、对高频率治疗不适者或夏天磁头升温快时可优先考虑低频，合并症较少。

（二）焦虑症

部位为右侧背侧前额叶，1Hz，100％MT，60 秒/串，5 串/日，间期 60 秒，5 日为 1 个疗程，共 2 个疗程。

（三）强迫症

右侧背侧前额叶，20Hz，80％MT，12 秒/串，50 串/日，间期 20 秒，5 日为 1 个疗程，2～4 个疗程。

（四）I 型精神分裂症

部位为左侧颞顶叶，1Hz，90％MT，90 秒/串，10 串/日，间期 30 秒，5 日为 1 个疗程，2 个疗程。

（五）PTSD

右侧背侧前额叶，1Hz，100％MT，60 秒/串，5 串/日，间期 60 秒，5 日为 1 个疗程，4 个疗程。

（六）其他

急性应激障碍、适应障碍、抑郁焦虑共病明显者参数同焦虑症。

六、治疗程序

（一）静止的脑电图测量

1. 使用 19 导联脑电图仪记录受试者的脑电活动，时间为 3 分钟。

2. 受试者的脑电图数据被转移到加利福尼亚大学进行分析。

3. 将对受试者进行癫痫和其他神经系统疾病的筛查。

4. 根据对受试者脑电活动的分析，将在 24 小时内确定经颅磁刺激的频率。

（二）重复性经颅磁刺激

1. 测量受试者的运动阈值。

2. 刺激大脑的特定区域。

3. 根据受试者的脑电活动情况，对刺激频率进行个性化处理。

4. 刺激的时间根据疾病类型的治疗参数确定。

5. 治疗时间从 5 天到 2 周不等，取决于受试者接受反复经颅磁刺激后症状进展情况。

6. 维持治疗的频率为每日 2 次。

疗效评估：在治疗前、治疗中和治疗后的第 1 和第 2 周进行。

（1）一般临床评级表。

（2）汉密尔顿抑郁症量表。

（3）汉密尔顿焦虑量表。

（4）耶鲁-布朗强迫症量表。

（5）血压。

（6）热扫描成像。

（三）安全性和耐受性

TMS 的风险与刺激强度、刺激频率有关；使用频率低于 1Hz 的 TMS 研究通常是安全的，且耐受性良好。高强度的刺激与诱发癫痫发作有关，因此有癫痫病史的患者禁用高频刺激。TMS 对人体的不良反应很少，通常包括头痛、头部周围不适、对纯音的听力下降、耳鸣和暂时的认知障碍。这些可以通过镇静药和休息来缓解或预防，耳鸣和强烈的听力损失是可以通过佩戴耳塞来预防的。认知障碍是短暂的，不会导致长期衰退，目前为止，未见有长期不良影响的报道。

七、治疗性限制

在美国的临床实践中发现,患者每周接受 5 次 rTMS 治疗,共 4～6 周,一般 1 个疗程至少 4 周,有不到 10% 的患者在 6 个月内复发,其中有 50% 的复发者需要再次治疗。

由于很少有大样本对不同刺激参数(如刺激频率、刺激强度、刺激序列时间)进行观察,因此在人类研究中使用的刺激参数的限制受到严格的安全要求。

随着加拿大批准将心脏起搏器用于治疗抑郁症的临床应用,rTMS 很可能在不久的将来从实验性的方法转向临床。美国食品和药物管理局也在考虑批准磁刺激器的常规临床使用。各国对该技术临床使用的批准要求各不相同,但不太可能像药品那样,在 TMS 被批准使用前需要观察到一定数量的病例。广泛使用 TMS 治疗抑郁症需要进一步研究,才能获得最佳的治疗参数和适应证。同时,对于那些对抑郁症的治疗疗效不佳的患者,应该以某种方式进行讨论,以便确定最合适的监测和评估方法。

第三节　经颅直流电刺激

一、概述

经颅直流电刺激(transcranial direct current stimulation,tDCS)治疗是一种非侵入性的,利用低强度直流电调节大脑皮质神经元活动的神经调控技术。可以追溯到 11 世纪,经颅直流电刺激(tDCS)随着知识的积累而不断发展:1998 年,Pryor 等发现,弱经颅直流电刺激在大脑皮质中诱发了双相和极性依赖的变化。这一发现后来被尼采的研究证实,长时间(分钟)的直流电刺激,可以引起皮质兴奋性延长和极性的特定改变,为 tDCS 的临床研究铺平了道路。迄今为止,tDCS 在抑郁症的临床应用中已经取得了一些有益的成果。2008 年开始经颅直流电刺激更广泛地应用于治疗抑郁、疼痛、癫痫等研究,目前,该技术已经成为认知神经科学、神经康复医学、精神病学的研究热点。

tDCS 包括两种类型的电极、一个电池供电的设备和调节刺激类型输出的控制软件。有三种类型的刺激:阳极、阴极和假性刺激。一般来说,阳极刺激会增加刺激部位神经元的兴奋性,而阴极刺激则会降低刺激部位神经元的兴奋性。假性刺激主要是作为一种对照作用的刺激。

二、作用机制

tDCS 由两个表面电极(阳极和阴极)组成,其输出由控制软件决定,以确定刺激的类型,并以弱极化的直流电流作用于大脑皮质,与其他非侵入性脑刺激方法(如经颅磁刺激)不同,tDCS 不会因刺激超过阈值而导致神经元放电。它通过调节神经元网络活动而不是诱导活动来发挥作用。在神经元水平上，tDCS 调节皮质兴奋性的主要机制是通过诱导静止膜电位的高极化或低极化的变化来应对刺激的极性。通常情况下，正极刺激会增加皮质的兴奋性，而负极刺激则会降低皮质的兴奋性；tDCS 刺激的直接效果的主要机制是膜极化。

tDCS 不仅有刺激时的效果，而且在刺激结束后，皮质兴奋性也会发生变化，如果刺激时间长，这种变化可以持续到刺激结束后的 1 个小时，因此，不能仅用神经元膜电位的极化来解释其作用机制。其他研究表明，tDCS 不仅能改变膜电位的极性，还能调节突触的微环境，例如改变 NMDA 和 GABA 受体的活性，调节突触的可塑性，tDCS 具有类似的长距离突触促进的机制。动物研究表明，在运动皮质的正极刺激过程中，它的突触后兴奋电位持续增加；tDCS 刺激过程中对皮质兴奋性的调节取决于膜的极化水平，刺激结束时的刺激后作用主要是由于皮质的突触活动。

tDCS 还能调节远端中轴和皮质下区域的兴奋性；tDCS 对运动前皮质的正极刺激会影响相关远端中轴皮质区域的兴奋性变化。左侧半球的 M_1 刺激不仅影响参与产生运动诱发电位的皮质脊髓回路，而且还通过抑制性神经元调节对侧半球的经胼胝体抑制。

三、治疗程序

tDCS 由一个直流微电刺激器、一个阴极电极和一个阳极电极组成，将电极置于大脑表面后，刺激器输出 1～2mA 的微弱直流电，极片面积 $5 \times 7cm^2$ 电流从阳极流动到阴极，形成环路，一部分电流在经过头皮和颅骨时减弱，另一部分电流则穿过颅骨作用于大脑皮质。

治疗设备包括经颅直流电刺激仪及附属设备（电极片、电极帽、充电器、导线、电源适配器等）。常见的治疗定位包括矢状线、外侧裂、前额叶、小脑等，参考电极为侧眶上、肩上或颅外其他部位；tDCS 技术使用的调节参数包括极性、刺激部位、电流强度、电极片面积，阳极易化神经元兴奋，阴极抑制神经元兴奋，通过调节刺激电击及参考电极的极性达到不同的生理反应。

刺激方式包括阳极刺激（增强刺激部位神经元的兴奋性）、阴极刺激（降低刺激部位神经元的兴奋性）和伪刺激（刺激器发出一个刺激电流，剩余时间里不再提供电流持续刺激，可以作为控制电流，以评价阳极、阴极的刺激效果）。

四、应用评价

抑郁症的特点是左半球活动减少，右半球活动增加，研究表明，这可能是一个重要的神经功能基础，而且功能失调的可塑性，特别是缺乏长时电位，也参与其中（Normann，2007）。因此，治疗抑郁症的非侵入性脑刺激技术旨在改善左半球背外侧前额叶皮质的活动可塑性和长期电位，和（或）减少右半球背外侧前额叶皮质的活动。

一般来说，在大多数使用 tDCS 治疗抑郁症的研究中，刺激电流强度和持续时间分别为 1～2mA 和 20 分钟。然而，在不同的研究中，疗程的数量、疗程的间隔、电极的位置和障碍的严重程度有很大的不同。

目前使用经颅直流电刺激治疗抑郁症的方案，通常使用阳极来增加左半球背外侧前额叶皮质的兴奋性，在对侧轨道上放置一个后置电极。这个方案在改善重度抑郁症的临床症状方面常有效。例如，在一项双盲对照试验中，当新诊断的患者连续 5 天接受正极性 STDKs 时，临床症状得到了明显的改善。维持 1 个月。

利用双侧刺激背外侧前额叶皮质，一项双盲对照试验比较了 tDCS 及舍曲林和这两种方法的组合对 120 名单相抑郁症患者的疗效。在这项研究中，每天应用 2mA 的电流，持续 10 天，每次 30 分钟，然后每两周重复治疗 1 次。结果显示，仅 tDCS 就能显著改善抑郁症的症状，并与抗抑郁药相似。另一方面，tDCS 和舍曲林药物的组合更为有效。

此外，一些使用双额叶 tDCS 的研究表明，这种技术在临床上有效。将右侧额叶回流电极移到脑外的一个位置（如颈部），可以改善对双侧前额叶刺激有抵抗力的患者的初始治疗反应。额外的"强化"疗程显示，最初的每日 tDCS 治疗，再加上 1～2 周为 1 疗程，3 个月时症状缓解率为 80%；6 个月为 50%；6 个月后的缓解率为 50%。

然而，对经颅直接电流刺激治疗抑郁症，难以获得预期的结果。例如，一项在额叶使用阳极的 tDCS 研究发现，这种刺激与安慰剂刺激没有区别。当然，这项研究中的刺激较弱，刺激的天数较少，接受治疗的患者病情也较重。

在另一项对照的双盲研究中，研究人员在前额叶皮质左侧的阳极和右侧的阴极进行了双额叶 tDCS，结果发现这种刺激没有效果。病情更严重、药物摄入更多的患者可能会降低 tDCS 的效果。

总的来说，大多数研究表明，tDCS 可以减轻抑郁症的症状，尽管有一些研究结果表明 tDCS 可能是无效的。一般来说，刺激越强，刺激频率越高，患者症状越轻，tDCS 就越可能产生良好的效果。

第9章

脑卒中后抑郁

第一节　概　述

一、定义

卒中后抑郁（post-stroke depression,PSD）是指脑卒中发生后出现的一系列以情绪低迷、反应迟钝、情趣减退等症状为代表的心理和躯体综合征。脑卒中是一种由于脑内动脉狭窄、闭塞或破裂所导致的急性脑血液循环障碍引起的疾病。抑郁症属于精神疾病中常见的一种，属于情绪障碍综合征，能够给人身心健康造成严重危害，而其主要表现是心境低落。国际精神疾病分类第10版（ICD-10）把PSD归入"器质性精神障碍"，美国精神障碍诊断和统计手册第5版（DSM-V）把其归入"因为其他躯体疾病所致精神障碍"，中国精神障碍分类及诊断标准（CCMD-3）把其归入"脑血管病所致精神障碍"。

二、流行病学

PSD可发生于卒中后的任何时间,PSD的流行病学数据在各研究报道中差异亦较大。一项Meta分析对61项临床试验结果进行系统评价和统计分析,发现PSD的发生率约为31%。PSD可发生在卒中后各时期,3～6个月发病率为9%～34%,1年内发病率升高至30%～50%,2年内抑郁的发生率为18%～55%。相关数据显示,其致残率和病死率高达70%～90%,同时也给脑卒中患者及其家庭带来巨大的经济负担。

第二节　病因和发病机制

PSD发病机制较为复杂,目前具体机制尚不清楚,认为多种因素参与其病因形成,包括遗传、生物机制、心理及社会因素。

一、遗传机制

有研究显示,有抑郁个人和（或）家族史可能是PSD的危险因素之一。一项中国 PSD 患者的基因研究发现,5-羟色胺(5-HT)2C 受体基因与男性 PSD 严重程度呈强相关,表明 $5-HT_{2C}$ 受体基因变异可能是中国人群 PSD 的致病机制之一。

二、生物因素

(一)神经递质与 PSD

神经递质中单胺类神经递质包括 5-羟色胺(5-HT)、去甲肾上腺素(NE)和多巴胺(DA)等,5-HT 有助于调节情绪、社会行为、睡眠和记忆等,NE 主要调节人的睡眠、情感和注意力,并参与了脑内奖赏和学习记忆等方面,DA 调节情绪和情感等方面,单胺类神经递质含量低下在抑郁症发病过程中占据重要地位。除单胺类神经递质外,氨基酸类神经递质如谷氨酸(Glu)和 γ-氨基丁酸(GABA)在体内保持动态平衡状态。Glu 在大脑皮质和海马中浓度最高,这些脑区与情感和情绪等方面密切相关,Glu 水平增加可作为 PSD 的早期诊断指标,过量的 Glu 通过钾离子外流和钙离子内流介导兴奋性毒性从而导致细胞肿胀、凋亡和神经元死亡,随后神经功能受到影响,缺血性脑卒中后 Glu 异常增加可导致树突重塑,胶质细胞丢失和细胞结构改变,这些变化与应激有关,并可导致抑郁,有研究表明,丙酮酸清除 Glu 是一种有效的方法来提供脑卒中后神经保护,并通过降低中枢神经系统 Glu 的升高来达到治疗 PSD 的目标;GABA 能神经元是一种抑制性神经递质,GABA 减少可致 NE 水平降低,从而患有抑郁,并且抑郁症会破坏 GABA 功能。

(二)神经炎症与 PSD

中枢神经系统中星形胶质细胞和小胶质细胞诱导细胞因子产生,包括白介素(IL)、肿瘤坏死因子(TNF)和干扰素(IFN)等。当体内发生炎症反应时,诱导相关炎性因子的表达,炎性因子增多会导致 5-HT 数量下降乃至耗竭,严重抑郁障碍(MDD)患者血清炎性细胞因子水平升高。此外,升高的细胞因子还可以通过改变突触后 $5-HT_{1A}$ 和 $5-HT_{2A}$ 受体数目,影响 5-HT 转运,从而减少脑内的 5-HT 及其代谢产物 $5-HT_{1AA}$ 参与 PSD 的发生。高敏 C 反应蛋白与脑卒中急性期的神经损伤密切相关,可以作为反映机体炎症强度的血清炎症指标。

脑卒中可以使受损的神经元释放细胞因子,激活小胶质细胞表现出促炎(M_1)或抗炎(M_2)状态,研究发现,小胶质细胞诱导的伏隔核、海马和下丘脑中的 IDO_1,使 5-HT 合成明显下降,由此产生的生理功能障碍,在 PSD 发病机制中起关键作用。脑卒中发生后中性粒细胞和单核细胞数量升高,淋巴细胞减少,中性粒细胞/淋巴细胞(NLR)是一种容易获得并且经济实用的实验室指标,并被认为是一种新的炎症标志物,动态观察脑卒中患者的 NLR,MLR 和 PLR 等水平有助于早期发现 PSD 并预测其严重程度。

(三)神经营养因子与 PSD

与 PSD 有关的神经生长因子主要有脑源性神经营养因子(BDNF)、胰岛素样生长因子-1(IGF-1),BDNF 通过两个受体系统 TrkB 和 p75NTR 介导复杂的信号发生作用,TrkB 受体是一种典型的酪氨酸激酶,树突释放成熟的 BDNF 并激活 TrkB 受体,具有修复受损神经并且能够防止神经元受损和死亡,并维持神经元的存活、神经细胞的生长及调节突触可塑性同时,给予抗抑郁药 SSRIs 可增强 BDNF 的表达,可见 BDNF 及相关基因和受体对 PSD 的诊断具有重要意义。IGF-1 因其影响脑卒中后的康复而备受关注。IGF-1 是一种由下丘脑-垂体-促生长轴产生的神经营养因子,被认为是导致 MDD 的潜在因素,入院时血清 IGF-1 水平较低与 PSD 具有相关性,这些改变可能参与了 PSD 的发生发展,间接提高 IGF-1 可能为 PSD 提供新的干预靶点。

(四)神经内分泌与 PSD

下丘脑-垂体-肾上腺轴(HPA)是调节情绪的神经内分泌系统,首先,当下丘脑接收到来自海马或其他组织的信号时,下丘脑室旁核释放促肾上腺皮质激素(CRH),从而引起促肾上腺皮质激素(ACTH)和糖皮质激素(GC)的合成和释放。随后,HPA 过度激活,有研究报道 HPA 轴功能亢进是造成抑郁的原因之一,并且 HPA 轴通过调节 5-HT 来参与抑郁病理过程。脑卒中后,HPA 轴过度激活,由于负反馈机制受损,3 种激素无法维持平衡,最终大量的皮质醇产生并积累,并且抑郁症患者的唾液、血浆和尿液中均可检测到皮质醇浓度升高。与此同时神经内分泌异常又与神经递质的调节障碍相关,神经内分泌与神经递

质的相互作用可能参与了 PSD 的发生发展。下丘脑内源性大麻素与 HPA 能够相互作用,并且大麻素受体可能在抑郁症中发挥关键作用。内源性大麻素受体 CB_1 可以在脑损伤急性期保护神经元免受兴奋性毒性损伤,这进一步说明 HPA 轴及相关激素和受体的改变与 PSD 有关。

(五)PSD 的情志机制

中医学认为,情志与五脏功能相关,正常情志活动需五脏精气充盈、气血运行通畅,中风患者在病机演变转归过程中,由于脏腑、气血、阴阳等失调,中风大多为本虚标实,肝肾阴虚、气血衰少为本,瘀阻湿盛、气血逆乱为标,在中风发作时风火相扇、痰瘀阻窍,而在中风后恢复期风火势减,痰瘀难除,其情志体验也异于平常,如焦虑、狂躁、多笑等,而以抑郁状态最为常见。

(六)社会心理因素

PSD 的发病机制中,生物-心理-社会模式被广泛接受。脑卒中的突然发生,使患者日常生活能力降低,神经功能缺损,社会和经济环境发生改变,导致患者出现心理应激障碍、心理平衡失调,可能诱导 PSD 的发生发展。研究表明,创伤后应激障碍在脑卒中患者中非常常见,它与患者对脑卒中的主观感受相关,且伴随着抑郁或者焦虑样症状,它的发生与 PSD 患者神经递质如 5-HT 及 NE 等改变有关。

(七)其他因素

高龄和女性是脑卒中及其预后的重要预测因素。当前多数研究从老年人独居、神经退行性病变引发的语言障

碍及年龄相关并发症等解释老年因素对 PSD 的影响。女性罹患 PSD 的概率为男性的 2 倍。男性 PSD 与社交功能和日常生活功能受损相关,女性与既往诊断为心理障碍和认知功能损害相关。

第三节　临床表现、辅助检查与诊断

一、临床表现

PSD 的临床表现多种多样,一般分为核心症状和非核心症状。

(一)核心症状

1. 大部分时间总是感到不开心、闷闷不乐,甚至痛苦。

2. 兴趣及愉快感减退或丧失,对平时所爱好、有兴趣的活动或事情不能像以往一样愿意去做,并从中获得愉悦。

3. 易疲劳或精力减退,每天大部分时间都感到生活枯燥无意义,感到度日如年;经常想到活在世上没有什么意义、甚至生不如死;严重者有自杀的倾向。

(二)非核心症状

1. 生理症状,如体重减轻、入睡困难、眠浅多梦、易惊醒和早醒、不明原因疼痛、食欲减退或亢进、性欲减退等。

2. 可伴紧张不安、焦虑和运动性激越等。

3. 其他症状,如犹豫不决、自我评价降低,自责,自罪,无价值感,自杀和自伤,注意力下降。

(三)PSD 还具有如下临床特点

1. 患者一般并不主动叙述或掩饰自己情绪的不良体验,而多以失眠、疼痛、消化道症状、流泪、遗忘等躯体症状为主诉。

2. 有些表现为依从性差,导致卒中症状加重或经久不愈。

3. 由于 PSD 患者常伴随一定的认知功能损害,可表现为执行功能减退、记忆力下降、注意力不集中等。

4. PSD 患者的抑郁症状多为轻中度抑郁,常伴发焦虑或者躯体化症状。

由于不少 PSD 患者存在症状不典型或交流障碍,故诊疗过程中的"察言观色"尤为重要。医师应仔细观察患者的言谈举止和面部表情,以觉察患者内心的情感活动。如发现患者愁眉苦脸、叹息、流露出悲观、自责和绝望等表情时,即使患者口头上未明确有情绪低落、兴趣减退等明显的抑郁症状,也应高度警惕其为 PSD 患者。如果发现患者有可能的抑郁症状,则需要更多的时间耐心与患者交谈并对照使用抑郁症状评估量表,以免漏诊或误诊,必要时转诊精神科进行专科诊断和治疗。

二、辅助检查

(一)影像学检查

通过 CT 或 MRI 等检查确诊为脑卒中。

(二)生物学检测

1. 血浆、脑脊液单胺类神经递质测定。

2. 血浆中同型半胱氨酸浓度水平测定。

3. 地塞米松抑制试验(DST)。

4. 血清 C-反应蛋白(CRP)测定。

5. 促甲状腺素释放激素抑制试验。

(三)神经电生理检查

1. 事件相关电位研究 P300 测定。

2. 睡眠多导图(PSG)测定。

3. 交感神经皮肤反应(SSR)测定。

4. 探究性眼动分析(EEM)测定。

(四)心理学评估

常采用"90 秒四问题提问法"进行快速筛查。

三、诊断标准

经典抑郁症的诊断必须以结构化的精神病学诊断工具(例如 DMS-V 或者 ICD-10)作为诊断标准,但是针对 PSD,目前尚无统一的特异性诊断标准。所以在临床实践过程中,推荐症状学的诊断和抑郁评估量表的得分相结合的诊断模式。抑郁评估量表采用评分的分级标准,几乎所有量表均可分为轻度、中度、重度,用于描述抑郁的严重程度。另外,我们参考国内外的 PSD 结构化诊断标准,结合神经科、精神科相关领域专家的临床经验,总结了 PSD 的诊断标准,供神经科医师作临床参考。

推荐 PSD 诊断标准:同时满足以下条件的患者,我们诊断为 PSD。

1. 至少出现以下 3 项症状(同时必须符合第 1 项或第 2 项症状中的一项),且持续 1 周以上。①经常发生的情绪低落(自我表达或者被观察到);②对日常活动丧失兴趣,无愉快感;③精力明显减退,无原因的持续疲乏感;④精神运动性迟滞或激越;⑤自我评价过低,或自责,或有内疚感,可达妄想程度;⑥缺乏决断力,联想困难,或自觉思考能力显著下降;⑦反复出现想死的念头,或有自杀企图/行为;⑧失眠,或早醒,或睡眠过多;⑨食欲缺乏,或体重明显减轻。

2. 出现有临床意义的痛苦,或导致社交、职业或者其他重要功能方面的损害。

3. 既往有卒中病史,且多数发生在卒中后 1 年内。

4. 排除某种物质(如服药、吸毒、酗酒)或其他躯体疾病引起的精神障碍(例如适应障碍伴抑郁心境,其应激源是一种严重的躯体疾病)。

5. 排除其他重大生活事件引起的精神障碍(例如离丧)。备注:如果 1 项中,患者出现了 5 个以上的症状,且持续时间超过 2 周,我们可考虑为重度 PSD。

第四节　治疗和预后

一、治疗

(一)药物治疗原则

治疗原则包括以下方面:①药物治疗以缓解症状、提高生活质量和预防复发为目标。在个体化基础上,综合考虑风险因素(如癫痫、跌倒和谵妄)及药物的不良反应选择抗抑郁药物。②在治疗过程中,应监控和评估药物治疗的依从性、疗效、不良反应、症状的变化等。③治疗剂量应个体化,初始剂量为最小推荐初始剂量的 1/4~1/2,缓慢增减;药物治疗要足量足疗程,在抑郁症状缓解后至少应维持治疗 3 年以上,以预防复发。药物正规治疗后 4~6 周抑郁症状无明显改善,应更换药物或请精神科医师会诊。

(二)常用抗抑郁药物

1. 选择性 5-羟色胺再吸收抑制药(selective serotonin reuptake inhibitor,SSRI) 选择性 5-羟色胺再吸收抑制药可选择性抑制突触前 5-HT 能神经末梢对 5-HT 的再摄取而产生疗效,为目前一线抗抑郁药,临床代表性的药物包括舍曲林、艾司西酞普兰、西酞普兰、氟西汀、氟伏沙明、帕罗西汀。临床研究证据表明 SSRI 类药物对 PSD 有效,但由于针对 PSD 人群的大样本随机对照试验开展得少,故仍无法形成指导临床的有力证据。基于经典抑郁治疗的循证医学证据显示,舍曲林和艾司西酞普兰的疗效和安全性均优于其他 SSRI 药物,且舍曲林在老年卒中患者中的配伍禁忌较少,故推荐为首选的 SSRI 类抗抑郁药。

(1)PSD 推荐舍曲林常规剂量:每日 50~100mg;艾司西酞普兰及西酞普兰常规剂量:每日 10~20mg;氟西汀常规剂量:每日 20~40mg;帕罗西汀常规剂量:每日 20~40mg;氟伏沙明常规剂量:每日 100~200mg。初始剂量建议为最小常规剂量的 1/4~1/2,缓慢加量。

(2)SSRI 的常见不良反应:包括恶心、呕吐、便秘或腹泻,但多数可耐受,且治疗数周后逐渐减轻或消失;少数患者会出现口干、食欲减退或食欲增加、失眠或嗜睡、出汗、头晕、性欲减退等。

(3)禁忌证:所有的 SSRIs 过敏,或正在服用单胺氧化酶抑制药(monoamine oxidasel in mhibitors,MAOIs)。有癫痫症的患者和活动性颅内出血患者慎用。

2. 5-羟色胺及去甲肾上腺素再摄取抑制药(serotonin-norepinephrine reuptake inhibitor,SNRI) 5-羟色胺去甲肾上腺素再摄取抑制药类具有 5-HT 和 NE 双重再摄取抑制作用,代表药物有文拉法辛和度洛西汀。

(1)文拉法辛常规剂量:每日 75~225mg;度洛西汀常规剂量:每日 60~120mg。

(2)不良反应:心率增加甚至心律失常、Q-T 延长。一般不良反应:消化道症状、口干、性欲减退、便秘、恶心、失眠、头晕、焦虑、多汗等。

(3)禁忌证:过敏,有癫痫症的患者慎用,或服用 MAOIs。

3. NE 及特异性 5-HT 能抗抑郁药(noradrenergic and specific serotonergic antidepressant,NaSSA) NE 及特异性 5-HT 能类抗抑郁药通过增强 NE、5-HT 递质并特异阻滞 5-HT$_2$、5-HT$_3$ 受体,拮抗中枢 NE 能神经元突触前膜 α_2 受体及相关异质受体发挥作用,代表药物为米氮平。

(1)常规剂量为每日 15~45mg。推荐初始剂量为每日 7.5mg,缓慢

加量。

（2）常见不良反应：口干、镇静、食欲减退或食欲增加。

4. 三环类抗抑郁药　三环类药物是紧接 MAOIs 之后的另一类抗抑郁药，20 世纪 50 年代以后，三环类抗抑郁药（tricyclic antidepressants，TCAs）已成为抑郁患者的首选治疗手段，取代 MAOIs，TCA 药物疗效与 SSRIs 相似，但其不良反应影响了三环类药物的临床应用。TCA 药物的药理学机制是通过抑制 5-HT 和 NE 的再摄取，也有 M_1、α_1 和 H_1 受体阻断作用，起效较快。结合我国现状，因其疗效好且价格低廉，同样也作为 PSD 的药物治疗选择之一。TCA 药物以阿米替林、丙咪嗪、氯米帕明、多塞平为代表药物。

（1）剂量应个体化，初始剂量为最小推荐剂量的 $1/4 \sim 1/2$，缓慢加量，剂量较大时，需分次服。

（2）不良反应：口干、视物模糊、便秘、体位性低血压、心动过速，以及嗜睡、体重增加、锥体外系症状、性功能减退、自主神经紊乱等。不良反应较重者，宜减量、停药或换用其他药物。

5. 精神兴奋药　对于住院患者或当需要快速起效时，哌醋甲酯（利他林）可能是有益的。①推荐起始剂量为每日 1 次 18mg；②如果症状加重或发生其他不良反应，应减少药量或停药；③精神兴奋药已被用于增强 SSRI 的部分反应，特别是在有残留认知损害或疲劳时。

6. 曲唑酮和黛力新　曲唑酮具有 $5\text{-}HT_{2A}$ 受体拮抗和选择性 5-HT 和去甲肾上腺素再摄取抑制作用，此外还有相对较强的组胺 H_1 与肾上腺素 α_2 受体拮抗作用，常规剂量为每日 $50 \sim 100g$，不良反应较三环类少，常见不良反应有嗜睡、头昏、头痛、视物模糊、口干、便秘、体位性低血压等。

黛力新是氟哌噻吨和美利曲辛复方制药，常用于抑郁合并焦虑的治疗，常用剂量为每日 $1 \sim 2$ 片，常见不良反应为睡眠障碍、头晕、震颤和胃肠道不适。

（三）PSD 的中药治疗

中药治疗是对 PSD 患者进行疏肝解郁以及醒脑开窍，因此，中医药治疗脑卒中后抑郁症有着西医没有的优势，不单是辨证论治，而且经加减治疗也可以取得较好的疗效，不良反应小，药效持久，患者依从性佳，应用前景十分广泛。中医治疗 PSD 的方式包括中药汤剂内服法、口服固体剂中成药、中医护理技术治疗，其中应用最多的中药汤剂和固体剂中成药分别为柴胡疏肝散、舒肝解郁胶囊，应用前三位的单味中药为柴胡、郁金、石菖蒲，单味中药药性以温、寒为主，味以辛、苦为主，归肝、心经为主。

邵卫等用合营解郁汤（百合、知母、白芍药、酸枣仁、玄参）治疗卒中后抑郁 47 例，能改善患者抑郁程度，提高患者生活能力，与氟西汀对照组比较差异无统计学意义，是治疗卒中后抑郁的有效方法；王兰青用解忧养心汤（柴胡、香附、川芎、石菖蒲、白芍、白术、茯苓、丹皮、酸枣仁、首乌藤、人参、甘草、远志）对 45 例脑卒中后抑郁观察，临床治愈

36 例,显著改善 5 例,改善 3 例,总有效率为 97.78%,同时能减少西药抗抑郁药的不良反应;李霞等用温胆安神汤(陈皮、半夏、苏梗、厚朴、郁金、桃仁、石菖蒲、远志、甘草、茯苓、柴胡、枳壳、炒白芍、丹参等)治疗老年卒中后抑郁 43 例,总有效率为 88.3%,疗效与氟西汀组无明显差异,但不良反应较氟西汀组低。

(四)其他治疗

1. 神经调制　临床研究表明,无创性脑刺激技术可能对抗抑郁药实验性治疗无效的 PSD 患者有效;目前尚无有关电休克治疗 PSD 患者的 RCT,不过电休克疗法被用作难治性 PSD 的最终手段。治疗应使用脉动电流,由最低有效能级开始,延长治疗间期(2 次治疗间隔 2~5 天)并在整个疗程中使用较少的治疗(即 4~6 次)。

2. 经颅直流电刺激治疗(tDCS)　多项临床随机对照试验和病例报道显示,经颅直流电刺激 PSD 具有积极的治疗效果,可显著降低患者的相关抑郁量表评分,改善患者的抑郁症状。

tDCS 刺激靶点的选择目前常有以下几种方案:①阳极置于左侧背外侧前额叶区,阴极置于右侧背外侧前额叶区(该方案占比 55%);②阳极置于左侧背外侧前额叶区,阴极置于右侧眶额部(该方案占比 27%);③阳极置于左侧背外侧前额叶区,阴极置于右侧肩部(该方案占比 9%);④阳极置于左侧 Broca 区,阴极置于右侧肩部,20 分钟后,阳极置于左侧肩部,阴极置于右侧 Broca 镜像区(该方案占比 9%)。经颅直流电刺激治疗 PSD 的时间一般每次为 20~30 分钟。

研究显示,经颅直流电刺激可通过阈下刺激改变大脑神经元膜内外的电位差,调节动作电位的阈值,从而影响刺激区域的神经元兴奋性,且能够促进脑源性神经生长因子的释放,并调节 N-甲基-D-天门冬氨酸依赖的突触长时程增强和长时程抑制效应,从而改变突触的可塑性。

需要注意的是,使用抗抑郁药物对患者的基线运动皮质兴奋性没有影响,在患侧初级运动皮质上进行阳极经颅直流电刺激后,未使用抗抑郁药物患者的未受损半球的皮质兴奋性降低,而使用抗抑郁药物患者的皮质兴奋性增加,表明脑卒中后使用抗抑郁药物会显著影响患者对阳极经颅直流电刺激的反应,因此,在制订经颅直流电刺激的治疗方案时,需考虑抗抑郁药物的影响。

3. 针刺治疗　与西药相比,针刺治疗具有疗效确切、安全性好、无毒副作用等优点,受到临床医生和患者的欢迎。

有研究者采用多穴位针药同注联合耳穴贴压治疗 60 例 PSD 患者,分别针刺阳陵泉、百会穴,同时注射纳洛酮注射液 2ml,1ml,将王不留行用胶布贴敷于耳穴,取神门、心、脾、肝、交感、皮质下穴位,患者每日自行按压 3 次或 4 次,结果显示此法疗效与氟西汀相当,多穴位针药同注联合耳穴贴压对轻度、中度 PSD 疗效优于重度 PSD,此法可纠正患者血清白细胞介素-1β(IL-1β)和白细胞介素-6(IL-6)的异常表达,通过调节细胞免疫治疗 PSD。

采用针刺六神穴(神庭、四神聪、神道、神门、神藏、神封)治疗 PSD 可降低患者汉密顿抑郁量表评分,其作用可能与降低白细胞介素-6(IL-6)、白细胞介素-8(IL-8)、肿瘤坏死因子-α(TNF-α)水平有关。取督脉穴百会、风府、神庭、水沟、大椎、神道为主穴对 63 例 PSD 患者进行治疗,观察通督调神针刺法结合盐酸氟西汀分散片与单纯氟西汀治疗 PSD 的差异,结果显示,通督调神针刺法可缩短抗抑郁药物治疗 PSD 的起效时间,提高总体疗效,改善患者依从性。通督调神针刺法可改善脑卒中后抑郁模型大鼠行为,修复大鼠海马神经元损伤,其作用机制与抑制大鼠海马神经元自噬,激活磷脂酰肌醇 3-激酶(PI3K)/蛋白激酶 B(Akt)/哺乳动物西罗莫司靶蛋白(mTOR)信号通路有关。

4. 心理治疗　在药物治疗的同时常需合并心理治疗,支持性心理治疗通过倾听、解释、指导、鼓励和安慰等帮助患者认识和正确对待自身疾病,主动配合治疗。

二、预后

PSD 总体预后较好,预后与脑卒中后脑损害及伴随的认知损害、功能残疾、生活质量下降程度有关,又与既往情感障碍病史、人格特征、应对方式、社会支持等社会心理因素有关。PSD 可增强脑卒中患者的自杀观念,增加短期(12～24 个月)和长期(5～10 年)的致死率,做好脑卒中的二级预防,早期干预 PSD,一般可取得良好效果。

第10章

抑郁症的康复

抑郁症有轻重之分,轻度的抑郁症可以不用吃药,加之以下这些方法就可以很大程度上实现逆转;而中度以上的抑郁症,则建议药物治疗,以及采取以下这些方法,方能够实现一个比较理想的治疗和疗愈对策。抑郁症不可怕,可怕的是我们总是按照负面思维去想事情,致使自己陷入负面思维中,无法自拔。人类有着意识和清醒的大脑,所以,当感受到痛苦和负面情绪时,意识会告诉你这一切你都是知道的,你并非完全失去了清醒的大脑和理性的思维。而意识的清醒,又可以在很大程度上帮助我们积极地去采取一些自救措施,以此来帮助自己重建对生命、生活的热爱和追求。如此一来,轻度也好,重度也罢,我们都能够走向一个康复、美好的转变。

第一节　抑郁症康复的方法

一、预防复发

(一)坚持规范的药物治疗

坚持药物治疗是最有效的预防复发的重要措施。研究表明,大多数重性精神障碍的复发与自行停药有关,自行停药后患者的复发率高达80%。复发次数越多越会加重脑及功能损害,增加治疗难度,需要的药物剂量、药物种类都会增加,增加不良反应,同时治疗效果也更差,留有的残疾也越重,康复起来更困难。如当疾病处于缓解期、发作间歇期,即便停药短期看尚能保持正常。但是,从疾病的远期预后来看,未经过规范治疗的患者复发风险更高,社会功能受损也更严重。所以,药也要安全地停。一般是根据具体情况,基于药效学、药动学、病症,制订一份周全、缓和的减量计划,逐渐减量直至停药。一般情况需治愈后继续巩固服药3年,若有复发则需终身服药。

(二)家庭支持和关爱

家庭的支持和关爱在预防复发中发挥着重要作用,家庭是精神疾病患者的避风港。家属要负担起更多责任:保护患者,观察患者症状,及时陪同复诊,促进康复等。

(三)学会应对不良心理刺激,保持良好心态

不良心理刺激是导致精神疾病复

发的最重要因素之一。精神疾病患者常要面对超出常人的困窘,因此,学会应对不良心理刺激,保持良好心态有助于患者的康复,康复训练包括应付压力和挫折技能、社会交往技能、家庭生活技能、日常生活技能等。

(四)定期复诊

坚持定期门诊复查,接受必要的精神科医生服务,可提高患者治疗的依从性,可预防疾病复发。同时定期复诊可以有效地与医生交流病情的发展,以及自己在调养时的一些情况,便于医生及时准确地掌握病情变化,然后对诊疗方案作出相应的调整。

一般来说抑郁症的诊疗是阶段性的,诊疗分为急性期、巩固期、维持期,所以要定期复诊。在早期接受药物治疗时,因为有一个适应的过程,可能会有点不适,除了个别的人,对药物特别敏感的人,有时不适比较明显,大多数人都能适应。

对于抑郁症患者复查时间也是需要根据具体病情而定,若疾病处于诊疗期时建议 1～2 周复查 1 次,如果为稳定期、巩固期,建议 1 个月复查 1 次。

此外,还需要对患者进行病情随访,当患者感觉症状明显好转时,应避免盲目停药,可到医院在专业医生评估下决定是否可以减药或者停药。

(五)康复或运动训练

治愈抑郁症,在药物治疗的基础上,还需要配合必要的运动。

1. 深呼吸　每天坚持深呼吸 3 次以上,每次持续 3 分钟以上。鼻子深深地吸气,然后嘴巴缓缓地吐气,如此循环操作,坚持做,可有效地缓解紧张、焦虑情绪。

因为深呼吸的同时,会使神经和身体逐步处在一个放松的状态,思维上也会稍稍轻松起来,一定要坚持做,每天至少做 3 次以上,每次维持 3 分钟左右,持之以恒对不良情绪的缓解很有帮助。

2. 快走慢跑　每天快走步行。以每分钟 70～80 步的速度在户外行走,同时在快走的时候,有意识地慢吸快呼。

慢吸时要将胸廓慢慢拉大,而后快速呼出。体质较虚者可以先每天练习 10 分钟,然后逐渐增加到每天 30 分钟甚至 1 小时。不用刻意要求自己,做不到,就有意识地去练习 10 分钟就足够了。

坚持,才是最难能可贵的。快走主要起到一个健身和出汗的效果,不仅仅增强体质,提升自我的抵抗力和改善免疫力系统功能,出汗还能使大脑分泌出多巴胺来,而这类的神经递质,恰恰是抑郁症患者可遇不可求的愉悦信使。另外常做深呼吸运动,有助于强化肺功能,扩展肺的容量,避免肺泡过早萎缩。

3. 游泳　游泳,是一项非常好的有氧运动,坚持游泳的人,不仅仅对颈椎问题有缓解作用,对腰椎也有非常大的帮助。

在游泳的同时尝试有意识地练习深吸快呼,偶尔练习憋气。不但可以激活自己的精气神,还能起到使身体的柔韧性增强,有助于健身。当然,对情绪的缓解和大脑的刺激都是有利的一种运动,即活跃大脑的思维。

需要注意的是,游泳是一项有风险的运动,毕竟对于病情不稳定的人,还是建议等自己病情稳定再去实施,且必须在有人陪同的情况下进行,以免发生不必要的意外。

4. 朗读和唱歌　唱歌、朗读可以起到扩胸作用,通过对横膈肌的运动,将气吸入肺部,气息冲击声带,产生的声音经过共鸣腔体,进行综合调节。朗读和唱歌,也是一种缓解情绪,或者说发泄情绪的好途径,当你情绪不佳的时候,可去试试唱歌,把压抑的情绪呐喊出来,或许就能得到排解。与此同时,若是你能表现得出色,还可以大大提升自己的价值与认可度,比如把歌曲唱得更优美。

5. 每天贴墙站立3次,每次10分钟以上　每天刻意去逼迫自己贴墙站立3次,每次10分钟以上。在站立时,你可以左右缓缓移动脖子。可以举起双手,亦可以把双手伸向前,起到一个保养颈椎的效果,在站立的同时,你可以安静自己的心,来内观自己的情绪状态,找到不足,从而更加理性地去面对抑郁症所带来的痛苦,心平静了,那么注定你也就变得越来越能接纳此时此刻的状况了。坚持这样做,心就会慢慢淡定下来、被抚慰。

二、如何早期发现抑郁症状

(一)常见症状

抑郁症的主要症状是情绪低落,高兴不起来,感到闷闷不乐,无愉快感,愁眉苦脸、长吁短叹,重者可痛不欲生,悲观绝望,有度日如年、生不如死之感。典型病例情绪低落有早晨较为严重,而到傍晚有所减轻的节律变化。其次是思维迟缓。思维联想速度缓慢,反应迟钝,自觉脑子好像是生了锈的机器,脑子像涂了一层浆糊一样。变得优柔寡断、犹豫不决,甚至对一些日常小事也难以作出决定。对自己的评价降低,认为自己毫无用处,毫无价值,严重者自己责备自己,有无用、无助及无望感。感到孤立无援,无法求助于他人,他人也无法帮助自己;对未来悲观失望,对前途绝望,感到未来就像是灰色的天空,毫无希望。最后表现为意志活动减退,行为缓慢,生活被动、疏懒,不想做事,不愿和周围人接触交往,常独坐一旁,或整日卧床,不想去上班,不愿外出,不愿参加平常喜欢的活动和业余爱好,常闭门独居、疏远亲友、回避社交。严重时,连吃、喝、个人卫生都不顾,蓬头垢面、不修边幅。严重的患者常伴有自伤、自杀及伤人行为,这是抑郁症最危险的症状,应提高警惕。

(二)不常见症状

除了以上表现外,抑郁症患者会出现认知功能损害及躯体症状等。表现出睡眠障碍、乏力、食欲减退、体重下降、便秘、身体任何部位的疼痛、性欲减退、阳痿、闭经等。睡眠障碍主要表现为早醒,一般比平时早醒2～3小时,醒后不能再入睡,这对抑郁症的诊断具有特征性意义。有的表现为入睡困难,睡眠不深;少数患者表现为睡眠过多。出现记忆力下降,注意力障碍,警觉性增高,学习困难,语言流畅性差,空间知觉、眼手协调及思维灵活性等能力减退。这些症状的出现导致患者认为是躯体疾病,首先去综合医院进行就诊,进行了大量的躯体检查也没有发现器质性疾病。反复的检查和就医及微小的疗效,常加重患者的悲观情绪,认为无法治愈了。

(三)不同的年龄阶段抑郁症

不同的年龄阶段抑郁症也会有不同的表现,认识以下的表现,有助于我们早期发现抑郁症。在儿童和青少年中,如果发现孩子不愿意上学,学习成绩下降,出现头痛、胃疼和肚子痛,与伙伴和成年人关系不良,出现攻击行为、自杀念头和行为;中年人出现烦躁易怒,心情不好,悲观绝望,觉得生活没有意义,对生活感到无助和绝望。贬低自己,觉得自己一无是处,自责,觉得自己对不起家人和朋友,甚至感到自己有严重罪过,或有严重的不能治疗的某种疾病,或一贫如洗,感到周围世界不真实,甚至感到自己及世界已经不存在了。

老年人出现躯体不适症状如头痛、头昏、心悸、胸闷、全身疼痛不适、便秘、尿频等,长期在各综合性医院诊治而各项检查均未见明显异常,治疗效果不理想时,应想到是否抑郁症导致以上症状的存在,应及时到专科医院诊治。

三、处理家庭代际冲突的"三步曲"

第一步:充分地关心和接纳孩子,缩短与孩子之间的心理距离。

父母应充分、真诚地关心孩子,完全地接纳孩子,用极大的爱心去感化孩子,以缩短与孩子之间的心理距离,从而使孩子接纳父母。

第二步:走进孩子的内心,平等地、耐心地与孩子沟通,了解他内心深处的想法、困惑、苦恼及其原因。

第三步:有的放矢地解决孩子的心理问题,针对孩子心理问题的具体情况,制订行之有效的措施,帮助孩子解决问题、摆脱困境。

四、保持良好睡眠的七大要点

要点一:先睡心,后睡身。晚上睡前约 15 分钟应放下脑力劳动,从事一些轻松的体力活动,如洗漱、沐浴等,然后再上床休息。

要点二:顺其自然,瞌睡不请自来。睡觉时心情平静地躺在床上就行了,对瞌睡不要有任何作为,这样瞌睡便不请自来。

要点三:要想睡得好,先把嘴管好。睡觉时要从两个方面把嘴管好,一是睡前尽量不要吃东西,特别不要饱餐;二是睡觉时不要讲话。

要点四:按时睡,按时起,养成睡眠好习惯。科学研究证明,成年人的最佳睡眠时长是 6～8 小时,我们要根据自己的具体情况安排好自己的起居作息,养成睡眠好习惯。

要点五:要想睡得沉,心态要先行。有的人睡觉时总担心受环境影响,从而睡得不深沉,因此,要想睡得香,良好的心态很重要。

要点六:"离心""离德",睡得香甜。有的人睡觉时要么担心门或水电气没关好,孩子被子没盖好等;要么躺在床上总结当天的工作,计划明天的工作,从而把瞌睡赶跑了。睡觉时只要能把这些全放下,就能睡得香甜。

要点七:心境好胜过环境好。有的人睡觉时特别在乎卧室的安静和光线等环境因素,这样反而很易受环境的影响,因此,良好的心态胜过良好的环境。

五、老年人保持良好心态的"五要"

1. 要掉　老年人要放下架子,丢掉面子,做个"老学生"。

2. 要跳　"生命在于运动",运动可以增强体质,使机体充满活力,还可以调节情绪。老年人要多活动,做个"老猴子"。

3. 要笑　笑一笑,十年少。老年人要多笑,风趣幽默,做个"老顽童"。

4. 要俏　老年人的穿着颜色要浅,色彩要艳,风格要年轻时尚,让自身的形象更年轻,焕发青春的活力,做个"老妖精"。

5. 要聊　封闭自己和孤独感是危害老年人心身健康的重要因素。老年人要经常与别人进行思想和感情交流,有想法多表达,有烦恼多倾诉。

第二节　有的抑郁症患者为什么要住院治疗

针对中度和重度的抑郁症,一般需要住院治疗,因为患者会有拒食、拒药,以及意志活动明显下降,会不语、不动、不食,严重的患者可以有消极想法和消极行为。为了防止这些风险的出现,建议住院治疗,住院可以使用抗抑郁的药,目前有很多新型的抗抑郁药,可以明显改善抑郁症症状。

如果在家里面拒绝治疗,往往会导致水电解质平衡紊乱,住院治疗可以给予补充水电解质,让水电解质平衡,还可以做电休克治疗,电休克治疗针对抑郁症状比较严重、消极现象比较明显,以及有明显自杀现象、药物治疗效果不理想者,都能很好地改善抑郁症状,在住院期间可以防止消极、自杀风险的出现。

一、住院治疗

住院治疗是指区别于门诊做检查、开药、定期随访的治疗模式。住院治疗是指患者住在医院,由医护人员每天针对患者的临床症状及病情变化,调整治疗方案,以期为患者制订最佳治疗方案以控制疾病的治疗模式。

有少数病人,当医生建议患者住院治疗时,不少患者常认为自己只是睡不着觉,不理解为何要住院,遂放弃住院,导致病情进一步加重。

究其原因是由于导致抑郁症的原因较多,病状呈缓慢迁延发展,病程较长,易反复,疾病时好时坏,治疗疗程较长。在整个治疗过程中,患者对睡眠过度地紧张和关注,反而会产生恐惧和焦虑情绪,加重病情。

二、住院治疗的益处

1. 可以动态地观察疾病的发展
由于疾病是一个动态变化的过程，患者
住院期间能及时接受医生、护士的观察
和评估，是住院治疗最具优势的好处。
患者也可以根据自己的病情变化，随时
和医生沟通，及时排忧解惑，更有助于
患者了解和掌握疾病，减少及避免病情
复发。

2. 可以调整最佳治疗方案　每一
位患者的病情都有特异性，某种治疗方
案并不能适用于所有患者，有的患者服
用一种药物后疾病迅速好转，而另一位
患同样病的患者服用同样的药物却可
能过敏或久治不愈。所以在住院期间，
医生可以根据患者每天服药的反应及
疾病恢复情况，及时调整药物方案。

3. 住院可获得三位一体的综合治
疗　住院期间患者可同时接受物理治

疗、心理治疗及药物治疗的三位一体的
综合治疗，效果远优于门诊单纯的药物
治疗方案。

4. 可以与病友相互获得安慰和交
流治疗经验　患者还未住院时，很难接
触到跟自己患同样病的患者，容易认为
自己得了大病重病，整天胡思乱想。但
是住院治疗后，会发现其实自己就是得
一个常见病、多发病，只是自己过去的治
疗方式方法不适当，所以才久不见缓解。
住院期间，患者还可以和其他病友沟通
交流分享治疗心得，这样更利于疾病的
早日康复。

通过以上的叙述，我们可以知道，
在门诊首次接诊时，医生会根据患者的
具体临床症状及病史，合理安排患者的
治疗方案。当医生诚恳地建议患者及
家属，告知患者需要住院治疗时，请不
要凭直觉拒绝，应结合自身实际情况考
虑住院治疗。

第三节　如何正确认识和处理抗抑郁药的不良反应

抑郁症是指以情绪低落，思维迟缓
并伴发有兴趣减低，主动性下降等精
神、运动性迟滞症状为主要表现的一类
心境障碍。在确诊抑郁症后，需要在精
神科医生的指导下进行长时间的规范
化治疗。然而，许多患者却对抗抑郁药
物望而生畏，原因大多是对抗抑郁药物
不良反应的恐惧。

任何一种药物除了治疗疾病的"治
疗作用"外，或多或少还会有"不良反
应"。有很多患者及家属看到药物说明
书中的不良反应后，会忐忑不安，担心

长时间服药会给患者的身体带来"毒
性"损害，有些甚至会放弃服药，导致病
情复发。因此，患者及家属需正确认识
药物的不良反应，帮助患者认识和处理
药物不良反应，这些措施将会在整个治
疗中起到非常积极的作用。

目前在临床抗抑郁药应用中，这些
抗抑郁药物，总体上安全性有了很大的
提高，不良反应、耐受性有很大改善，总
体相对是安全的。以下就实际工作中经
常遇到的问题总结提炼，让大家正确认
识与面对抗抑郁药物产生的不良反应！

一、与抑郁症所带来的心理与躯体危害相比，服用抗抑郁药物明显利大于弊

抑郁症如果没有得到及时、有效的治疗，将会影响患者的工作和生活质量，加剧患者的自杀风险，同时也会提高其罹患心血管等慢性躯体疾病的风险。目前，抗抑郁药物已经被证实是抑郁症尤其是中重度抑郁症的有效治疗方法，在各个国家的抑郁症治疗指南中均被作为一线的首选推荐。

二、大部分抗抑郁药物的不良反应都会随着用药时间延长而减轻

由于抗抑郁药物的起效时间一般为 2～4 周，开始服药后前 1～2 周不良反应较明显，故可能刚开始用药时患者会出现明显不适，而体会不到抗抑郁药物带来的正性治疗作用，但只要随着用药时间的延长，药物疗效显现后不良反应也会随之减轻。

早期阶段便放弃服药是十分可惜的，也会人为地增加"难治性抑郁症"出现的概率。

三、临床上存在许多处理抗抑郁药不良反应的基本方法

医生都会在初期给患者使用小剂量的药物，之后再慢慢增加药物剂量，这种方法可以提高患者对不良反应的耐受程度。而对于能引起疲劳嗜睡的药物，例如米塔扎平、帕罗西汀等，在睡前服用，这样在减少不良反应的同时还

能有助于患者的睡眠。同时，饭后服药也能减轻药物的胃肠道不良反应。

四、对于实在无法忍受的不良反应，可减少剂量或更换药物种类

患者对于不良反应的态度十分重要，不同的患者可能对不同的不良反应的在乎程度是不同的。例如胃肠道不适一类的不良反应，对于大多数患者来说应该可以耐受，但有些不良反应患者可能会觉得实在无法耐受，例如体重增加、嗜睡。如果出现这样的情况，在医生的指导下适当地减少药物剂量，或是换用另一种不同作用机制的抗抑郁药物则是允许的。

五、不要因为出现了不良反应而擅自停药

一定要与医生沟通后共同制订下一步的治疗方案。如果擅自停药将会导致抑郁症状复发或诱发"停药综合征"。

突然的停药往往会导致药物在血中的浓度出现骤然下降，由此造成一系列的撤药反应，例如头晕、心慌、紧张、焦虑等，但这样的不良反应持续时间并不长，而且只在少部分抗抑郁药中会出现。其实更严重的擅自停药的不良反应在于患者缺少了抗抑郁药物的保护，从长远来看更容易出现疾病复发。

六、需要警惕少见但严重的不良反应

虽然抗抑郁药物尤其是新型抗抑郁药物引起临床严重不良事件的概率

非常的小,但是如果出现了非常严重的不良反应,例如出现自杀倾向、胸痛、呼吸困难、嘴唇肿胀、皮肤风团等,需要立即就医。

作为患者,如果存在对药物不良反应的担忧,在用药之前可以与医生进行沟通交流,了解医生所开具药物的特点,了解药物产生不良反应的原因,告知医生对治疗效果的期望。例如,对体重有要求,需要充足精力进行白日工作,或者不希望影响性功能等。

在治疗过程中,患者也应当将自己的症状改善情况与出现的不适均反馈给医生,与医生共同讨论进一步的治疗方案。

医生会根据患者的个人诉求与精神躯体特点,从小剂量起始,采用科学的用药方案,并在用药过程中根据患者的反馈及时调整药物剂量与种类,在保证患者的药物疗效的同时尽可能减轻药物不良反应。

总之,抗抑郁药被证实是治疗抑郁症最有效的方法,虽然其存在一定不良反应,但是大部分不良反应会随着治疗时间而减轻,甚至消失,并且可以通过多种方法进行有效控制。

第四节　如何让患者遵医嘱服药

对于抑郁症患者,坚持服药是治疗效果的关键,对待抑郁症病人,千万不要过度逼迫,应耐心解释,是对待抑郁症患者的首要因素。但患者因擅自停药减药导致疾病复发的案例举不胜举。下面我们需讨论一下该如何让患者遵医嘱服药。

一、应告知患者抗抑郁药物是什么

抗抑郁药(antidepressive drugs)是指一组主要用来治疗以情绪抑郁为突出症状的精神疾病的精神药物。与兴奋药不同之处是只能使抑郁病人的抑郁症状消除,而不能使正常人的情绪提高。抗抑郁药物是改变抑郁状态行为、思维或心境的重要工具,大多通过肝代谢、肾排泄的方式从体内分解代谢。

二、应告知患者为什么要坚持使用药物治疗

对待抑郁症,应该像对待感冒或其他疾病一样,坦然、主动地到医院,寻求医生的帮助,医生可以帮助患者早点解决痛苦,不必再受煎熬,也不至于引发严重的后果即自杀。

得了抑郁症,最忌讳的一点就是认为抑郁是自己的问题,"硬扛着"。幻想通过自己的调节或努力能够康复,其实这基本上是不可能的。因为抑郁症是一种疾病,从表面上看是情绪的问题。从病因上讲,它的出现牵涉到很多脑部功能和结构的改变,比如调节神经传导的神经递质浓度的改变。

一般来说,对抑郁症患者首选的治疗方式是采用抗抑郁药治疗。只要与医生配合,坚持服药,效果是肯定的。

有的患者可能会起到"立竿见影"的效果，一般来说一二周就能够起效，三四周可以收到很好的效果。如果吃了一二周，觉得不见效就不吃了，或者要求医生换药，其实这种做法是错误的，首先每个人的体质不可能完全一样，再者药物对大脑的调节需要一个过程，这个过程一般是 4～6 周，不可能服了药第二天病就好了。

服用抗抑郁药物，还要注意"足量治疗、足够剂量，足疗程"的原则。服药后，经过 4～6 周的治疗，急性抑郁症会获得缓解，同时，还需要进一步维持治疗。这是因为抑郁症的复发率较高。首次抑郁发作缓解的患者，75％左右有复发的可能。

因此，对抑郁症的预防是我们治疗的一个重要环节。有效预防复发的办法是继续巩固治疗和维持治疗，这是国内外专家的共识。根据我们的经验，巩固疗效用药的时间一般为抑郁症治愈后继续维持服药时间至少 3 年，若出现复发，需终生服药。当然在临床实践中我们要结合患者的年龄、发病次数、病情严重程度、有无家族史、药物不良反应、服药依从性以及服药是否方便等综合考虑。无数的经验告诉我们对于抑郁症患者维持治疗时间越久，复发率越低。

三、怎样让患者坚持服药

1. 药物治疗包括急性期治疗、巩固期治疗和维持期治疗。在巩固和维持治疗期，患者回到家庭及社区环境，药物治疗是控制病情的唯一手段。服药依从性将直接影响患者病情是否复发及预后效果。家属监督患者规律正确服药，定期带患者回医院复诊，及时调整药物剂量，对于患者顺利度过巩固治疗期至关重要。巩固治疗期后，即使患者病情稳定，仍不可掉以轻心，一般维持治疗的时间在 3 年左右。在维持期患者主动服药是病情稳定的关键，同时家属的督促、定期门诊随访也非常重要。

2. 切不可自行停药，停药需要咨询医师的意见，停药过程也应逐渐减量，切忌突然停止服药。突然停药会出现撤药反应，甚至病情反复。如果患者坚持认为自己的病已好拒绝服药时，家属可以通过劝说的方式使其能够继续服药。如果家属不能有效劝说患者，则可以说服患者返院复诊，由门诊医生从专业的角度及方法来劝服患者继续坚持服药。若依然不能让其坚持服药，门诊医生会酌情根据患者的情况使用长效制剂，减少患者服药频率，提高患者服药的依从性。若患者依旧拒绝服药，可根据患者情况及药物的性状进行研粉，混进食物或饮水中让其服下。

3. 社区工作人员和心理疾病防治医生也是很好的求助对象。家属可以常常向他们咨询药物治疗的相关注意事项、疾病康复的相关问题，提高患者对疾病及药物治疗的认识，从而主观上促进患者主动坚持服药。

4. 家属要关心患者，对于患者的负面情绪，要及时给予关爱，让患者感受到家人的关心和帮助，积极、乐观面对治疗，提高患者主动参与的积极性，增加服药依从性。

第五节　抑郁症患者的随访

一、随访形式

电话随访：由医生、护士和负责随访的工作人员通过电话对患者进行随访，内容包括了解患者的病情、对治疗的配合程度、家庭的支持程度、对医院的满意度和建议等。

门诊随访：由家属带患者到门诊进行随访，一般出院后 2 周就需要门诊随访；也可根据出院时医生的医嘱，根据实际情况进行随访。主要是为了掌握患者的病情变化、治疗的配合程度及是否需要调整药物等情况。

其他形式的随访：有些医院可能会以微信或者网络调查问卷的形式进行随访。

二、为什么需要定期随访

抑郁症的药物治疗不只是把药吃下去这么简单，如何吃药（起始剂量的确定、定期评估疗效和不良反应、适时调整剂量、适时调整或转换治疗方案……）比吃哪种药物更加重要。一般来说抑郁症的药物治疗方法是参照药品说明书上推荐的平均剂量给药。结果是部分患者得到有效治疗，而另一些未能达到预期疗效，仍需要强化治疗，比如增加药物剂量。

不同的患者对药物的反应是不同的。因此，要针对每个患者的具体情况制订出个体化给药方案，医生需要对服药患者进行定期监测（一般 2～3 周随访 1 次），保证患者能在当前治疗方案中获得最大的疗效，而且没有不良反应或只有最少的、可以耐受的不良反应，达到最佳疗效。

确定个体化给药：通过定期监测患者治疗中的反应，针对不同患者自身特点制订合适的治疗方案，并且在随访过程中及时调整治疗方案。

评估药物疗效：根据患者用药后的反应，评估目前治疗是否有效、达到了多大的效果，这样可以避免了长期不合理的用药方法（例如剂量不足、疗程不足）。

适时调整药物剂量：每个患者所需抗抑郁药的剂量不尽相同，医生会根据随访评估结果适时进行剂量增减。

避免药物不良反应：定期监测不仅能够及时发现药物的不良反应，而且能做到及时处理和调整用药方案。

确定最佳药物治疗方案：缩短"探索"用药的时间，尽快为患者制订合理的治疗方案。

提高服药依从性：不遵从医嘱服药是抑郁症药物治疗失败的最主要原因，医生可以通过定期门诊的心理健康教育来改善患者的服药依从性。

恢复社会功能：指导患者参加社会活动，提高患者适应社会的能力，指导患者正确对待抑郁症，鼓励和帮助患者尽早进行生活功能康复训练，提高患者的生活质量。

三、抑郁症随访注意事项

1. 家属需要提供患者的基本情

况,包括患者的症状控制情况,饮食、睡眠、人际交往等,患者服用药物的情况,提供的信息要尽量准确。

2. 患者要告知自己服用药物后的感受,包括有无不适、觉得效果如何等。

3. 随访要定期进行,尽量到门诊医生处进行随访。

4. 出院后患者最好和亲属生活在一起,如果受到客观原因限制,家属也要每天询问患者,随时掌握患者的情况。

5. 家庭随访时,应有两人同行,以便利工作,可协同应付突然发生的意外情况。如患者有冲动行为时,首先保护患者及自身的安全。遇有特殊情况要保持冷静、沉着的态度与家属合作共同排除困境。

第六节 抑郁症患者的家庭护理和照料

精神疾病患者的康复过程,实际上是患者社会再适应和健康行为再建的过程,需要依靠亲朋、父母、医生的共同配合与帮助。对精神疾病患者给予科学、合理的优质家庭护理,能够有效改善患者的生活质量,降低疾病的复发率。

1. 家人应该鼓励抑郁症患者说出内心感觉。抑郁症患者受病情控制,普遍出现思维缓慢、语言行为减少的情况。对此家属应以耐心、和蔼、热情的态度给其鼓励、劝告和指导。同时,家属还可以用亲切同情的目光,鼓励患者说出最担心什么,最需要什么,最关心什么,从而逐渐引导患者开始注意外界。

2. 家人应该帮抑郁症患者合理安排日常生活。心理专家建议家属在考虑营养配餐时,既要照顾到患者的口味喜好,同时也要兼顾营养摄取。食欲缺乏、便秘是抑郁症患者常出现的问题,对此应选择患者平时较喜欢吃的并且含粗纤维食物。照顾有睡眠障碍的抑郁症患者,家属应鼓励和陪伴患者在白天多参加文体活动,入睡前喝热饮、温水浴等,以促进患者睡眠。

3. 家人应该出面干预抑郁症患者的负面情绪。一些抑郁症患者在接受一段时间的治疗后,病情有所好转,认知能力恢复后,容易产生继发性抑郁,常表现情绪低落,感到自己得病给家人带来不幸,对生活丧失热情,担心无法找到工作,或会被人嘲笑歧视等。对此心理专家建议家属鼓励抑郁症患者走出家门,如交友、逛逛街、逛逛公园等。

第七节 抑郁患者的社会功能康复

抑郁症的治疗目标不仅仅是抑郁症状的消失,患者实现社会功能恢复才是我们的终极目标。抑郁症在发病期间对患者的工作、学习和社会生活造成严重影响。对于工作人群,因抑郁症导致的缺勤等造成的间接损失远远多于直接损失,占总经济损失的 95.8%,而且抑郁症会造成工作效率的下降,影响职业发展;对于学生,抑郁症造成的失眠、兴趣减退、注意力不集中等问题,导致不能正常学习,影响个人成长和未来发展。让抑郁症患者回归社会,像正常人一样工作、学习和生活,是抑郁症防治康复工作的主要目的,也是患者家属所期盼的,然而,由于疾病导致社会功能受到某些损害,有少数人并非都能随着病情的控制而同步恢复。往往变得懒散、退缩,对社会交往缺乏信心,因此,帮助他们振作起来,重新回归社会显得极为重要。

一、患者什么时候才能进行人际交往和社会功能的康复

很多家属认为只有等到患者病情痊愈后才能进行人际交往和社会功能的康复,其实不然,药物治疗和康复治疗应该是同时进行。即使患者的病情还没好,也要督促患者照顾自己的生活,或适当地参与与人交往活动。

二、为什么有些患者不愿意主动进行人际交往及社会功能康复

一方面,抑郁症患者长期处在自我封闭的状态,患者会失去接触社会的机会;导致其逐步丧失社会功能。抑郁症患者不愿交流、自我封闭是因为他们大多数时间处于焦虑不安的精神状态,自卑,没有安全感,缺乏与人交往的欲望。另一方面,部分患者痊愈后随着自知力的恢复和社会功能的减退,逐渐感觉到迷茫、焦虑和受到歧视,产生认知和行为方面的障碍,从而不愿参加人际交往活动。

三、怎样帮助患者开始人际交往和社会功能的恢复

1. 鼓励　抑郁症患者越是不接触社会,其社会功能的退化就越严重。应该积极鼓励患者多参加社会交往与社会活动,让患者走出家门,上街购物,鼓励其融入社会,从事力所能及的劳动等,坚定其回归社会的信念。

2. 指导　有些患者仅靠督促、鼓励还不够,他们往往不知道怎样与人交往,不敢独自进商店购物,不懂得如何接待客人,甚至连怎样到理发店理发都感到困难,这是由于他们受疾病的影响和较长时间不与社会接触所造成的,对此,要有足够的耐心,循循善诱地指导患者怎样去做,必要时还应该陪着患者一同去做。

3. 宽容　患者回归社会比战胜疾病更为困难,他们不仅要克服自身的心理障碍,还要同外界的各种干扰斗争,因此,常常会出现失误、犹豫、退缩,或出现一些令人尴尬的情况。这时,切不可简单粗暴地批评、指责患者,而应以宽容的态度善待他们。耐心地予以引导和帮助,保全患者回归社会的信心。

4. 其他　特别要强调的一点,就是在患者回归社会的过程中,必须遵医嘱按时按量服药,否则疾病会复燃,回归社会的希望也将成为泡影。另外,社会各界的关爱、理解、支持,都有助于抑郁症患者回归社会。

第11章

抑郁症案例分析

病例1 产后衰竭及担心婴儿

患者女性,35 岁。因分娩后情绪低落,敏感多疑 2 周来诊。

一、病史

(一)现病史

一位 32 岁的已婚女性自述自己可能患了抑郁症,在丈夫的陪同下到精神-产科联合门诊就诊。该女性 2 周前正常自然分娩一个足月女婴。妊娠前 3 个月,因在工作中接触了一种有毒的化学物质,导致恶心、头晕、眼花、虚弱等症状。

接触毒物后,患者和其他几位同事立即被送往当地的急诊科诊治,检查结果未发现异常。随后患者接受了常规的产前护理,此后妊娠过程中没有出现产前并发症。患者丈夫说,爱人一直害怕自己中毒给孩子带来不良后果。由于医生也不能确切地回答中毒的可能性,使患者更加感到紧张不安和沮丧。孩子出生时体重 3kg,体重明显低于前二胎。之前出生的 2 个孩子,其中一个男孩 2 岁,出生时体重 4kg,另一个 3 岁,出生时 4.2kg。女儿出生的 Apgar

评分 1 分钟时为 8 分,5 分钟时为 9 分,儿科初步检查孩子是健康的。

分娩后患者主诉疲劳、失眠、情绪低落。患者不像对前两个孩子那样哺乳,而是将孩子交给丈夫喂养牛奶,认为自己的奶水不佳,整日卧床,没有食欲,无缘无故地哭泣,担心孩子受伤害而自责,并担心孩子会发生异常,疑心医生和老板串通一气来掩盖自己中毒的可能,怀疑医生隐瞒了真相,甚至怀疑孩子已经出了毛病,只是没有告诉她而已。

(二)既往精神病史

患者从未看过精神科,否认抑郁症病史,包括以往的产前和产后时期。她过去曾用过口服避孕药。精神疾病家族史阴性。她和丈夫生活了 4 年,目前有 3 个孩子了,生活在大城市中的一个小公寓内,社会支持和经济来源有限。

二、检查

(一)精神状况检查

患者体胖,衣着整洁,精神萎靡不振。检查中显得拘谨,目光接触差,语言少,语音低,情感反应平淡,无动于衷。思维连贯,思维内容表现自责和偏执观念,认为医生和老板勾结在一起。否认有知觉的异常。当提到自杀时,称孩子们"换个母亲"会更好些,但否认有自杀计划。患者自知力和判断力正常,有求治愿望。简易智力状况检查为 27/30 分,主要表现为记忆减退及在 100 减 7 的连续递减测验中发生错误。

(二)实验室检查

血细胞计数和血生化检查、尿的毒理学检查、甲状腺功能检查结果均在正常范围。

三、诊断

伴有精神病症状的产后抑郁症:20%～40%的妇女在产后会出现情绪问题。大多数产后妇女都有过短暂的"忧郁",出现一个自限性的悲伤、烦躁不安、哭泣和依赖状态。这些症状被认为是继发于内分泌的急剧改变,以及与分娩应激相关的体液变化。产后抑郁情绪通常在产后 5～6 天达高峰,有10%～15%的妇女发生产后抑郁症。产后抑郁可能有抑郁症家族史,或既往有与性激素变化相关的情感障碍史(如既往产后抑郁,孕期或经期前紧张综合征)。近来的证据表明,在产后出现的情感障碍与其他时期出现的情感障碍很难区分。DSM-IV-TR 除了"产后抑郁发作"这一术语外,产后和原发性情感障碍之间缺乏其他方面的鉴别依据。"产后发作"规定症状出现必须始于产后的前 4 周。有证据表明,在安全环境中的计划怀孕,有配偶的体贴照顾,生活压力较小的妇女其抑郁症的发生率较低。但无精神创伤的个别病例,也会发生伴有精神病性症状的重性抑郁障碍。

自杀或杀死婴儿的风险性必须得到认识与评估,有时住院是必要的。患者家属提供的客观准确的病史显得十分重要,因为患有抑郁症的母亲难以认识自身的状态,更倾向于关注孩子而不是自己,所以患者提供的病史不可靠。另外,许多人对"幸福时光"中出现抑郁的母亲怀有社会歧视,基层卫生工作者把这些症状做了合理化解释,认为这不过是"多了孩子而发愁"。产后抑郁并非是一个良性疾病,有复发的倾向。产后第一次发作的病人中,有 40% 的患者在以后的非妊娠期复发,20% 在以后的妊娠期复发。有证据表明,母亲患精神疾病会导致母-婴感情变化,将来对婴儿的气质、行为和认知的发展水平造成负面影响。母亲的精神障碍还会导致其他不良后果,如收入减少、家庭关系破坏、祖辈抚养等,这些可能进一步影响孩子的身心发育。

产后抑郁症需要家属提供详细准确的病史信息,并在标准化的临床检查后作出诊断。内分泌检查有助于排除甲状腺功能失调和亚型或典型的席汉综合征。艾登伯格产后抑郁量表(EDPS)是一个简明而快速的检查工具,可在访谈后用于病人的检查。需要排除产后强迫症(OCD)、产后精神病和产后"婴儿忧郁"。

产后强迫症是一组焦虑综合征,由

于存在伤害婴儿的强迫观念和广泛性焦虑,母婴关系受到影响。产后强迫症的症状局限于闯入性的强迫观念而没有强迫行为。产后强迫症一般不伴有抑郁的表现。产后强迫症的妇女因害怕伤害孩子而回避与孩子接触,但她们不会把内心的伤害观念付诸行动,这些观念被认为是自我冲突的结果。前面提到的产后"婴儿忧郁"是一种短暂的情绪不稳定状态,一般在产后5～6天达高峰。

产后抑郁症的治疗包括药物治疗和心理治疗。药物治疗首选5-羟色胺再摄取抑制剂(SSRIs),逐渐增加到治疗剂量。治疗的剂量和疗程与非产后抑郁症相同。如果焦虑较明显,可应用苯二氮䓬类药物。伴有精神症状的抑郁症应加用抗精神病药物。对于正在哺乳的母亲来说,目前还没有关于哺乳母亲使用抗精神病药安全性的对照研究,只有一些个案报道作为用药的指导参考。如果符合药物治疗的指征,需要让母亲知情药物对新生儿的可能影响,以便使知情者对治疗进行选择。在母亲接受药物治疗的过程中,儿科医生应密切观察孩子的状况。有自杀观念或伤人企图者必须住院治疗。支持性心理治疗、人际关系心理治疗和认知行为治疗对患者有效。患者病情稳定后可参加自助小组,如专门的产后抑郁亲属小组或其他母婴支持小组。

本例患者产后抑郁情绪是很严重的,尽管患者既往没有精神病史,但产前的应激因素给她带来发生产后情感障碍的风险性:①在毒物接触后出现继发性恐惧以及对远期影响的疑虑;②患者一人在家照顾3个孩子,丈夫长时间工作,缺乏对患者的充分帮助;③缺乏家庭和社会支持;④经济收入低。

患者第一次去门诊后开始服用舍曲林治疗,1周后症状没有改善,反而变得更加偏执和退缩。随后加服利培酮治疗,同时和丈夫进行关于产后适应问题的讨论。1周后仍无改善,丈夫被迫停止工作,全面照顾妻子和孩子。当时考虑让患者住院治疗,最后选择了2周1次的家庭治疗和每日保健服务。2周后患者的精力、心境和兴趣有了显著改善。患者继续在精神科门诊治疗,计划抗抑郁剂治疗维持3年。利培酮逐渐减量,4个月后偏执症状无复发而停药。但同时告诉患者以后妊娠时有复发的危险性。

四、临床要点

1. 许多内科医生不能识别并有效地治疗产后抑郁症。我们应该认识到产后抑郁对母亲和婴儿具有长期不良的影响。药物治疗剂量和疗程应与非产后抑郁症治疗相同。

2. 最初诊断产后抑郁症,首先要排除内分泌疾病,特别要注意排除潜在的甲状腺功能病变。

3. 哺乳母亲使用的抗精神病药物的风险-效益分析应包括母乳喂养的益处和母亲患病对婴儿依恋和发育的潜在不良影响。

病例 2　重度抑郁症

患者男性，32 岁。因与女友分手后情绪低落就诊。

一、病史

（一）现病史

患者与相处 4 个月的女友分手感到心情压抑，到精神科门诊寻求治疗。患者是一名摄影师，女友是模特，女友与另一位摄影师签约后两人分手，患者认为女友嫉妒他的名气，不愿为他做出牺牲，不理解他的事业。而女友则认为他们的关系不能再发展了，并埋怨他只关心自己。患者则抱怨女友太依赖自己，需要花费很多时间和精力。

患者与前女友在一个时装发布会上相遇，两人最初的关系"非常好"时，患者认为"她理解我是什么样的人，当她认为我的工作对时装行业有多么重要时开始，两人长时间讨论摄影观点及其对现代时装的影响"。该先生描述在他们俩约会期间，他的女友是"业内最优秀的人物"，但对女友不能运用自己的名望感到懊悔，称对他们关系的恶化不负任何责任。

患者叙述自从和女朋友分手后，感到悲伤和空虚，"就像生活中少了些什么"。入睡困难，早醒，每晚只睡 4～5 个小时，无精打采，疲劳。尽管对很多活动缺乏兴趣，但他仍坚持锻炼和参加社交活动。自述与他人关系相处不好，容易和同事们发生矛盾。为此他频繁更换工作，目前已经是第 4 份工作了。

患者叙述时感到精力充沛，富有想像力，能做任何事情。在这个期间，他虽然能干，活动多，却不会有冒险或过分寻求快乐的行为。患者承认 10 年多来有间断使用可卡因史，自从与女友关系结束后可卡因使用量增加，否认有可卡因应用的法律问题，"我不像那些吸毒者，我只用鼻吸，增加我的创造力，使我舒服"。

（二）既往精神病史

患者早在结束某重要杂志的工作后，开始接受精神科治疗，目前已经治疗 3 年。他对医生的最初感觉不错，很感激医生给他表达感受的机会。但当医生开始讨论他的防御机制时，他感到很不舒服，仅仅 2 个月后就结束了治疗。1 年前，患者按社区医生的医嘱服用舍曲林（每日 50mg），服药后感觉效果不大，6 个月后自行停用舍曲林。社区医生督促他去看精神科医生。

患者讲述自己是一个具有远大抱负，为成功而生的人，在父母经常争吵的混乱环境中长大。父亲酗酒后，表现"前 1 分钟还是温和的，后 1 分钟就暴跳如雷"，父母从不给他足够的关爱。患者在高中和大学表现优秀，专业摄影，大学功课都得到了很高的评价。目前是一个有造诣的摄影家，但导师批评他不愿接受别人的意见，对建设性的批评抱有敌意。同事们都指责患者是太爱表现自我的人，总想成为别人关注的中心。

二、检查

精神状况检查:患者衣着讲究,头发梳理整齐,指甲修剪得很细致,身材瘦小,体格健康。面谈时,患者开始关心精神科医师的资格证,仔细检查墙上的行医执照。对医生的疏导耐心倾听。整个会谈中,患者一直保持着很好的目光交流,检查合作,谈话语速、节奏、音量适中,但有时装腔作势。自述心境"低落",表现情绪恶劣,情感反应协调。当谈到前女友问题时,他变得明显烦躁和气愤。患者否认任何思维内容障碍,但他经常幻想处罚那些背叛他的人。否认有知觉障碍和自杀及杀人观念。意识清晰,定向力准确,认知功能无障碍,但对自己行为的本质及其对他人的影响缺乏自知力。

三、诊断

自恋性人格障碍:自恋性人格障碍的特点表现为过度膨胀的自我意识,对他人缺乏感情移入。自恋性人格障碍的临床人群患病率为 $2\% \sim 16\%$,据流行病学调查显示,普通人群患病率不到 1%。父母是自恋患者的儿童,可能会发展为对权利和自我价值的非现实感,发展为自恋性人格障碍的风险增加。大多数关于自恋性人格障碍的理论研究,局限于精神动力学的观点。但最近精神生物学的研究中有关自恋性人格障碍病因学的探讨给了我们新的启示。

精神生物学模式认为,人格由几个关键部分组成,其中最主要的是气质和性格,通常认为气质是遗传性的,构成情感的核心。在儿童早期气质特征就显现出来,并且影响他们对某些外部刺激的反应。气质特征在 3-4 岁时开始稳定,且能预测以后的人格特征。性格不仅由遗传决定,而大部分是由文化、社会环境和对个体偶然事件所决定的。性格直接决定了我们如何看待自己,如何与外部世界相互作用。按照 Ckmiger 的观点,气质决定于个体的表现,反过来性格改变个体的内涵,因此,所有经验和价值取决于气质和性格,特殊的气质是否会导致人格障碍,其中性格是最重要的因素。

精神动力学描述的人格观点与精神生物学是相似的,但其主要是基于弗洛伊德心理结构的三部分,这种结构包含着弗洛伊德本我、自我、超我和自我防御机制的观点。精神动力学观点是根据自我能量和防御机制描述性格的。自我能量定义为一个人对内外环境刺激有意识的反应,而防御机制是保护自我免于心理冲突引发焦虑的无意识反应。精神动力学理论认为,机体适应方式的人格发育和结构,如果在发育期间受到干扰,就会发生人格障碍,或像 Kemberg 描述的那样,可能导致"边缘性人格结构"。这种边缘人格结构理论是所有人格障碍的共同特征,包括自恋性人格障碍。边缘人格结构的观点有助于解释人格障碍的重叠症状。

对于自恋性人格障碍,这种边缘性人格结构会导致自尊感发育不良,增加了个体脆弱的易感性。相应的,个体会出现适应不良行为,并使用不成熟的防御机制来保护脆弱的自尊。这种行为在患者看来是正常而充分的(自我和谐性),突出表现在总是想改变环境,而不是改变自己(外向型态度)。

本例患者诊断为自恋性人格障碍是基于患者的夸大、需要赞美、缺乏移情等人格特点,这些人格特点存在于患者生活的许多方面。这是一种持久性的行为模式,在人际关系和处事态度中表现出来。尽管患者的自知力有限,但他的行为引起了显著的主观烦恼,并明显影响了职业功能。

DSM-Ⅳ-TR 诊断标准的病例表现:

1. 有自命不凡的夸大感。患者一直在谈论他对时尚界的革命性见解,尽管他也很成功,但达不到他所说的程度。

2. 一心幻想无限的成功、权利、才华、美貌或理想的爱情。没有得到患者充满幻想的明确病史,重要的是,因为许多患者采用幻想来满足他们自恋和需要赞美的心理。

3. 认为自己是"特殊的"和独一无二的,只有其他特殊的或地位高的人(或机构)才能理解自己并与自己交往。

4. 需要过分的赞扬,从这些特点可以看到,本例患者最初认为他的女友是"业内最优秀的",关注医生的资质,衡量其是否有资格为自己看病。患者大多数时间谈论自己,需要女友的关注和贡献来满足自己的需要。

5. 有一种权利感,即不合理地期望得到特殊的优待或别人自动顺从自己的期望。

6. 人际关系上利用别人,即为了自己的目的可以损害别人。患者认为女友应该将他的需要放在首位。

患者经常让女友出现在自己的照片里并以此来促进他自己的事业,却并不考虑她的感受。而且并不认可她所做出的贡献,对自己的工作估价过高。

7. 缺乏移情,不愿认识或认同别人的感受或需要。

8. 经常嫉妒他人,或认为他人嫉妒自己。

9. 表现骄傲,目中无人的行为和态度。患者不能理解同事的想法,也意识不到女友的兴趣超过他自己。

患者认为女友嫉妒他,事实上是他嫉妒女友为其他摄影者工作。

患者的助手以及老师都认为他是个好自我表现的人,不愿意接受别人批评。

在精神动力学文献中,关于自恋性人格障碍的临床特征有两种主要的观点。Kemberg 描述了一种不易察觉的自恋患者,他们设法剔除别人的负面评价,用自己的成绩去吸引别人的关注,通过这种方式来保护自己脆弱的自尊心不受伤害。这种隐蔽型自恋患者适用于 DSM-Ⅳ-TR 的标准。Kohut 描述了另外一种自恋者,他们通过回避潜在的有害的环境来保护他们的自尊。通过密切观察他人的行为,从而决定自己怎么做,这种谨慎观察环境的方法帮助他们避免暴露自己的弱点。他们可能会表现得很平静,很谦逊,经常通过幻想来满足自恋的需要。这两种类型虽然在 DSM-Ⅳ-TR 里没有重点强调,但值得注意的是,他们共同的特征是都需要保护自己脆弱的自尊心。

鉴别诊断也十分重要,因为许多人格障碍与自恋性人格障碍很容易混淆,反社会性、表演性以及边缘性人格障碍都属于戏剧性和情感人格组,常与自恋性人格障碍症状重叠。反社会性人格障碍患者也可以表现利用别人,缺乏移情等现象,但是他们不像自恋性人格障碍那样不顾一切寻求关注,而且典型患者都有犯罪行为史。表演性人格障碍患者迫切想成为大家关注的焦点,但他们并不过分夸大自己,比起自恋性患者更富于表演色彩。边缘性人格障碍患者的特点具有破坏性、不稳定的自我形象,人际关系不良,情绪易变。自恋性人格障碍患者比边缘性患者要稳定得多,他们没有自伤行为,自始至终保持稳定的自我形象。自恋性人格可以忍受环境和人际关系的改变,而且从不自暴自弃,而边缘性人格障碍患者则恰恰相反。

抑郁症、双相障碍Ⅱ型以及物质滥用与自恋性人格障碍也有一定联系。如上述患者就符合重性抑郁症的诊断标准,也很可能存在可卡因滥用。轻躁狂与自恋性人格障碍的鉴别仍然是个问题,二者都表现夸大,但轻躁狂的患者有明显的情绪循环周期,他们的情绪会在躁狂发作和轻躁狂发作、抑郁发作或恶劣心境之间转换。

自恋性人格障碍的治疗在临床上是一个很棘手的问题,尽管40岁以后患者的症状有所减轻,但通常病程都是慢性的甚至终身存在。关于药物治疗是否有效意见不一,但是药物可有效地控制伴发焦虑状态和心境共病问题。领悟-定向疗法和认知行为疗法是有益的,但是没有证据表明二者孰优。对于这类患者来说,因为缺乏自我的力量和自知力,让他们放弃这种不良的应对行为和自我防御的机制是很困难的。尽管如此,建立一个稳定的治疗方案相当重要,治疗者们应该积极面对这个问题。

四、临床要点

1. DSM-Ⅳ-TR 描述了一种忽视型自恋性患者,但也存在警觉/敏感型自恋患者,这两种类型可能表现为自恋特质谱的两个极端表现。

2. 自恋性人格障碍总是存在保护脆弱自尊感的夸张表现,可与其他人格障碍加以鉴别。

3. 各种心理治疗虽然对自恋人格障碍治疗效果有限,但应避免支持性心理治疗,因为这种治疗往往会加重患者不良适应的应对方式。

病例 3　自杀行为

患者女性,15 岁。因情绪低落 7 年,伴自杀行为就诊。

一、病史

(一)现病史

一个 15 岁女孩因服用一把"泰诺林药片"被父母送到急诊科。患者母亲叙述几天前,女孩由于没有心理准备,对即将来临的考试很担忧。在服药的那天早晨,女孩比通常晚起床半小时,她感觉很疲劳,因为她一夜都没有合眼。起床后,她去了洗手间。20 分钟后,母亲发现女儿在洗手间地板上哭泣并喃喃自语"对不起,对不起"。发现她身旁有 1 个只剩下 10 片的泰诺林药瓶。父母拨打了 120,把患者带到了某医院急诊科。

患者自述"一生"中都感到情绪压抑,最近更加担心和焦虑,因为在学校的成绩逐渐下降,做事不能集中精力,不能按时完成作业。服药当天,患者对考试极度担心,晚上经常惊醒,并听到有声音告诉她考试将会失败。那天早晨,她感到"失去了自我",一时冲动服了一把泰诺林。患者说"让我父母失望",对此感到很羞愧。

(二)既往精神病史

患者自从二年级因情绪悲伤和时有哭泣,一直接受每周 1 次的心理治疗,无精神病住院史。最近医生让她服用一种选择性 5-羟色胺再摄取抑制药,情绪"稍好一些",食欲增加,服药 4 周后体重增加了 8kg。近几周来,由于担心体重增加而停止服药。患者承认过去有过自杀想法,但从未采取过行动。无情绪高涨发作史。

患者是一个养女,亲生父母方面的家族史不详。几年前她知道了自己是被领养的,经过心理咨询,能够正确地对待这个问题。她接受了 10 年的正规教育,为中等生,成绩偏低但有潜力。

童年时有哮喘史,无其他疾病和过敏史,无长期服药史。

二、检查

(一)实验室检查

全血细胞计数、血生化、甲状腺功能检查均在正常范围,尿毒物检查和尿妊娠试验阴性。

(二)精神状况检查

患者发育正常,中等身材,定向力完整,轻度嗜睡状态,但注意力集中,回答问题缓慢,每个问题都要反复思考,无主动性言语。情绪偏低,表情悲伤,称自己"从记事起情绪一直低落"。长期感到疲劳,四肢沉重,"活动困难"。患者否认有自杀想法、自杀企图或计划。承认过去的确有过自杀言论,但无自杀企图。患者无精神病症状,但她承认听到过"关于自己坏消息"的声音,通常发生在晚上入睡困难时。她还经常感到恐惧,好像"有什么坏事将要发生似的"。

三、诊断

青少年重性抑郁障碍:DSMJV-TR 中描述重性抑郁障碍的主要特征为 5 个或 5 个以上抑郁症状,至少持续 2 周,临床病程为间断性抑郁发作,无躁狂发作、混合发作和轻躁狂发作史。

与其他精神障碍一样,大多数有关抑郁症的遗传学研究只局限于成年人。然而,几项研究提示,儿童、青少年抑郁症和成年抑郁症之间有连续性。儿童、青少年抑郁症状或抑郁发作的遗传因素影响高达 50% 以上;单卵双生子研究也表明青少年抑郁障碍具有遗传性。许多学者的研究结论显示,儿童和青少年的抑郁障碍与遗传家族史有关,但家族的风险变量大小是由大量环境因子所决定的。

重性抑郁症的诊断依据包括抑郁

心境、注意力下降、精力减退、睡眠障碍及自杀观念和行为。详细回顾抑郁症状的持续时间很重要,因为恶劣心境障碍也可能发展为重性抑郁发作。恶劣心境的典型表现为长期的抑郁情绪,病程至少在 2 年以上。儿童发生情绪易激惹或抑郁发作病程仅需 1 年,就可以诊断为恶劣心境。在恶劣心境的基础上发生重性抑郁发作,称作"双重抑郁"。实验室检查结果有助于排除继发于躯体疾病的抑郁障碍,如甲状腺功能减退或物质滥用所致的心境障碍。青少年的抑郁发作可能就是双相障碍的最初表现。该患者无夸大和情绪高涨病史,故可排除双相障碍的诊断。然而,对于 15 岁女孩患重性抑郁发作,尤其是出现了精神病症状,有可能会发展为双相障碍。该患者有明显的幻听,应当了解幻听的性质,尤其是幻听是否有潜在的命令性内容。因此,诊断中包括"伴有精神病症状"的诊断是很重要的。鉴于对患者的安全考虑需急诊住院。

大多数青少年首次抑郁发作可以痊愈,但许多研究表明,30%～70%青春期或成年人期的抑郁发作的复发次数在 1 次或 1 次以上。有重性抑郁家族史、合并心境恶劣和焦虑、消极的认知方式、家庭冲突过多和受虐待的患者更易复发。通过对 14—16 岁青少年抑郁症患者的纵向研究表明,这组人群在 16—21 岁发生不良后果的风险明显增加。研究还提示,早年抑郁症增加了以后患重性抑郁和焦虑障碍的共病风险。共病研究结果证实,抑郁与焦虑症状长期密切相关。

MRI 的研究结果表明,患有精神障碍的儿童其额叶白质显著增强,这种变化与双相障碍、抑郁症和品行障碍有关。MRI 体积分析对心境障碍的研究显示,双相障碍和抑郁症的杏仁核、基底核体积与对照组比较有明显差异,双相障碍患者的体积增大而抑郁症患者的体积缩小,重性抑郁和双相障碍的前额叶皮质体积缩小是其共同特点。此外,前额叶皮质的发育不良将导致皮质调节边缘情绪网状系统功能丧失,出现皮质下结构的异常,导致单相抑郁和环性心境障碍。在功能性 MRI 检查中,重性抑郁发作期大脑前额叶皮质背侧生理活动减少,尤其在语言、选择性注意、视觉空间和记忆加工等区域明显,这些异常随着症状的缓解而改善。抑郁状态期间,这些"失活"区域可反映认知和情感过程之间的神经生理交互作用,且可能与重性抑郁症的认知损害有一定关系。

社会调查发现,到社区医院就诊的青少年中间普遍存在抑郁情绪,但只有 12%的人诉说有心理方面的问题,其中大约 50%的患者有心理烦恼,22%的人有自杀观念,自杀观念通常与心境障碍有关。出现 3 次自杀企图的青春期女孩多于男孩,但实施自杀 4～5 次的多见于男孩。有典型自杀观念的青少年缺乏应对策略和解决问题的技巧。青少年自杀的风险因素也包括既往的自杀企图,在男孩主要表现为攻击行为、物质滥用、使用凶器。女孩则包括以前的自杀企图、怀孕、离家出走和心境障碍。在美国,青少年最常见的自杀方式是枪杀,约占男孩的 2/3 和女孩的 1/2。第二种常见的自杀方法是男孩自缢,女孩服毒。如果持续存在自杀想法或家庭不能保证患者门诊治疗,为保证患者的安全,需住院治疗。

Meta 分析所有的研究证明,采取不同的心理干预,对儿童及青少年抑郁有显著的临床疗效。抗抑郁药对年轻的抑郁症患者也有明显效果,目前这些药物的安全性和有效性研究滞后于临床实践。但是,仍然有很多青少年服用抗抑郁药和心境稳定药。早期证据表明,选用 5-羟色胺再摄取抑制药比用三环类抗抑郁药(TCAs)较令人鼓舞,因为 TCAs 对儿童和青少年的治疗还没有显示比安慰剂更有效。在 TCAs 和单胺氧化酶抑制药的安全性和有效性方面,没有提供对儿童和青少年抑郁症药物治疗的观点。最近,新型抗抑郁药已开始应用于儿童和青少年抑郁症患者,舍曲林、氟西汀、帕罗西汀对青少年抑郁症治疗的药动学研究已着手进行,这些研究结果提供了合理的治疗策略,并提示儿童和青少年对新型抗抑郁药物可能有较好的耐受性。开放性和双盲研究进一步证明,新型抗抑郁药对青少年抑郁症患者具有良好的疗效。

四、临床要点

1. 最近的 MRI 研究表明,伴有和不伴有家族史的童年抑郁发作患者,两者的前额叶皮质体积有明显差异。与对照组比较,家族史阳性患者的左侧前额叶皮质体积缩小,而家族史阴性的患者皮质体积增大。这些结果表明,青少年抑郁症患者的皮质体积发生变化,家族史阳性患者表现为退化过程,而家族史阴性患者则是由于发育缺陷的原因。

2. 所有新一代或经典的抗抑郁药的临床疗效相同;精神科医生应依据它们不良反应的大小,决定选用哪种药物治疗青少年抑郁症。

3. 青少年抑郁症伴有精神病症状、精神运动性迟钝、药物诱发躁狂或轻躁狂或具有双相障碍家族史者,都有增加发生双相障碍的风险性。

病例 4　自杀想法

患者女性,27 岁。因自杀观念就诊。

一、病史

(一)现病史

一位女性由男朋友带到精神科急诊室。主诉"被痛苦的抑郁症折磨"产生想死的想法,计划服用过量的文拉法辛(医生为她开的抗抑郁药)自杀。然而在就诊的前 1 天,患者和她的精神科医生讨论过去 6 个多月的治疗是如何成功的,医生建议她减少就诊次数。面对治疗的成功,患者却突然感到绝望、空虚、焦虑,为此很困惑,称这种感觉为"郁闷的打击"。男朋友为工作离开她时,这种感觉加重,并有自杀想法。患者感到孤独、害怕,给精神科医生打电话,当得知医生不能去看她时,突然变得愤怒,将电话摔到墙上。患者描述当时就像思维在赛跑,好像离开了自己身体,认为自己被男朋友和医生都抛弃了,感到空虚。想到男朋友要和自己"分手",就像"我的医生也会这样似的",在极度绝望抑郁情绪状态下,瞬间产生类似惊恐焦虑发作。患者打电话给正在工作的男朋友,告诉他自杀的计划,男朋友立即回家带她到了精神科急诊室。

患者与男朋友同居 1 年,目前无业,部分时间在大学上课,对工作没有具体计划。男朋友说自己非常关心她,但是他们的关系相处"困难"。两人认识仅 3 个月便同居,这可能是很多冲突的原因。患者认为自己患"难治性抑郁症"12 年,自从服用文拉法辛每日150mg 治疗后,仅 6 个月便有效。患者自称情绪长期低落,近 4 个月来抑郁症状消失,于是称赞自己的医生是"天使"。

(二)既往精神病史

患者以前是一个快乐、有教养、听话的孩子,没有任何躯体疾病或心理问题。13 岁开始不顾父母反对与男孩约会,很快与许多伙伴发生了性关系。她常与性伙伴喝酒,吸大麻和可卡因,不服从父母管教而与他们吵闹。患者 15 岁时第一次抑郁发作,表现食欲增加,体重增加,活动兴趣下降,注意力不集中,学习成绩下降,被诊断为"抑郁症",采用心理治疗。患者认为精神科医生是"残忍的",只是"让我活得比以往更痛苦"。从那时起,她的情绪一直沉闷沮丧,离开父母去上大学。患者的父亲

是一个酗酒者,24 岁时父亲去世。不久患者企图"吃一些药片"自杀,从此患者住院 6 个月,服用多种药物治疗,包括帕罗西汀、氟伏沙明、舍曲林和西酞普兰,因为患者对药物的不良反应不能耐受而停药治疗。

(三)个人史

患者与男朋友同居,他们认识了15 个月,两人的结合直接、热烈,男朋友也很稳重、顾家。同居后,患者担心男朋友会离开她,随后患者的抑郁症状复发。

二、检查

精神状况检查:患者体态偏胖,年貌相符,头发末梢染成粉红色。右手文着心脏图案,中间写着一个男人的名字。接触较好,有时紧握拳头,敲打桌子,言语正常。当提到其父亲和以前的精神科医生时,声调增高。患者称自己的情绪"非常抑郁",情绪不稳定,从愤怒、沮丧到情绪恶劣,一般都是负性情绪。思维形式活动正常,无病理性赘述和思维破裂。存在一些偏执观念,认为自己会被"扔"在医院,恳求医生别单独留下她一个人。通过医生的心理安慰,患者说不想自杀了。患者否认有杀人的想法,无幻听、幻视。脾气暴躁,冲动控制能力下降。自知力、判断力受损,不知道自己的病情和对他人的影响。

三、诊断

边缘性人格障碍(BPD):根据DSM-Ⅳ标准,BPD 是以人际关系、自我意象、情绪不稳定,并伴有冲动控制

障碍的普遍模式为特征。BPD 始于青春期或成年早期，但在 18 岁之前症状需持续至少 1 年才能确诊。通常，人格障碍的诊断是基于持久的、不变的、不良的适应行为模式，并给本人带来极大的烦恼。BPD 在普通人群中约占 2％，在精神科住院患者中约占 20％。女性中诊断 BPD 合并轴Ⅰ精神障碍者为男性的 3 倍，特别是合并心境障碍。其原因可能是多因素的，遗传因素和儿童早年的经历起着重要作用。BPD 患者常有儿童时期的创伤，如被忽视及虐待。患有 BPD、物质滥用、抑郁症的一级亲属中 BPD 更常见。对 BPD 没有诊断性测验，有些研究提示，BPD 患者可能存在某些神经内分泌异常，包括 5-羟色胺的长期低下和促甲状腺素释放激素的异常。

本例患者虽然符合重性抑郁发作的诊断标准，但患者 BPD 的表现说明患者具有广泛的谱性症状和行为。患者的病史明显地表现人际关系紧张，发狂似地企图避免被抛弃，反复做出自杀的姿态威胁他人，对人际事件情绪易变且冲动，莫名其妙地愤怒，这些都是 BPD 的主要症状。其他鉴别诊断包括：双相Ⅰ型障碍、双相Ⅱ型障碍、表演性人格障碍和依赖性人格障碍。BPD 患者的情绪极不稳定，最初常会被诊断为轴Ⅰ精神障碍。然而，BPD 患者的情绪变化往往表现在人际交往中。而心境障碍的情绪症状变化快，消除也快，通常持续几小时或几天。尽管 BPD 患者体验到多种情绪，但常以长期抑郁情绪为主诉。另外，如同本例患者一样，多数 BPD 患者与轴Ⅰ精神障碍共病，最常见包括心境障碍、焦虑障碍、创伤后应激障碍和物质滥用。进食障碍特别常见于女性 BPD 患者。

从本例患者的病史提示，BPD 患者的生活经历混乱，过分敏感，害怕被医生抛弃，这是此类障碍情绪、行为和自我意象不稳定的特征性表现。患者的自杀姿态是一种对应激源愤怒和不适应的反应，而不是抑郁症的结果。患者努力避免被抛弃而维持依赖的关系，所有这些都是 BPD 患者无意识的动机。另外，常见 BPD 患者无意识地试图破坏自己的治疗。本例患者希望超剂量用药试图对她有益，达到既暗中治疗又显示对精神科医生的敌意之目的。

1975 年，Kernberg 把一组具有特殊原始防御机制的 BPD 概念化。正在分离的 BPD 患者所采用的是原始防御机制，这使他们对他人的评价不是极端的理想化就是极端的贬低，或者对同一个人的两种评价交替出现。当患者得到别人的关心，他们便会将这种关系理想化，进而提出不切实际的要求，最终导致人际关系破裂。本例患者就使用了典型的边缘性防御机制，贬低以前的治疗并美化现在的治疗。Kemberg 描述另一个原始防御机制是投射认同作用，也就是说患者处于无意识、不情愿或不能体验他人的感受，从而自身引发情绪状态的一个过程。Kemberg 也描述了导致认同障碍的这种自我矛盾概念，也被称为认同扩散，这常见于 BPD 患者。这些障碍表现为缺乏目标，生活计划多变或试图"采纳"他人的身份。在极度的应激状态下，他们也会出现短暂的偏执观念或分离症状。

BPD患者的冲动倾向需特别注意，因为他们经常作出不顾后果的决定。乱交史和物质滥用都证实了本例患者的冲动性，其他还包括缺乏动机的高消费、狂欢、从事冒险行为的发泄。这些行为经常发生于对心理应激源的反应或缓解长期的空虚感。BPD患者不能够控制愤怒而导致潜在的身体伤害。应高度关注的是，反复自杀企图或自杀姿态以及自残行为的倾向。不能忽略BPD患者的自杀威胁。据估计，BPD患者自杀率在8%～10%。

在BPD的治疗方面，美国精神病协会治疗指南推荐应用心理治疗合并靶症状的药物治疗，BPD患者的有效治疗应当扩展，包括清除限定的环境和恰当的治疗范围。辨证行为治疗是认知行为治疗的一种形式，对减少自杀或伪自杀的BPD患者的自杀行为有效。精神动力学的心理治疗也认为，移情心理治疗应用于BPD是一种有效的治疗。无论是辨证行为治疗还是精神动力学心理治疗，在随机对照实验中都已得到确认。药物治疗作为一种辅助治疗是为了减轻症状和共病障碍的治疗，药物治疗包括以5-羟色胺再摄取抑制药（SSRIs）作为主要的一线药物；二线药物包括心境稳定药、单胺氧化酶抑制药和小剂量的神经阻滞药。

本例患者住院后，开始进行本土的行为治疗。患者与主管医生制订了治疗计划，主要针对患者的自残行为——包括自杀姿态和药物的误用。患者也参加了集体治疗，告诉患者如果遭受痛苦时应合理地处理而不是冲动。患者同意继续服用文拉法辛，主要是针对患者的情绪不稳定、清除敏感性、冲动和不恰当的愤怒。加用丙戊酸盐以控制冲动。小剂量抗精神病药治疗偏执或分离症状，通过住院治疗可让妄想症状消失。出院后，患者每2周进行一次门诊治疗，每周参加集体治疗。患者的男朋友又找了一份新工作，需要经常出差，这时她则需要再次住院。出院后，患者重新回到大学，并能在学校书店做兼职工作。为了稳定情绪，患者维持文拉法辛治疗和每周2次的心理治疗。

四、临床要点

1. 几项研究表明40%～71%的BPD患者与童年受到性虐待有关，而对照组仅为19%～40%。尤其早期受虐待是BPD的一个先驱征兆。父母忽视和物质滥用也是BPD发生的重要危险因素。

2. 最近的研究显示，BPD和冲动患者的大脑皮质通路中的5-羟色胺合成功能下降；神经影像学研究报道，BPD患者的杏仁核和海马体积缩小。

3. BPD和创伤后应激障碍（PTSD）之间存在有趣的联系，有些研究者推测，两者是同一疾病的变异。一项研究发现，社区中大约有1/3的BPD者符合PTSD的标准。

病例 5　临近毕业的大学生

患者女性,22 岁。因情绪低落,兴趣下降,活动减少就诊。

一、病史

(一)现病史

患者是一名 4 年级的大学生,近几个月来变得越来越退缩,近 3 天卧床不起。患者期盼着毕业,但又担心期末考试和毕业后找工作问题。临近毕业时,她越来越担心找不到工作,不愿见朋友,不参加社会活动,严重失眠,每天睡 4 个小时,醒后难以入睡。上课注意力不能集中,学习成绩下降。近几天,她感到懒惰,不想起床,不想吃饭,自上大学以来第一次逃课。患者自诉想过死,感到生命没有价值,但否认有具体自杀计划,否认躁狂发作、精神病史,除了担心毕业后找不到工作,无其他明显的焦虑史。

(二)既往精神病史

患者否认既往有精神病问题。在高中毕业时有数日感到过度悲伤。承认周末有社交性饮酒,但否认酒精滥用或依赖症状。

(三)既往躯体疾病史

身体健康;无用药史。

(四)家族史

患者开始否认有精神病家族史,进一步询问,称其母亲过去曾服过抗抑郁药。

二、检查

(一)精神状况检查

患者意识清晰,定向力完整,眼神接触差,精神萎靡不振,呆板地坐在椅子上,语音低,音调单一,无主动言语,回答问题缓慢。患者自诉心情"不太好",表情抑郁,两眼含泪,但情感反应协调。否认有幻觉、错觉和强迫观念。对将来无望感,诉有自杀观念但无自杀计划或企图。无杀人的想法。

(二)实验室检查

全血细胞计数、血生化、甲状腺功能、维生素 B_1、叶酸和尿毒物检查均在正常范围。

三、诊断

重性抑郁症:重性抑郁症的特征是持续 2 周的心境抑郁和(或)兴趣或快感缺乏并伴有其他症状,其严重程度导致了社会功能和职业功能损害。快感缺乏被定义为兴趣下降或不愿参加日常活动以及有趣的活动。如果患者表现下列 9 项症状中的 5 项,持续 2 周,重性抑郁症的诊断即可成立,包括:①抑郁心境或易激惹;②快感缺失;③睡眠的改变;④罪恶观念、无望感或无助感;⑤精力缺乏;⑥注意力损害;⑦食欲或体重的改变;⑧精神运动性激越或迟钝;⑨反复想到死和自杀观念。

抑郁症一般的患病率为 15%,其中女性的患病率更高,发病年龄为 20－50 岁,平均发病年龄为 40 岁左右。近年来有儿童及老年抑郁症的报道,老年抑郁症的患病率已增长到 25%～50%。根据种族及社会经济状况抑郁症的发病率不同。然而,一份资料表明,临床医生可能会把不同文化背景的心境障碍患者误诊为精神分裂症。

抑郁症的确切病因尚不清楚,通常认为其病因是遗传学、生物学及心理社会因素相互作用的结果。遗传学研究表明.患抑郁症的一级亲属发生抑郁症的风险要高于普通人群的 2～3 倍。孪生子研究也表明,单卵双生子的发病率高于双卵双生子。生物学研究显示,尾状核及额叶可能有某些神经解剖学改变,然而神经生化学说提出了脑内去甲肾上腺素(NE)、5-羟色胺(5-HT)或多巴胺水平失调可能为致病因素。现代观点认为,5-羟色胺是抑郁症发病的主要因素,主要依据为 5-羟色胺再摄取抑制药治疗抑郁症的有效性。5-羟色胺能药物起效需几周时间,早期的理论认为 5-羟色胺水平减少是发生抑郁症的机制之一。值得注意的是首次抑郁发作的应激性生活事件常常高于后来的发作,一些作者提出最初抑郁发作的应激反应可能导致了神经元或突触的改变,而这些变化又是患者复发的重要原因。

重性抑郁症患者的临床表现各有不同,50%以上患者可能认识不到自己的抑郁心境,但他们表现有退缩和快感缺乏的症状。在主诉抑郁心境的患者中,半数患者有昼重夜轻的变化,80%的患者有失眠现象,主要表现为早醒或睡眠易醒。97%的患者有乏力症状。食欲和体重下降是抑郁症的常见症状,非典型抑郁症亦可见食欲及体重的增加。自杀观念及自杀行为在抑郁症患者中十分常见,研究表明,2/3 的患者

存在自杀想法,10%～15%的患者有自杀行为。虽然在重性抑郁症的诊断标准中没有列出焦虑及躯体化症状,但这亦是抑郁症的常见表现。

精神运动性迟钝是抑郁症的一个常见症状,而在老年中常以精神运动性激越为主要表现。就像本例患者一样,许多抑郁症患者可能表现为驼背姿势和目光呆滞,语速及语量减少,单词回答问题,说话延迟或缓慢。精神病症状如妄想、幻觉,有时也见于严重的抑郁发作患者,妄想内容往往与患者的心境一致。例如,在精神病性抑郁症患者中,发生内脏腐烂妄想的内容与患者的抑郁心境状态是一致的。患者的思维也往往有消极的想法,常有自罪感、丧失感、自杀观念和反复想到死。抑郁症患者也常出现认知障碍,不能完成工作和注意力不集中,就像该患者一样。患者通常无人物、地点、时间定向障碍,但注意力损害和健忘可能类似痴呆表现,我们通常称为假性痴呆。

所有抑郁症患者必须详细地询问病史和全面的体格检查以及常规的血液检查,包括全细胞计数、血生化、头颅磁共振、甲状腺功能、叶酸和维生素 B_1 的检测,以排除躯体疾病。尿毒理学检查是为了除外由药物导致的抑郁症状。抑郁症的鉴别诊断包括肾上腺及甲状腺功能障碍,尤其是对有体重变化的患者。在高危人群中必须排除 HIV 感染,应该注意的是许多药物可能导致抑郁症,包括抗高血压药、镇痛药及抗震颤麻痹药。应进行全面的神经系统检查,因为许多神经疾病亦可伴发抑郁症

（如癫痫、帕金森病、脑血管病、心血管病、肿瘤等）。老年患者要排除阿尔茨海默病。

全面的精神检查和详细地询问病史是为了排除其他精神病的诊断，双相障碍、恶劣心境、环性心境障碍、人格障碍也会经常出现许多抑郁症状，因此，需获得详细社会史以排除上述疾病。物质滥用及物质所致的心境障碍、精神分裂症的阴性症状、进食障碍、焦虑障碍、适应障碍也应加以鉴别。

整体的治疗计划不仅要使患者症状快速缓解，还包括长期的心理卫生教育以减少复发的风险。患者的安全是最迫切和基本的目标，医生必须决定患者是否需要住院治疗。如果患者存在对自己或他人的潜在危险或生活不能自理，是住院的指征，一旦患者的安全得到保证，通常药物治疗和心理治疗联合治疗成为焦点。

特异性的药物治疗已 40 年，包括选择性 5-羟色胺再摄取抑制药（SSRIs）、三环类和四环类抗抑郁药、单胺氧化酶抑制药和新型的或非典型抗抑郁药。尽管不同的抗抑郁药作用于每一种神经递质都有其特异性，但它们都可能是改变了去甲肾上腺素、5-羟色胺和（或）多巴胺在突触间隙的浓度。大多数抗抑郁药对抑郁症的治疗有同样的功效，因此选择药物主要是考虑其不良反应。考虑相对的安全性和耐受的不良反应，SSRIs 常常被认为是一线治疗药物。

重要的是告诉患者抗抑郁药 4～6 周才能充分显效，因此，药物应增加到最高有效剂量，维持至少 4～6 周。在任何一种抗抑郁药治疗无效的情况下，可增加锂盐、非典型抗精神病药或丙戊酸镁等，还可联合不同作用机制的抗抑郁药。如果上述方法仍无效，无抽搐电休克疗法也是安全可行的选择，尤其对于老年或孕妇患者，无抽搐电休克疗法常被作为一线治疗。

大多数心理卫生工作者认为，心理和药物治疗联合应用对重性抑郁症患者是最有效的方法，心理治疗的方法包括短期的认知疗法、行为疗法和人际关系疗法。行为治疗尚未被充分肯定，假设不良的适应行为会导致负反馈和抵抗反应，而教给患者更多的适应行为会产生正强化作用，可减少抑郁发作。认知疗法是依据抑郁症患者至少有部分否定自我、否定他人和对世界的歪曲认识，因此，认知疗法是寻求认知歪曲并且纠正这种歪曲的思维，达到缓解抑郁症的目的。人际关系疗法提示，令人不满意的社交关系会加重抑郁症状，根据这种观点，如果加强人际关系和沟通的改善，抑郁症状也可恢复。有些人推崇长期的精神分析疗法，抑郁症的精神分析疗法已经得以开展，多种假设与精神分析的不同亚群密切相关，有人认为抑郁症被理解为与童年期的心理冲突有关，这种冲突表现在自尊和内在敌视冲动之间的反复联想。在精神分析疗法中，患者把某些问题作为对治疗者之间关系的依赖，这种现象被称为移情。

而长期抗抑郁药治疗对抑郁发作会明显缓解。提前撤药会导致症状的复燃，因此，抗抑郁药应该从症状缓解开始维持 3 年以上。随着每次抑郁的发作,复发率增加,病程持续时间更长,症状更严重。预防性抗抑郁药物治疗会降低复发率,一些患者在病程进展的情况下可能需要预防性治疗。

本例患者为首次重性抑郁发作,高中毕业时可能已患有某种抑郁症,当时因症状不严重未引起临床医生的注意且自愈。然而,本次抑郁发作严重地影响了社会功能和学习能力。发作之前有考试、毕业、过渡到成年人期和相对独立的应激事件。症状诊断包括快感缺失、失眠、精力缺乏、注意力不集中、食欲缺乏和自杀观念。精神状况检查,抑郁征象表现为精神运动迟钝、软弱、单调的语音、烦躁不安、注意力不集中、无望感。患者自诉有自杀想法,但无自杀计划。考虑到患者有想死的念头和潜在的自杀危险,让患者住院治疗。尽管患者没有自杀计划,短期住院治疗对保证其安全是有益的,最初治疗,每天提供临时的具有外在应激源的治疗环境,应用西酞普兰每日 10mg,患者很快好转出院,在精神科门诊进行药物治疗和短期的认知疗法。

四、临床要点

1. 一些作者把心境描述为患者内在的情绪状态,而有些作者把心境定义为客观上可观察到的内在的持续情绪状态。另一方面,某些作者把情感定义为目前情绪内涵的外在表达,而有些作者则将其描述为情绪状态的瞬间波动。大多数人认为这两种说法都是正确的。

2. 确定自杀问题是保证患者生命安全的关键。我们必须重视自杀想法的表达。有自杀意图的患者必须住院治疗。

3. 在评价伴有抑郁症状时,必须排除双相障碍,因为应用抗抑郁药治疗会诱发双相障碍的躁狂发作。

4. 根据血清素的亚型和受体部位,目前关于血清素受体系统的特异性作用成为研究的重点。下丘脑-垂体-肾上腺轴也受到了更多的关注,研究者正在探索类皮质激素被激活后慢性作用于宫内胎儿和儿童与影响该系统的应激源,是该病发生的危险因子。

病例 6 偏执想法

患者女性,62 岁。因情绪低落,凭空闻语,疑人害己就诊。

一、病史

(一)现病史

患者因为孤僻,哭泣,行为反常被女儿带到精神科急诊。近 1 个月来,该患者不愿见人,既不接电话也不参加任何社交活动。她不洗澡,不做饭,不清扫房间。女儿看望时,也很冷淡,显得紧张不安,在屋子里来回踱步,泪流满面地问:"为什么打扰我?"最近的 1 周里,她变得恐惧、警觉起来,不时捂住耳朵,摇头,惊恐地睁大眼睛仿佛在屋子搜索什么。她拉上窗帘,并且对每一位来访者都表现出怀疑,只有在确认安全后才肯打开门。最近,她告诉女儿,她有 1 周的时间没有合过眼。之前,女儿还曾发现她在阳台上说:"住嘴,住嘴!安静!"她告诉女儿,她一直准备从阳台上跳下去,因为"那些人要暗杀我",她听到男人和女人评论自己,并且计划着要杀掉她。她认为这些人藏在屋外,企图闯进来,但是她从来没有看到过这些人。她这样解释:"他们很聪明,擅长隐蔽。"她不断地听到他们对她说"过来",起初是耳语音说话,最近几天,这些声音变得越来越大。她能听到他们讨论她的活动以及讨论如何趁她睡着后破门而入,"跟她做个了断"。

(二)既往精神病史

患者承认既往有抑郁发作史,否认有自杀企图或住院史。女儿补充说,过去母亲有过多次类似的恐惧、妄想发作,发作期间,她会"离家出走几周,然后像正常人一样回来"。回顾过去的情况,女儿坚信她当时一定是去住院了。在女儿的记忆里,她两次被救护车带走,那可能就是自杀的原因,因为她父亲比以往任何时候都更担心。患者偶尔喝点酒,不吸烟,不吸毒。否认有躯体疾病史及精神疾病家族史,没有物质滥用史。最近没有服药治疗。自从几年前丈夫去世后,她一直独自生活。此次发病没有任何诱因。

二、检查

(一)精神状况检查

患者年貌相符,体形稍胖,蓬头垢面,衣着不整,表情疲惫,恐惧不安。患者坚持要女儿陪同,才同意跟医生

交谈。进入会晤室后,她立即躲到最里边的墙角处,紧紧抓住女儿的手,不停地哭泣,称"自己的心情糟透了"。情感反应协调,有明显的激越。让医生和女儿为她挡住门,仍不停地询问是不是安全。说话声音很小,回答切题,思维过程连贯。问患者在屋子里害怕及不敢到门口的原因,她说有人跟踪自己,现正在门的对面,示意要她过去以便加害她。患者说:"就是死也不能让这些人给抓住,若是在家里,她就从高层阳台上跳下去了。"还说,她再也不能承受因逃避惩罚而产生的内疚感。患者没有自知力,不知道这些是幻觉。

(二)体格检查及实验室检查

患者除允许测量生命体征外,拒绝任何检查。心率每分钟 105 次,其他生命体征均正常。

三、诊断

伴有精神病性症状的重性抑郁障碍:伴有精神病性症状的抑郁症是抑郁症中相对常见的一种类型。据统计,该类患者占抑郁症住院人数的 25%。该病常常被误诊为不伴精神病性症状的抑郁症,导致不恰当的治疗。根据 DSM-IV-TR 诊断标准,患者除符合抑郁发作的症状标准外,还伴有幻觉和妄想等精神病性症状。这些幻觉和妄想通常与患者的心境一致,大多是批评、惩罚或者具有伤害甚至威胁性的内容,比如常见的妄想有躯体妄想(身体正在腐烂或遭受癌症的侵袭),虚无妄想(周围世界毁灭或自己不存在了),自罪妄

想(为爱人的不幸而内疚)或过分担心所面临的惩罚或贫困。如果存在幻听,通常也是一过性的,都是谴责患者本人的内容。幻视和幻触是另外两个比较常见的精神症状。有时精神病症状与心境症状并非密切相关,如荒谬离奇的被害妄想、牵连观念、思维插入或思维广播,但比较少见。如果出现与心境无关的症状,则提示预后较差。

一些临床心理医生认为,伴精神病症状的抑郁症应该是一个独立的诊断而不是重性抑郁的亚型,一些资料显示,它更接近于精神分裂症而不是抑郁症。该病自杀的风险高于不伴精神病症状的重性抑郁障碍,并且更易复发。本病的抑郁症状与不伴精神病症状的抑郁症有明显的区别,比如,该类患者容易出现严重的精神运动性激越、严重的抑郁状态、认知广泛损害,昼重夜轻节律少见、更多的有既往自杀史或目前更易出现自杀行为。伴有精神病症状的抑郁症患者病前大多具有 A 型性格行为和妄想发作史。一般认为伴有精神病症状的抑郁多发于老年人,但至少一项研究已证明年轻患者的精神病症状更加常见。最新的一项伴有精神病症状的抑郁症患者与精神分裂症、无精神病症状的抑郁症患者及正常人的影像学对照研究显示,伴精神病症状的抑郁症患者的脑室扩大及脑沟体积改变较无精神病症状的抑郁症患者明显,后者脑白质正常。

有许多精神障碍需要与该病相鉴别,其中必须考虑的鉴别诊断包括无精神病症状的抑郁症、伴心境恶劣的躁狂或轻躁狂患者、分裂情感性精神障碍、精神分裂症、妄想性障碍、物质所致精神障碍、物质所致心境障碍或器质性疾病所致心境障碍。由此可见,为缩小鉴别诊断范围,必须要有详细的病史资料。比如,要想排除伴心境恶劣的躁狂症,临床医生必须搞清楚患者对睡眠的需求量。本例患者入院前 1 周内睡眠很少,并感到筋疲力尽;在住院期间,患者非常渴望睡眠却因过度担心而失眠。另外,患者没有行为鲁莽、思维奔逸、夸大或精力充沛等躁狂症状,故可排除躁狂症的可能。

伴精神病症状的抑郁症的一项特征表现,是出现与心境低落相一致的精神病症状,如批评性幻听或命令性自杀的幻听。因此,精神病症状与情感症状的病程对鉴别诊断尤为重要。精神分裂症患者,如果出现心境症状,也是很短暂的(相对于精神病发作的总病程)。而分裂情感性精神病患者,在心境症状消失后,其精神病症状要持续存在至少 2 周的时间。该患者因为有幻听,以及心境症状为临床表现的核心症状,所以可排除妄想性障碍的诊断。

该患者过于偏执而不能配合详细的检查,生命体征正常,也没有严重的虚弱和明显的神经系统体征,因此大致可排除器质性疾病或物质所致的精神障碍。当患者配合后,必须做详细的躯体检查,因为其他因素也会导致类似的症状。比如:甲状腺功能亢进或甲状腺功能减退所致的代谢紊乱可引起心境和精神病症状;某些处方药如类固醇可以导致类似症状,抗组胺药可以导致谵妄等。另外患者的年龄较大,对抗胆碱能药物敏感,并且存在心动过速,因此,还应排除抗胆碱能药物所致的谵妄。进行尿液分析是为排除感染,做尿毒理学检查是为排除药物滥用,尤其是可卡因、大麻、安非他明、五氯酚或氯胺酮之类的致幻药。如果患者是首次发作或现在的临床表现与既往发作表现不同,应进行全面的神经系统检查和神经影像学检查。因为神经系统的占位、损伤、缺血等病变有时也可出现与本例患者类似的精神病症状。

一旦明确诊断,应该同时兼顾精神病症状和情感症状两个方面的治疗,既要抗抑郁治疗又要抗精神病治疗。多种抗抑郁药物已进行了临床研究,欧洲的一项舍曲林与帕罗西汀的双盲对照研究显示,两者的有效率分别为 75% 和 46%。两组之间无统计学差异。在三环类抗抑郁药治疗中,阿莫沙平对 D_2 和 $5-HT_2$ 受体都有拮抗作用,被认为是最有效的治疗药物。有的研究认为抗抑郁药与抗精神病药联合应用疗效最佳。一项多中心、双盲的队列研究,单独应用利培酮与氟哌定醇和阿米替林合用治疗伴精神病症状的抑郁症的比较,显示联合用药疗效更佳。最近的一项开放性研究证明,奥氮平和帕罗西汀联用也显示了相同结论。

尽管联合用药疗效好,但应考虑到服用多种药物会降低偏执症状患者的依从性。一项回顾性研究证实,单一应用奥氮平能取得较好的疗效。最近由 Schatzberg 完成的一项总结认为,非典型抗精神病药物应作为治疗伴精神病

症状抑郁症的一线药物,待精神病症状消失后,再加用抗抑郁药物,以免引起患者的反感。但 APA 的临床药物治疗指南认为,对伴有精神病症状的抑郁症治疗,抗抑郁药与抗精神病药联合应用疗效优于单用抗抑郁药或单用抗精神病药。对于联合治疗无效的患者,可加用锂盐治疗对部分患者可能有效。

有两项研究的初步结果提示,对伴有精神病症状的抑郁症治疗,应优先考虑 ECT,对于老年患者,ECT 疗效更佳。APA 的临床治疗指南中指出,治疗伴有精神病症状的重性抑郁障碍,ECT 更有效,但需做具体症状评估后方可决定。

当症状被控制后,应考虑采取何种维持治疗预防复发。通常维持治疗是继急性期和巩固期治疗之后的一个重要治疗步骤。APA 临床治疗指南中提出,伴发精神病症状的患者不能看作是一个独立的实体单独治疗,而被看成是一个重性抑郁复发的高危因素。因此,维持治疗对伴有精神病症状的抑郁症治疗尤为重要。在防止复发方面,采取 ECT、抗抑郁药、抗精神病药或联合应用,其中哪种方法疗效最佳,应根据患者的具体情况而定。

本例患者被安排在一个精神科病房里,服用奥氮平每日 5mg 治疗,并逐渐加量至每日 10mg,同时联用帕罗西汀并逐渐加量至每日 40mg。2 周以后,患者的幻听消失,情绪也逐渐好转,随着幻听的消失,偏执症状也消失了。患者对药物耐受性良好,无任何不良反应。在奥氮平加量至每日 10mg 和帕

罗西汀加量至每日 40mg 后 2 周,患者好转出院,在社区精神卫生门诊进一步观察患者的心境症状。

四、临床要点

1. 临床上对伴精神病症状的抑郁症认识不够,容易被误诊。该类患者的自杀和复发风险较高。因此,我们必须详细询问抑郁症患者的精神病症状,尤其是对那些有严重情绪低落、显著激越或有明显自杀观念的患者。

2. 伴精神病症状的抑郁症目前被归类为抑郁症的一个亚型,但有几种情况表明它可能是一类独立疾病。例如:伴有精神病症状的抑郁症对抗抑郁药及 ECT 的疗效与无精神病症状的抑郁症不同;症状学表现也有差异;预后较差,有显著的社会功能减退,类似精神分裂症的表现;伴有精神病症状的抑郁症多发生于人格障碍及有妄想发作病史的人群。该病患者可能有 MRI 改变,如脑室和脑沟扩大。

3. 精神病性抑郁症的最佳治疗方法尚无定论。APA 治疗指南推荐抗精神病药物和抗抑郁药物联合使用。并建议如果患者对药物治疗无效时,可采取 ECT 治疗,有证据显示,ECT 消除症状的疗效优于药物。

4. 某些精神病性抑郁症患者具有明显的下丘脑-垂体轴异常。一种高效的糖皮质激素受体拮抗药米非司酮可快速治疗精神病症状。小型双盲安慰剂对照交叉研究和个案病例报道显示,早期米非司酮治疗有效,随后改用抗抑郁药与抗精神病药物联合治疗。

5. 精神病性抑郁症患者的社交及职业功能受损,可能是可的松水平增高所致的继发性轻度认知障碍。

病例 7　自杀想法

患者男性,38 岁。因规律饮酒 5 年,近 6 周情绪低落而就诊。

一、病史

(一)现病史

一位 38 岁的男性被内科医生直接送到精神科急诊室。一天早晨,夫妻二人没有预约,便直接来到内科医生诊室,患者自述情绪非常低落,并制订了一套自杀计划,包括吞服一瓶“扑热息痛”,喝一瓶烈性酒。内科医生进行了全面查体和实验室检查后,将患者送到精神科急诊室。

医生接触患者时,他显得很沮丧并靠在妻子身上。夫妻已分居 1 个月时间,因为患者不是一个“合格的丈夫”。在过去的 6 周中,患者变得孤僻,常抱怨精力不足、注意力不集中、没有食欲、睡眠差。早在 6 个月以前患者就辞去了工作,不再关心照顾自己 6 岁和 4 岁的孩子,好像变成了另外一个人似的。

医生询问患者什么时候开始感觉情绪低落,他很清楚地回答“1 年半前母亲去世后才开始的”,对于母亲的死他一直反复内疚,悔恨自己在母亲临死前的那段时间,未能守在母亲的身旁。

患者的妻子补充说从那时起,他开始酗酒。进一步详细询问病史,自从母亲去世后患者每天都要饮酒,每天大约喝6瓶啤酒。他也承认饮酒是一个问题,在来急诊科前2周试图戒酒。患者说:"妻子已经把我赶出了家门,我思念我的孩子们,我也失业了……总之一切都很糟。"他记得在"最初戒酒后的那几天,全身发抖,好像有小虫在皮肤上爬一样难受,只要喝一杯啤酒,这些症状就消退"。昨晚,患者给妻子打电话叫她检查一下孩子们的作业,但孩子们不在家,这使得他更加沮丧,一个人孤零零地坐在旅馆里,难过得不想活了。第二天早晨6点打电话给妻子说他想自杀,于是妻子立即把他带到了医生的诊室。

(二)既往精神病史

以前患者未住过精神病院,也没看过心理医生,在20多岁时他曾经有过一次情绪低落史,但是,那时没有看心理医生。虽然现在有自杀观念,但他否认过去有过任何自杀观念和自杀企图。

(三)既往躯体病史

有高血压病,高胆固醇血症。

(四)服药史

现服用美托洛尔50mg,每日2次。

(五)家族史

患者的父亲有酒依赖史;母亲生前患有高血压病和冠心病,死于心肌梗死。患者否认家族中有任何精神疾病患者。

(六)物质滥用史

患者在近一年半中,每天都要饮6瓶啤酒。在此之前,他并没有每天饮酒的习惯。在他第一次离婚时,有相似的饮酒史,但当时能够控制饮酒,并没有采取任何戒酒措施。近来停酒有戒断反应,但无戒断癫痫发作史。否认有大麻、海洛因、可卡因以及其他物质滥用史。每天吸半包到一包香烟。

(七)社会史

因为父亲酗酒,脾气暴躁,不可捉摸,所以患者有个不幸的童年。高中毕业后上了职业技校,之后成为一名油漆工,断断续续地工作。他刚过20岁便结婚了,离婚时,女儿7岁,由前妻抚养。8年前,他与现任妻子结婚,在发生饮酒问题之前,他们的婚姻生活一直很幸福。

二、检查

(一)精神状况检查

患者看上去疲惫不堪,身着脏兮兮的汗衫、牛仔裤,头戴网球帽。整个检查过程中,尚能合作,缺乏眼神交流,时常含着眼泪。坐在椅子上常佝偻着腰并用双手捂着脸。问话少答,情绪恶劣,情感反应与内心体验协调。思维清晰且有逻辑性,思维内容主要围绕着"母亲病逝"的问题。否认有妄想症状如关系观念和被害观念。否认有过幻听、幻视、幻嗅、幻味。述有自杀观念和自杀计划,但否认有杀人的想法。自知力和判断力完整,认知测验大致正常。

(二)实验室检查

酒精浓度:130mg/dl;谷草转氨酶:68U/L;谷丙转氨酶:45U/L;γ-谷氨酰转肽酶:35U/L;其他肝功能检查都在正常水平。血红蛋白浓度:134g/L;红细胞压积：0.41；红细胞平均容积：95fl；三酰甘油 200mg/dl。

三、诊断

物质致心境障碍（特定物质）；酒精所致伴有抑郁特征的心境障碍（中毒时发病）：长期的物质使用和滥用可能引起心境障碍和精神障碍。物质引起心境障碍的诊断最早在 DSM-Ⅳ 中命名；以前物质引起的心境障碍被归入"器质性心境障碍"项下。然而"器质性"这个术语过于模糊，因为现代研究一致证实了大多数精神疾病有生物学基础，所以这个词被取代。本例患者为酒精所致重性抑郁发作。任何物质滥用或依赖都可能引起心境障碍，其中包括处方药、违禁药或非处方药。根据许多资料显示，某些药物治疗可能是物质所致心境障碍较常见的原因，抗高血压药（特别是利血平和甲基多巴）、类固醇、兴奋剂、抗肿瘤药物都可能是引发抑郁的药物。这些同类的药物中，类固醇也能诱发躁狂发作。在确定物质引起心境障碍的诊断时，重要的是明确引发心境障碍的物质种类和心境障碍的类型（例如抑郁型、躁狂型、混合型）。

物质所引起的心境障碍，通常在物质使用前不会出现心境障碍的症状。根据 DSM-Ⅳ-TR 诊断标准，在停止使用该物质 1 个月之内，任何时候都可能发生物质引起的心境障碍症状。本例患者在没有饮酒前或二十几岁时饮酒时，没有出现抑郁或躁狂症状。这个病史对于患者的鉴别诊断是很重要的，因为原发性心境障碍患者可变成物质依赖，一项研究结果显示，这类患者用物质滥用方式来调节他们的精神症状。这些物质能够暂时缓解抑郁症、躁狂症、焦虑症、精神病等不适症状。例如，一个抑郁症患者发现，使用可卡因可以提高精力、增加注意力。酒精也是一个有效的抗焦虑物质，患者常用它来治疗惊恐发作和其他焦虑症状，虽然缺乏流行病学相关证据，但有些研究者认为，物质滥用常发生在双相障碍发病之后，而抑郁症则是在发病之前合并了物质滥用。

本例患者的心境障碍是在长期每天物质滥用期间发生的，而且，心境症状也可能发生在物质戒断期间。可卡因戒断后患者出现严重抑郁情绪也是很常见的，在难以忍受（但不是致命的）的戒断症状期间，他们常常会想到自杀。此外，酒精和阿片类物质的戒断常会出现焦虑症状。同时需要指出的是，物质中毒或戒断时伴有抑郁症状的患者，并不都符合物质引起心境障碍的诊断标准，只有这些症状是由于严重中毒或戒断本身所致，才考虑此诊断。

物质滥用和心境障碍的共病率很高，80%的酗酒者有明显的抑郁症状，根据 DSM-Ⅳ-TR 标准，如果不大量饮酒时，仅有 5%～10%的人符合重性抑郁障碍的诊断标准。流行病学资料显示，在酒精依赖患者中，所有心境障碍的终身患病率为 13.4%。物质引起心境障碍的症状在戒酒后往往很快改善。近期对 200 名对酒依赖的男性研究显示，在戒酒 1 周后，40%的人患有重性抑郁症的症状，而在戒酒 4 周后，仅有

5%的人发生重性抑郁症的症状。病史采集的关键是弄清楚患者的心境症状是在物质滥用之前,还是在物质滥用之后。大约 1/3 的酒依赖人群患抑郁的病例属于原发性抑郁障碍。需要指出的是,如果物质依赖患者在戒断期间发生某种心境障碍,即使被治愈,也存在很高的复发风险。

物质引起心境障碍的治疗是有争议的。正如以往提到的,许多研究表明通过单独使用某物质能减轻患者的心境症状。因此,常常不需要抗抑郁药或心境稳定药治疗(如果患者为双相障碍)。但是,有些结果提示,抗抑郁药治疗可以降低抑郁症与酒中毒者共病复发的可能性,同时也能改善物质所致心境障碍的抑郁症状。因此,尽管药物治疗没有统一的临床指南,但研究结果支持药物治疗物质所引起的心境障碍。对于无抑郁症状的饮酒者来说,抗抑郁药未显示其预防复发的效果。此外,抑郁症和戒酒的心理社会支持治疗也很重要,这些支持疗法包括每天的计划、每个步骤、个体咨询等,对心境障碍、物质滥用患者都是有益的。

本例患者应与下列几种疾病加以鉴别:重性抑郁障碍、适应障碍和居丧反应。该患者 20 岁时,有过类似的抑郁发作。

弄清楚该患者的抑郁症状和饮酒之间的先后关系,是诊断原发性抑郁症还是继发于物质滥用所致抑郁症的关键问题。本例患者在母亲去世后,才开始每天饮酒;如果患者在母亲去世后即开始出现抑郁情绪,而开始饮酒是在母亲去世 1 年之后,我们则应高度怀疑重性抑郁症的可能。

患者母亲去世作为其精神病症状发作的一个重大生活事件,所以,也需与具有抑郁心境的适应障碍进行鉴别。适应障碍的诊断标准须符合应激事件(母亲的死)发生后 3 个月内出现抑郁症状。患者和他的妻子能够很清楚地界定症状出现的时间:他母亲的去世和开始酗酒都发生在一年半以前,而抑郁症状是在 6 周前才出现的。因此,患者的抑郁症状发生与母亲去世没有密切关系。

有人把这种居丧反应解释为是病人心境恶劣和物质依赖的一个潜在原因。根据 DSM 定义,正常的居丧反应在不同文化的人群中持续时间长短不一,平均持续时间为 2 个月。重性抑郁障碍与居丧反应的区别有以下 5 个主要症状,包括自杀观念、过度自罪、明显的社会心理问题、幻觉和精神运动性迟滞。该病人有自杀观念,而且大多数症状是在他母亲去世后 1 年多才出现的,所以可排除居丧反应。

患者在精神病院封闭病房住院 10 天。住院前 5 天,应用苯二氮䓬类药物防止酒依赖的戒断症状,服用 SSRI 类药物能改善抑郁症状,同时希望对戒酒有所帮助。在患者住院的第 9 天,情绪低落明显好转,自杀观念消失。出院时制订了定期看精神科医生和心理治疗的复诊计划,并且继续参加医院晚间的酒瘾康复训练计划。患者还参加了本地区的匿名戒酒协会。妻子积极支持患者的康复计划并要求进行夫妻心理治疗,在丈夫住院期间妻子就开始参加匿名戒酒协会,出院那天妻子把丈夫接回家。1个月后电话随访,患者一直控制饮酒,并且与妻子一起生活良好。

四、临床要点

1. 酒中毒患者的实验室结果显示,谷丙转氨酶、谷草转氨酶、γ-谷氨酰转肽酶、平均红细胞容积增高。这些指标随着戒酒后逐渐恢复正常,在恢复正常饮食后,平均红细胞容积也会恢复正常。

2. 所有怀疑有物质滥用的患者,最初筛查中毒时,都应进行毒理学检查(包括血清和尿),如果检查结果为阳性,需进一步做随机毒理学检查。

3. 特定的药物滥用患者,应注意其躯体检查。例如,如果是可卡因滥用患者,应了解有无心脏病史并进行心电图检查。如果患者为静脉药物滥用者,还应该做 HIV 和丙肝病毒的血清学检查。

病例 8 抑郁症状

患者女性,36 岁。因情绪低落,孤僻,伴有自杀想法就诊。

一、病史

(一)现病史

患者女性,因有自杀想法在母亲的陪同下来到精神科急诊室。患者说是在母亲的坚持下才来就诊的,而且不相信有任何人能够帮助她。她觉得整日不开心,对任何事情都不感兴趣。她认为自己毫无价值,已成为家庭的负担,还不如死了好。否认有自杀企图和计划,但仍有消极的想死愿望。近 4 周来体重减轻了 10 斤、失眠。母亲称患者变得越来越孤僻,生活不能自理。食欲明显下降、不洗澡、整夜不眠、哭泣。母亲说患者仅仅间断服用过神经科医生开的药物,包括 α-干扰素(每周 33μg 肌内注射)和布洛芬(每次 10mg,每日 2 次)。

患者否认既往有过抑郁发作,但在 5 年前首次被诊断为多发性硬化的时候,那 1 周都感到情绪非常沮丧。无躁狂发作及其他精神病症状史,否认药物滥用和酗酒史。这是首次看精神科医生。

(二)既往神经病史

5 年前患者因右眼突然失明被诊断为多发性硬化,当时做了脑脊液和头颅 MRI 检查,发现脑室周围有多发性脱髓鞘病变。3 年后出现左侧半身麻痹,住院治疗期间使用过大剂量类固醇静脉注射治疗。最近一次复发是在 1 年前,突然出现下肢瘫痪,大小便失禁,被诊断横断性脊髓炎。从此开始使用 α-干扰素以降低复发,控制疾病进展。

(三)家族史

患者的祖母患过抑郁症,1996 年曾接受过电痉挛治疗。

(四)社会史

患者已离婚,并将离婚归咎于自己的疾病。过去是一名会计,2 年前丧失了工作能力。1 年前离婚后一直和父母在一起生活。

二、检查

(一)精神状况检查

患者看起来比实际年龄大,蓬头垢面,衣着不整,接触被动,与医生没有目光交流,无主动言语,声调低且语气平淡。情绪低落,其情感反应协调。思维过程清晰,思维内容贫乏,未引出偏执妄想,有自罪感,自我评价低,认为自己成为家庭负担。否认有幻视、幻听、幻嗅及幻触。有消极的自杀观念,但没有具体的自杀计划。在认知功能检查中,对年月定位准确,但不知道是哪一天,注意力欠集中,做 100-7 连续递减时有困难(患者曾是一名会计),记忆力下降,还原数字测试中,她只能背出前 4 个和后 2 个数字,而正常水平为前 7 个和后 4 个。在多项测试后能记录 3 项,5 分钟后只能背出 3 项中的 2 项。患者缺乏自知力及判断力,不了解疾病的严重性,不愿住院,检查中未见患者冲动行为。

(二)辅助检查

1. 增强的脑部 MRI 显示,脑室周围的白质显示出多发灶的信号增强,提示弥漫性脱髓鞘改变。

2. 实验室检查,TSH 水平和血常规在正常范围内。尿毒物学检查阴性。

3. T_2 加权 MRI 横断面成像显示,脑室周围白质呈多灶性信号增强,提示弥漫性脱髓鞘改变。

三、诊断

多发性硬化导致的心境障碍,类重性抑郁发作:多发性硬化(MS)是一种

罹及中枢神经系统的感染性障碍,目前病因不明,也许是病毒侵入易感宿主引起的。美国人群中多发性硬化的患病率为 0.1%,与欧洲大致相同。这是导致年轻成年人神经障碍残疾的最常见原因,女性患病率大约为男性的 2 倍。多发性硬化的诊断,至少存在与中枢神经系统脱髓鞘一致的 2 个以上分开的病灶。由于早年发病和漫长的病程,导致个人、家庭、社会的沉重负担,生活质量和工作效率严重降低。

从多发生硬化的早期描述到目前为止,最重要是首先考虑该病的精神病表现。多发性硬化的情感障碍包括抑郁症、双相障碍、病理性哭笑,其中最需关注的是该病的自杀风险达 14%,为普通人群的 7.5 倍。

多发性硬化伴发情感障碍最为常见的是抑郁症,一项筛查研究提示多发性硬化人群中抑郁症的终身发生率,大约有 50% 的多发性硬化患者会发生抑郁症。发生抑郁症的风险因素很多,多发性硬化的社会心理因素被认为是形成抑郁症的主要病因。该病是不可预测的,患者的认知失控、频繁遭到各种打击(如离异、失业)是年轻多发性硬化患者遭受的常见应激事件。本例患者也表现为对整个生活失控,认知丧失,最后导致失业。认知功能损害与抑郁症和社会压力有关,这也可能是许多多发性硬化患者发生抑郁症的原因,认知损害可发生在该病的早期,常见记忆力、注意力、大脑处理信息速度、执行功能的损害。

情感障碍也可能显现出多发性硬

化复发的主要症状,如在发生抑郁症的患者可见颞叶、顶叶、额叶、边缘皮质和左侧弓形束的破坏性损害。这些患者应该接受大剂量的类固醇激素和抗抑郁药的联合治疗。近几年人们开始关注干扰素作为多发性硬化的长期免疫调节治疗。文献中也存在这样一些争议,认为临床抑郁症是干扰素治疗的不良反应,特别在治疗的前 6 个月容易发生。但是,本例患者已应用 1 年多的干扰素治疗,最初没有任何的不良反应。干扰素降低复发率关键在于多发性硬化患者的长期治疗。所以,最初的抑郁症治疗期间常常暂停干扰素治疗。一旦抑郁情绪控制,又开始干扰素治疗。

多发性硬化症的抑郁症治疗缺乏对照研究。一项双盲、安慰剂对照临床试验表明,地昔帕明对多发性硬化症的抑郁症有效,尽管该治疗组一半患者出现不良反应。虽然缺乏对照研究,但各种抗抑郁药(5-HT 再摄取抑制药、三环类抗抑郁药)都能成功地治疗多发性硬化症所致的抑郁症。除了药物治疗外,个体心理治疗以及认知行为疗法对抑郁症也有明显的效果。

在多发性硬化症人群中,发生双相障碍较抑郁症少见。有一项研究提出多发性硬化症和双相障碍之间可能有关,来自于纽约 Monor 县的 10 例患者共患多发性硬化症和双相障碍,而流行病学的预期值数为 5.4。尽管患者很少主诉典型的环性心境或快速心境波动和环性心境恶劣,但这些心境在多发性硬化症人群中是常见的。多发性硬化症患者的双相障碍治疗应遵照 APA 的临床治疗指南,其中建议应用锂盐、抗痉挛药、非典型抗精神病药物。对未能确诊的精神疾病,如重性抑郁症或双相障碍,如果多发性硬化症患者表现情绪不稳定、易激惹,药物治疗也能改善其生活质量,但应当慎重考虑。

多发性硬化症患者也可能发生病理性哭笑(PLC)。病理性哭笑是多发性硬化症患者不能控制的暴发性哭笑,与患者的喜怒情绪无关,情感表达与现实环境不一致。小剂量三环抗抑郁药对病理性哭笑患者有快速明显的效果。

本例患者因重性抑郁症状住院治疗,患者有自杀风险和自我评价下降,住在封闭病房。患者的祖母有一个未确定的情感障碍家族史且多发性硬化症发生双相障碍的风险较高,应当考虑与双相障碍加以鉴别。这个患者既往没有躁狂发作史,舍曲林从 50mg 加至 100mg,密切监测情绪变化。因为患者存在长期的压力,并以急性抑郁症状为主,应当排除适应障碍的诊断。头颅 MRI 检查未见明显新的损害,但仍可见脑室周围的脱髓鞘病变。几周后患者的心境稳定,医生要求患者定期到神经科和精神科复诊。

四、临床要点

1. 多发性硬化症和抑郁症之间相关的原因,包括致残的心理社会因素影响和对脑部的直接损害,这两种因素之间的复杂交互作用,需要进一步研究。

2. 抑郁发作是多发性硬化患者最常见的精神障碍,对此往往缺乏认识,不能得到合理治疗。易激惹、悲伤、哭泣、情绪不稳定症状也常见于多发性硬化症患者。即使不能确定精神病的诊断,也应当进行有效的治疗。

3. 多发性硬化症患者的自杀率高于普通人群 7 倍。所以要认真评估多发性硬化症患者的各种急性精神症状。

4. 大剂量类固醇通常会缓解多发性硬化症的神经症状复发,但可能导致躁狂发作或精神病。处理这些精神症状时,应当在激素治疗的整个过程中,给予抗痉挛药物或小剂量的抗精神病药物。

参 考 文 献

[1] 沈渔邨.精神病学.5版.北京:人民卫生出版社,2009.

[2] 陆林.沈渔邨精神病学.6版.北京:人民卫生出版社,2018.

[3] 江开达.精神病学.2版.北京:人民卫生出版社,2013.

[4] 赵靖平,张聪沛.临床精神病学.2版.北京:人民卫生出版社,2016.

[5] 杨世昌,王国强.精神疾病案列诊疗思路.3版.北京:人民卫生出版社,2017.

[6] 杨德森,刘协和,许又新.湘雅精神医学.北京:科学出版社,2015.

[7] 赵冰骢,费宇彤,石川,等.焦虑性抑郁症临床研究进展.精神医学杂志,2021,34(06):557-560.

[8] 刘晓华,彭代辉,王韵,等.伴焦虑痛苦特征抑郁症的临床诊治专家共识.精神医学杂志,2021,34(01):74-78.

[9] 陈俊,吴志国,苑成梅,等.ICD-11精神与行为障碍(草案)关于心境障碍诊断标准的进展.中华精神科杂志,2017,50(06):417-419.

[10] 方贻儒.抑郁障碍临床表型及其生物学基础[C]//.中国神经科学学会第十二届全国学术会议论文集,2017:272.

[11] 韦波,陈强,潘润德,等.广西壮族自治区居民重性抑郁症流行病学调查.中国公共卫生,2011,27(4):399-401.

[12] 侯惠娟,邹红霞.陕西地区女性产后抑郁症流行病学调查及相关因素分析.解放军预防医学杂志,2018,36(10):1344-1346.

[13] 王玉杰,刘长军,宋景贵,等.河南省2021年18岁及以上人群抑郁症、焦虑障碍流行病学调查.中华精神科杂志,2022,55(2):129-137.

[14] 崔然,时萍,申国明,等.安徽地区大学生抑郁症危险因素的二元logistic回归分析.蚌埠医学院学报,2013,38(4):455-458.

[15] 叶庆红,唐错,陈志斌,等.桂林高校大学生抑郁症状调查及干预研究.中国健康心理学杂志,2012,20(8):1185-1187.

[16] 李凌峰,张志成.高中生抑郁症患病情况调查及影响因素分析.中国卫生产业,2017,14(19):6-7,15.

[17] 张思明.宜春市城区高中学生抑郁情绪调查分析.宜春学院学报,2010,32(12):100-101.

[18] 戚圣,洪忻,梁亚琼,等.南京市中学生抑郁症现况及其影响因素.职业与健康,2012,28(8):912-915.

[19] 刘修军,周洋,董玲,等.武汉地区老年人群抑郁症的患病率调查.中国心理卫生杂志,2017,31(11):851-856.

[20] 胡雅娴,罗森林,庞婧,等.国内7省市老年人抑郁症的检出率及影响因素分析.现代生物医学进展,2018,18(7):1272-1277,1313.

[21] 王志,沈露洁,陈晨,等.2018年我国≥60岁老年人抑郁情况及影响因素分析.江苏预防医学,2022,33(1):55-57.

[22] 马颖,陈任,秦侠,等.安徽省城乡社区老年期抑郁症患病率及相关因素.中国心理卫生杂志,2010,24(10):752-756.

[23] 张少军,刘杨,杨海,等.绵竹地区后遗

症期脑卒中患者抑郁状况的调查分析.中华物理医学与康复杂志,2022,44(2):171-175.

[24] 石思瑶,杜苗,蒋颖.糖尿病与抑郁症共病研究进展.全科护理,2021,19(34):4804-4809.

[25] 戈欣.蔡春凤.糖尿病患者合并抑郁症的危险因素及干预措施的研究进展.临床内科杂志,2021,38(12):857-859.

[26] 王雪峰,孔祥俊.抑郁症和痴呆关系的meta分析.甘肃医药,2014,33(09):699-670.

[27] 程艳,肖世富.老年抑郁症与老年痴呆的相关性研究进展.临床精神医学杂志,2014,24(4):274-276.

[28] 黄晓.产妇产后抑郁症发生率及其相关因素的临床病例分析.辽宁医学杂志.2018,32(1):37-38.

[29] 吴益青.西安市产妇产后抑郁症调查研究.山西医药杂志,2015,44(18):2134-2136.

[30] 何小勤,李颖,史丽萍,等.消化系统癌症并发抑郁的发病情况及其影响因素分析.国际精神病学杂志,2015,42(4):119-121.

[31] 石金舟,余淑华.老年癌症患者抑郁状况调查及其干预.湖北理工学院学报,2015,31(1):60-63.

[32] 王昱,杨安琪,王锃,等.不同年龄段癌症患者抑郁症状的调查研究.产业与科技论坛,2015,14(11):93-94.

[33] 孟泽宇,孔莹,郭涛,等.针刺治疗脑卒中后抑郁的研究进展.中西医结合心脑血管病杂志,2022,20(12):2216-2219.

[34] 李凌江,马辛.中国抑郁症防治指南.2版.北京:中华医学电子音像出版社,2015.

[35] 马飞飞,彭鹏,劳家辉,等.基于SEER数据库分析癌症患者自杀率的长期趋势.中华肿瘤防治杂志,2022,29(4):248-252.

[36] 王兰青.解忧养心汤联合西药治疗脑卒中后抑郁45例.中国中医药科技,2015,22(4):448-449.

[37] 李霞,谭洪华,张明柱,等.温胆安神汤治疗老年卒中后抑郁症43例.陕西中医,2014,33(2):152-153.

[38] 邵继红,韩珍,杨艳,等.白芍抗抑郁作用的实验研究[J].宁夏医学杂志,2008,30(6):490-491.

[39] 王迪,宋佳,刘春刚,等.安络小皮伞胞外多糖抗抑郁活性及相关机制研究[C]//中华医学会第十八次全国神经病学学术会议论文汇编(下),2015.

[40] 许福观.中药治疗脑卒中后抑郁症疾病的研究进展.临床医药文献杂志,2017,4(98):19387-19388.

[41] 张继良,孙萌萌,轩昂,等.首发抑郁症患者脑纹状体多巴胺D2受体结合力与脑功能局部一致性改变的多模态影像研究.中华放射学杂志,2018,52(7):495-501.

[42] 姚高峰,张书友,牛威,等.抑郁症患者外周血单核细胞长链非编码RNA表达水平与抑郁症状严重程度的关系.中华行为医学与脑科学杂志,2017,26(10):883-888.

[43] 崔雪莲.抑郁症外周血单核细胞中差异性表达lncRNA的临床和实验研究[D].江苏:南京医科大学,2018.

[44] 金国琴,柳春编.生物化学.3版.上海:上海科学技术出版社,2017.

[45] 孔令明,张理义,张其军,等.中国心理承受力量表的研制及其信效度检验.中国健康心理学杂志,2015,23(4):577-581.

[46] 张理义,孔令明,张其军,等.中国社会支持量表的研制及其信效度检验.临床

心身疾病杂志,2014,20(6):36-40.

[47] 孔令明,牛威,姚高峰,等.抑郁症预后与 circRNA 表达水平、社会支持、应对方式的关系.精神医学杂志,2017,30(4):266-269.

[48] 孔令明,张理义,张其军,等.中国人睡眠质量与社会支持的关系及其相关因素研究.世界睡眠医学杂志,2014,1(2):65-70.

[49] 张琴,牛威,何明俊,等.lncRNA 在抑郁症患者的差异表达与人格及社会支持的关系.中华行为医学与脑科学杂志,2018,27(4):327-332.

[50] 张巧丽,张理义,姚高峰,等.基层官兵睡眠质量与社会支持及影响因素.中国健康心理学杂志,2014,22(5):738-740.

[51] 陈洪生,宋红涛,孔令明,等.军事应激情境中心理承受力对官兵心理健康的调节作用研究.人民军医,2015,58(12):1385-1387.

[52] 张其军,钱颖士,张学军,等.海军某部航空兵情景特质应对方式与心理承受力的关系.中国健康心理学杂志,2014,22(6):865-868.

[53] 徐莲莲,孔令明,牛威,等.精神疾病预测量表在抑郁症临床诊断的应用价值.东南国防医药,2019,21(4):356-359.

[54] 冉曼利,邱继红.抑郁症的脑影像研究进展.现代医药卫生,2021,37(05):769-772.

[55] 张理义,李光耀.实用心理医生手册.郑州:河南科学技术出版社,2020.

[56] 全国卫生专业技术资格考试用书编写专家委员会.心理治疗学.北京:人民卫生出版社,2022.

[57] 唐燕,廖若夷,刘彬,等.我国近 10 年中药治疗脑卒中后抑郁的文献计量学分析.中西医结合心脑血管病杂志,2021,19(23):4157-4161.

[58] 郑泓,李玲艳,李诗晨,等.中文版正性负性情绪量表在乳腺癌患者中的信度和效度.中国临床心理学杂志,2016,24(4):671-674,670.

[59] 张理义,陈洪生.临床心理学.4 版.北京:人民军医出版社,2015.

[60] 周霜,张京,叶盈,等.恶性肿瘤患者自杀风险评估量表的初步编制.中国全科医学,2019,22(9):1062-1067.

[61] 谭蓉,胡德英,刘义兰,等.住院患者自杀风险评估量表的编制及信效度检验.中华护理杂志,2018,53(9):1096-1099.

[62] 王黎明,申彦丽,梁执群,等.Beck 自杀意念量表中文版评价抑郁症患者的信效度.中国健康心理学杂志,2012,20(1):159-161.

[63] 蒋水琳,杨文辉.贝克抑郁量表第 2 版中文版在我国大学生中的因子结构.中国临床心理学杂志,2020,28(2):299-305.

[64] 郭念峰.国家职业资格培训教程——心理咨询师(二级).北京:民族出版社,2005.

[65] 张理义,耿德勤.临床心理学.5 版.郑州:河南科学技术出版社,2018.

[66] 谈晓佩.现实疗法的研究现状与展望.赤峰学院学报(自然科学版),2013,29(3):172-173.

[67] 邓明智.现实疗法及其在解决大学生心理问题中的应用[J].南京工程学院学报(社会科学版),2017,17(1):83-86.

[68] 石阳,何艳丽,钟建军.现实疗法团体辅导改善初中生学业倦怠的效果.心理技术与应用,2021,9(9):549-556.

[69] 黄爱国,赵中,李品品.心理疏导疗法与中国心理治疗本土化.中医学报,2014,29(3):362-364.

[70] 刘洋,冯淑丹.心理疏导疗法在老年抑郁症患者病情控制中的应用效果.中国老年学杂志,2019,39(24):6123-6126.

[71] 黄爱国,鲁龙光,陈建国.心理疏导疗法中信息控制模型的建立和应用.南京中医药大学学报(社会科学版),2014,15(1):44-47.

[72] 严建军,陈玲,张梦汝,等.共话,共情,共生——叙事疗法在医院病房探访中的创新性实践.叙事医学,2022,5(3):159-164.

[73] 郑皓元,王金道,杨慧,等.叙事疗法团体心理治疗在预防癌症患者创伤后应激障碍的应用.心理月刊,2022,17(10):205-209.

[74] 湛清扬,孔繁一,吕亚男,等.脑卒中后抑郁发病机制的研究进展.中风与神经疾病杂志,2022,39(4):369-371.

[75] 王辉,谢有良,翟立武,等.脑卒中后抑郁的情志病机探讨.中国中医基础医学杂志,2021,27(4):548-565.

[76] 李泓钰,顾彬,宋鲁平.经颅直流电刺激治疗脑卒中后抑郁的研究进展.中国医刊,2022,57(5):484-486.

[77] 梅磊.ET-脑功能研究新技术[M].北京:国防工业出版社,1995.

[78] 吴文哲,李跃华,赵翠萍,等.60例心肾不交型原发性抑郁症患者脑电超慢涨落图的特征研究.中西医结合心脑血管病杂志,2015,13(06):739-742.

[79] 马文涛,吴银侠,王大刚,等.门诊抑郁症患者的脑电超慢涨落图分析.航空航天医学杂志,2015,26(03):257-259.

[80] 杨欢欢,韩蓓,刘孟文,等.渭南市2013年孕妇碘营养状况监测分析.国外医学地理分册,2015,3(9):202-204.

[81] 龙训,杜敏,张明霞,等.睡眠障碍人群脑内神经递质的表现及意义.中国热带医学,2017,17(1):3.

[82] 孔繁一,刘诗翔,张皓,等.脑内谷氨酸和5-羟色胺增高是高原睡眠障碍的独立预测因素.疑难病杂志,2013,12(11):843-847.

[83] Hales RE,Yudofsky SC,Gabbard GO.张明园,肖泽萍译.精神病学教科书.北京:人民卫生出版社,2010.

[84] Jonathan Sadowsky 著,祝卓宏、吴梦雪译.抑郁帝国.北京:中国广播影视出版社,2022.

[85] Gelder M,Harrison P,Cowen P. 刘协和、李涛译.牛津精神病学教科书.5版.成都:四川大学出版社,2010.

[86] Huang YQ,Wang Y,Wang H,et al. Prevalence of mental disorders in China:a cross-sectional epidemiological study. The Lancet Psychiatry,2019,6（3）:211-224.

[87] American Psychiatric Association,The Diagnostic and Statistical Manual of Mental Disorders,(5th Edition). Washington,DC:American Psychiatric Association,2013:123-188.

[88] Mayman NA,Tuhrim S,Jette N,et al. Sex Differences in post-stroke depression in the elderly. Journal of Stroke and Cerebrovascular Diseases,2021,30（9）,https://doi. org/10. 1016/j. jstrokecere-brovasdis. 2021. 105948.

[89] Roy T,Lloyd CE. Epidemiology of depression and diabetes:A systematic review. Journal of Affective Disorders,2012,142:S8-S21.

[90] Silvermana ME,Smith L,Lichtenstein P,et al. The association between body mass index and postpartum depression:A population-based study. Journal of Affective Disorders,2018,240:193-198.

[91] Mohammed ES,Mosalem FA,Mahfouz EM,et al. Predictors of postpartum depression among rural women in Minia,Egypt:an epidemiological study. Public

Health,2014,128(9):817-824.

[92] Jarvis CA,Bonney PA,Yuan E,et al. Comorbid depression in surgical cancer patients associated with non-routine discharge and readmission. Surgical Oncology, 2021, 37, https://doi. org/10. 1016/j. suronc. 2021. 101533.

[93] Mohammed Siddiqui, et al. Reserpine substantially lowers blood pressure in patients with refractory hypertension,a phenotype of antihypertensive treatment failure. Journal of the American College of Cardiology,2020,75(11),2047.

[94] Zhang LY,Wei HH,Kong LM,et al. A Study on Relationship between only Children's Sleep Disorders and Social-Support and its Related Factors. SM Journal of Psychiatry & Mental Health, 2017,2(2):1012.

[95] Chen SD,Sun XY,Zhang LY,et al. Psychological maladjustment of Asian and African peacekeepers in Liberia and its related factors. Psychol Health Med, 2015,25:1-9.

[96] Matsuno,Hitomi et al. "Association between vascular endothelial growth factor-mediated blood-brain barrier dysfunction and stress-induced depression. " Molecular psychiatry, 2022, 10. 1038/s41380-022-01618-3.